儿童口腔科
临床病例解析

Clinical
Cases in
Pediatric
Dentistry

主　编　秦　满

副主编　赵玉鸣　夏　斌

点评专家（以姓氏笔画为序）

刘　鹤　北京大学口腔医院儿童口腔科
赵玉鸣　北京大学口腔医院儿童口腔科
秦　满　北京大学口腔医院儿童口腔科
夏　斌　北京大学口腔医院儿童口腔科
葛立宏　北京大学口腔医院儿童口腔科

编　者（以姓氏笔画为序）

马文利　北京大学口腔医院儿童口腔科
王　旭　北京大学口腔医院儿童口腔科
王　欣　北京大学口腔医院儿童口腔科
王　潇　北京大学口腔医院儿童口腔科
石伟华　北京大学口腔医院儿童口腔科
田　靖　北京大学口腔医院儿童口腔科
朱俊霞　北京大学口腔医院儿童口腔科
李　静　北京大学口腔医院儿童口腔科
杨　杰　北京大学口腔医院儿童口腔科
杨　媛　北京大学口腔医院儿童口腔科
杨彩红　北京大学口腔医院儿童口腔科
吴晓冉　北京大学口腔医院儿童口腔科
陈　洁　北京大学口腔医院儿童口腔科
周　琼　北京大学口腔医院儿童口腔科
周志雄　北京大学口腔医院儿童口腔科
赵玉鸣　北京大学口腔医院儿童口腔科
胡　嘉　北京大学口腔医院儿童口腔科
姜玺军　北京大学口腔医院儿童口腔科
秦　满　北京大学口腔医院儿童口腔科
贾维茜　北京大学口腔医院儿童口腔科
夏　斌　北京大学口腔医院儿童口腔科
章晶晶　北京大学口腔医院儿童口腔科
彭楚芳　北京大学口腔医院儿童口腔科

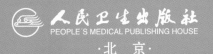

人民卫生出版社
PEOPLE'S MEDICAL PUBLISHING HOUSE
·北　京·

图书在版编目（CIP）数据

儿童口腔科临床病例解析 / 秦满主编 . —北京：
人民卫生出版社，2021.6（2023.12 重印）
ISBN 978-7-117-31511-1

Ⅰ.①儿⋯　Ⅱ.①秦⋯　Ⅲ.①小儿疾病 – 口腔疾病 –
病案　Ⅳ.①R788

中国版本图书馆 CIP 数据核字（2021）第 080278 号

人卫智网　www.ipmph.com	医学教育、学术、考试、健康，	
	购书智慧智能综合服务平台	
人卫官网　www.pmph.com	人卫官方资讯发布平台	

儿童口腔科临床病例解析
Ertong Kouqiangke Linchuang Bingli Jiexi

主　　编：秦　满
出版发行：人民卫生出版社（中继线 010-59780011）
地　　址：北京市朝阳区潘家园南里 19 号
邮　　编：100021
E - mail：pmph @ pmph.com
购书热线：010-59787592　010-59787584　010-65264830
印　　刷：廊坊一二〇六印刷厂
经　　销：新华书店
开　　本：889×1194　1/16　　印张：29
字　　数：590 千字
版　　次：2021 年 6 月第 1 版
印　　次：2023 年 12 月第 3 次印刷
标准书号：ISBN 978-7-117-31511-1
定　　价：236.00 元

打击盗版举报电话：010-59787491　E-mail：WQ @ pmph.com
质量问题联系电话：010-59787234　E-mail：zhiliang @ pmph.com

编写团队

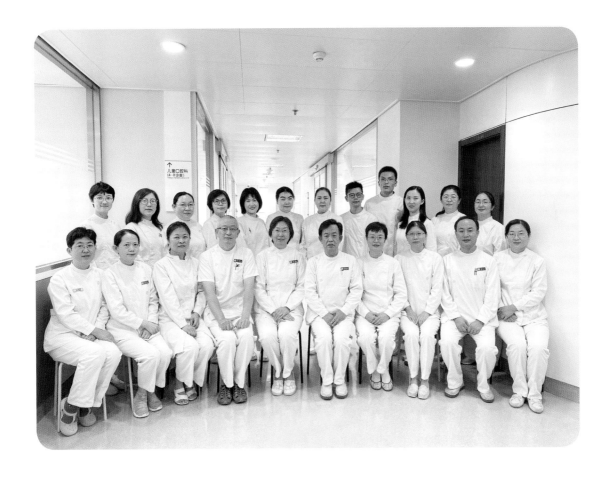

前排从左到右：

杨媛、马文利、刘鹤、夏斌、秦满、葛立宏、陈洁、赵玉鸣、杨杰、朱俊霞

后排从左到右：

胡嘉、王潇、吴晓冉、李静、贾维茜、章晶晶、杨彩红、周志雄、姜玺军、王旭、周琼、彭楚芳

前言

北京大学口腔医院儿童口腔科由我国儿童口腔医学创始人之一 ——
李宏毅教授于 1951 年创建，是目前我国配置最完善、规模最大的儿
童口腔医学专业科室。2002 年成为我国首个儿童口腔医学二级学科，
2007 年起成为我国首个儿童口腔医学博士学位授权学科点，2014—
2016 年完成儿童口腔科国家临床重点专科建设项目，成为国家临床重
点专科。目前北京大学口腔医院儿童口腔科年诊疗患者超过 10 万人次，
集医疗、教学、科研于一体全面发展，综合水平位于全国前列。严谨
规范的诊疗体系和病案管理系统，使得北京大学口腔医院目前拥有全
国最大的儿童口腔科病例库。

我们将 10 余年的临床工作进行梳理，筛选出 41 个具有一定代表
性的临床病例并汇集成书，与大家分享诊疗经验，有些病例观察期超
过 10 年。本书内容包括儿童龋病及相关并发症的综合治疗、儿童牙外
伤及相关并发症的综合治疗、儿童牙𬌗发育异常及口腔相关综合征的
综合诊治，以及特殊儿童的口腔治疗与健康维护四个方面。众所周知，
儿童口腔科医生面对的是不断变化的生长发育中的少年儿童，有时还
需要在儿童患者配合度差、无法获取完善临床资料的情况下，对患者
作出正确诊断与合理治疗。由于缺乏临床实践经验，年轻医师们面对
稍微复杂的临床病例常会陷入无从下手的困境。因此，快速提高临床

诊疗水平及对复杂病例的应对能力是每位年轻医师的追求。希望本书的病例分析和专家点评可以启发大家思考解决临床实践问题的路径与手段，可以帮助口腔医学研究生、规培住院医师以及儿童口腔科年轻医师提高临床诊断、治疗设计及预后评估的分析能力，提高解决临床实际问题的能力。

2020 年终究是人类历史中的非凡之年，在今年完成编写此书，对我们所有编者来说也是对这段不平凡日子的最好纪念。随着此书出版临近，我们也心怀忐忑，儿童口腔医学发展日新月异，知识不断更新，临床诊疗的新技术新规范不断涌现，限于学科之快速发展和本书汇集的某些病例初诊年代相对久远，加上条件所限，本书难免有不完善之处和差错，如读者发现，诚恳希望赐教。

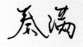

2020 年 7 月于北京

目录

第三篇
儿童牙殆发育异常及口腔相关综合征的综合治疗

第四篇
特殊儿童的口腔治疗与健康维护

第一篇
儿童龋病及
相关并发症
的综合治疗

重度低龄儿童龋全身麻醉下治疗及术后管理

病例提供者：马文利

【基本信息】

患儿，男，5岁4个月。因多颗牙龋坏2年余就诊，1年来数次出现牙齿疼痛，定位不明。出生6个月开始癫痫发作，经治疗得到控制，2.5岁之后未再发作过，患儿不能配合常规治疗，要求全身麻醉下治疗牙齿。

【临床检查】

口腔卫生状况较差。

55°、53^L、63^L、65°深龋坏，牙龈未见异常，不松动；根尖片显示：龋损达牙本质深层，根尖周未见明显异常。54、52、62、64、74、75、84、85龋洞深大，达牙本质深层近髓，牙龈无明显异常，不松动。根尖片显示：52、62、64、75、84、85龋损范围接近髓腔，54、64远中颊根有轻微吸收，根尖周未见明显异常，恒牙胚表面骨硬板完整。51、61残根，61唇侧有瘘管，I^{o}松动。根尖片显示：51、61根尖吸收1/3，根尖周骨质吸收明显，21恒牙胚表面硬骨板消失，11恒牙胚表面硬骨板不连续（图1-1，图1-2）。

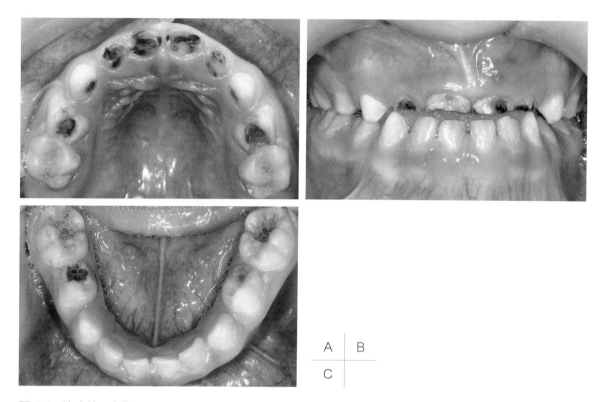

图 1-1 治疗前口内像

A. 上颌𬌗面像　B. 正面𬌗像　C. 下颌𬌗面像

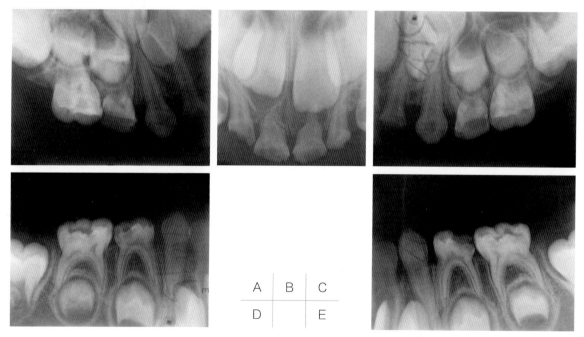

图 1-2 治疗前根尖片

A. 右上颌后牙　B. 上颌切牙　C. 左上颌后牙　D. 右下颌后牙　E. 左下颌后牙

胸部平片显示： 胸腺良性肥大，双肺心膈未见明显异常。

实验室检查： 肝功能、肾功能、血糖、全血细胞分析、凝血以及多种传染病检测、尿常规等结果均未见明显异常。

【诊断】

1. 重度低龄儿童龋。
2. 55°、53^L、63^L、65° 深龋。
3. 54、52、62、64、74、75、84、85 慢性牙髓炎。
4. 51、61 慢性根尖周炎。

【临床决策分析】

（一）术式选择依据

患儿就诊时年龄已满 5 周岁，存在中重度的牙科恐惧症，哭闹较严重，不能配合门诊常规诊疗。患儿身高、体重及年龄均超出口腔科门诊束缚治疗的适应证范围，而且在 0.5~2.5 岁期间有长达 2 年的癫痫病史，也不适合在哭闹状态下进行治疗。由于患儿全口多颗牙齿龋坏，病程达 2 年以上，1 年来已多次出现牙齿刺激性疼痛的症状，家长要求在全身麻醉下为患儿治疗的意愿明确。

（二）术前评估

经综合医院小儿神经内科复查评估，患儿癫痫已得到控制 2.5 年左右，可以耐受全身麻醉。术前临床检查包括：口腔检查；心、肺听诊及气道评估；影像学检查（包括：根尖片、胸部正位 X 线片）；实验室检查包括：全血细胞分析、血凝、生化检测（肝功能、肾功能、血糖及多项传染病检查）、尿常规等。各项检查结果均未发现明显异常。因此，安排患儿进行全身麻醉下牙齿治疗。

（三）治疗方案

1. 在全身麻醉下进行治疗。

2. 55°、53^L、63^L、65° 护髓充填，65 预成冠修复。

3. 52、62 根管治疗 + 复合树脂充填。

4. 54、64、74、75、84、85 牙髓切断术 + 预成冠修复。

5. 51、61 拔除。

（四）术后注意事项

1. 由于多颗乳磨牙进行预成冠修复，治疗后咬合状态需要一个适应过程，饮食需由软至硬。

2. 指导家长帮助患儿建立科学的饮食习惯及口腔卫生习惯。

3. 定期复查、维护，早发现、早治疗。

【治疗过程】

在全身麻醉下进行治疗。

1. 55°、53^L、63^L、65MO 去腐、护髓，55°、53^L、63^L 复合树脂充填；65 由于缺损范围大，Fuji Ⅸ GIC 充填后，牙体预备，行不锈钢预成冠修复。

2. 54、64、74、75、84、85 去腐净，出现点状露髓，直径 <1mm，露髓处出血不多，打开牙髓切断手术包，机头消毒，揭顶，切除冠髓，出血鲜红色，出血量中等，各牙以2.5%NaClO 溶液约0.5mL 及0.9%NaCl 溶液约3mL 冲洗，可止血，牙髓断面放置 MTA 盖髓，ZOE 暂封材料及光固化 GIC 垫底，Fuji Ⅸ GIC 充填，牙体预备，不锈钢预成冠修复。

3. 52、62 去腐未净露髓，揭髓顶，拔髓。52 半成形、62 腐败坏死，2.5%NaClO 溶液冲洗，根备至 40#，擦干，碘仿氧化锌糊剂根充，ZOE 暂封材料及光固化 GIC 垫底，光固化树脂充填。

4. 51、61 在 4% 阿替卡因肾上腺素局部麻醉下，拔除，搔刮拔牙窝，填塞可吸收性明胶海绵，压迫止血（图 1-3）。

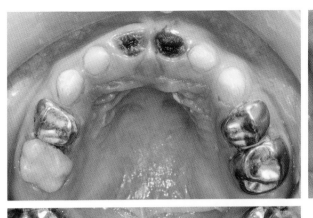
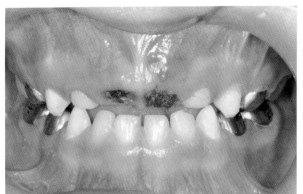
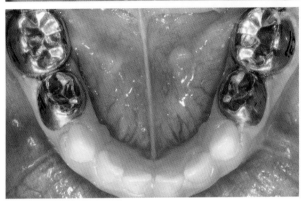

	A	B
	C	

图 1-3　治疗后即刻口内像

A. 上颌殆面像　B. 正面殆像　C. 下颌殆面像

【术后复查与预后】

　　初诊 3 个月后第一次复查，其后平均每半年复查一次，时间分别为治疗后 9、14（图 1-4）、19、25、30、31、32（图 1-5）、36、45、48 个月（图 1-6），最近一次是治疗后 55 个月。期间，陆续完成了上下颌切牙替换；六龄齿萌出完全后进行了窝沟封闭（治疗后 31~32 个月）；55、53 分别于治疗后 25、30 个月时发现继发龋，并进行了充填；治疗后 31 个月时，发生前牙外伤，诊断为"11 牙釉质折断 + 牙震荡"，缺损微小，未予处置，拟定期观察；治疗后 36 个月时，65 预成冠脱落，重新粘接。全身麻醉下进行 MTA 牙髓切断术治疗的 6 颗乳磨牙情况稳定，在整个观察期中未出现疼痛、肿胀、松动等临床异常表现，X 线片检查亦未发现牙根内外吸收及根尖周骨质吸收。治疗后 48

个月时（患儿9周岁），X线片显示第一乳磨牙出现了符合生理特点的外吸收，根尖周组织未见异常（图1-7）。治疗后55个月时，54、64、74、84出现Iº松动，X线片显示74、84牙根呈现进一步吸收（图1-8，表1-1）。

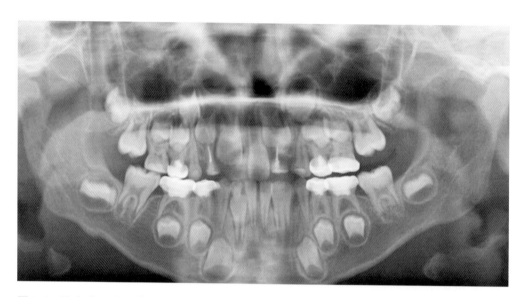

图1-4　治疗后14个月曲面体层片

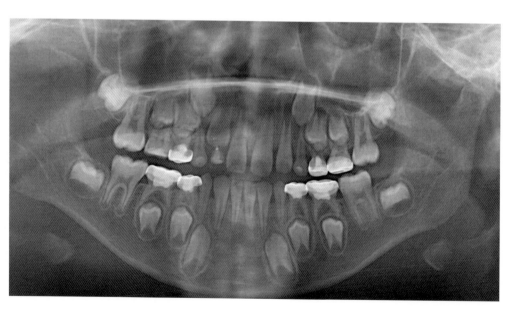

图1-5　治疗后32个月曲面体层片

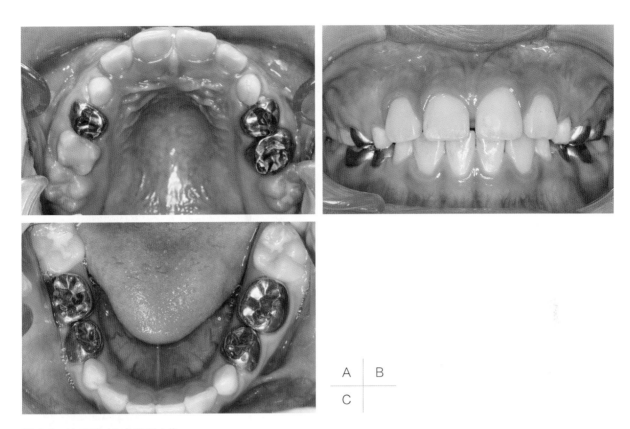

图 1-6　治疗后 48 个月口内像

A. 上颌殆面像　B. 正面殆像　C. 下颌殆面像

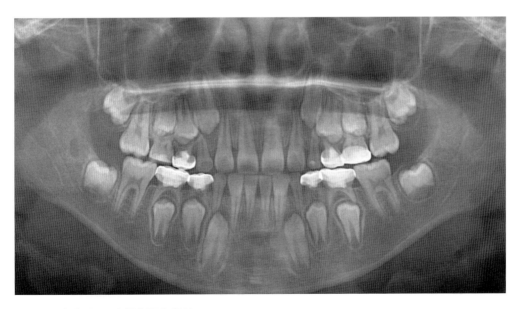

图 1-7　治疗后 48 个月曲面体层片

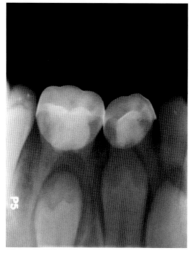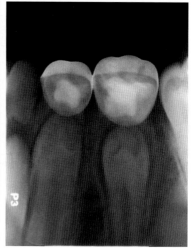

图 1-8　治疗后 55 个月根尖片
A. 84、85　B. 74、75

A ｜ B

表 1-1　复查情况

距全身麻醉下治疗时间	诊断和印象	处置
3 个月	基本正常	涂氟
9 个月	基本正常	涂氟
14 个月	基本正常	涂氟
19 个月	基本正常	涂氟
25 个月	55 继发龋	充填、涂氟
30 个月	53 继发龋	充填、涂氟
31 个月	11 牙釉质折断 + 牙震荡	观察
32 个月	36、46 深窝沟	窝沟封闭
36 个月	65 预成冠脱落	粘冠、涂氟
48 个月	第一乳磨牙牙根生理性吸收	观察、涂氟
55 个月	74、84 牙根进一步吸收	观察、涂氟

【经验与体会】

儿童龋病发病早，进展迅速而隐匿，儿童家长对乳牙龋病需早期治疗的意识不足，往往在患儿出现明显症状，患牙已发展到弥漫性的牙髓炎，甚至是急慢性根尖周炎时方来就医，丧失了保留（部分）牙髓的治疗时机。因此，在过去相当长的一段时间里，我国儿童口腔医学界比较公认的乳牙牙髓炎经典治疗方法是牙髓摘除术（根管治疗），而乳牙牙髓切断术治疗开展得并不广泛。随着儿童口腔科医师对于乳牙活髓保存意识的增强，橡皮障、乳磨牙预成冠等技术以及 MTA 等盖髓材料的使用，乳牙牙髓切断术的使用愈加普遍，且取得了良好的治疗效果。

在对本病例的回顾中我们发现，进行牙髓切断术治疗的 6 颗乳磨牙，在连续 4 年半的观察中，获得了较为理想的治疗效果。分析其原因，本病例在治疗方案、盖髓材料以及牙髓切断术后的冠方充填及修复方法的选择上，均符合现代牙髓治疗学的微创理念。

治疗过程中，发现 8 颗乳磨牙中 6 颗在去净腐质后呈点状露髓，揭髓顶、切除冠髓的过程中出血色鲜，出血量稍多。考虑到患儿曾出现定位不明的多颗牙刺激疼痛史，也符合牙髓充血的表现。为了加快止血的速度同时进行牙髓断面抑菌、消毒，在切除冠髓后用 2.5% 次氯酸钠溶液 0.5mL 在髓腔内进行了短暂的冲洗，约 10 秒后用 0.9% 生理盐水常规冲洗，很快止血，根管口牙髓断面覆盖 MTA，ZOE 垫底，Fuji IX GIC 充填。随后 54、64、74、75、84、85 均进行了预成冠修复，达到了良好的咬合状态。

去除冠髓后，因出血较多，为迅速止血采用少量 2.5% 次氯酸钠溶液短时冲洗髓腔——这是本病例治疗过程中唯一超出诊疗常规的操作环节。次氯酸钠溶液可使牙髓断面表层细胞蛋白凝固，起到良好的止血作用；同时，可使细菌的蛋白凝固，起到消毒的作用。Akcay M 等人研究了牙髓切断术中分别使用次氯酸钠溶液与生理盐水作为冲洗剂对于治疗成功率的影响，结果发现使用次氯酸钠溶液作为冲洗剂，并不能提高以 MTA 为盖髓剂的牙髓切断术 1 年的成功率。窦桂丽等人的研究中有部分纳入观察的患牙在牙髓切断术中使用了次氯酸钠溶液进行冲洗，随访发现这部分患牙平均生存时间短于只用生理盐水冲洗的患牙，但差异没有统计学意义。相关医师回顾使用次氯酸钠溶液进行冲洗的原因是在去除冠髓后出血较多，辅以次氯酸钠溶液进行冲洗有利于止血。由此可以推断出，使用次氯酸钠溶液冲洗的牙齿一般牙髓炎症偏重。因此，应用次氯酸钠溶液冲洗虽止血效果良好，但并未提高治疗成功率。决定治疗成败的关键还是牙髓的状态。

牙髓切断术后需进行追踪观察以确定是否成功。因乳牙牙髓感染时可能没有明显的主诉症状，在追踪观察中，必须通过临床检查和 X 线片检查对疗效进行全面评估。①临床成功指标：无不适主诉，无叩痛和异常动度，牙龈无红肿和瘘管；②X 线片成功指标：牙根无内外吸收，根分歧和根尖周无病变，继承恒牙胚正常发育。

冠髓切断后，残留的冠部牙体硬组织由于失去牙髓营养供应，会变脆，易于折断。另外，血液与 MTA 中的铁铝酸四钙接触后产生的有色物质渗透到牙本质小管中，使牙冠变为灰色。因此，乳磨牙牙髓切断术后进行不锈钢预成冠修复，这已经成为一种标准术式。特别是对于全身麻醉下治疗的患儿，应用非常普遍。不锈钢金属预成冠的使用对于提高充填体保留率，防止继发龋、再发龋以及牙冠劈裂的发生，作用极其显著。这也间接地提高了乳磨牙牙髓切断术的成功率。

本病例中，患儿家长在经历了孩子全身麻醉下进行牙齿治疗后，口腔健康意识有了大幅度提高。在治疗后 4 年半的时间里，做到了约每隔半年带孩子定期复查。患儿随着年龄增长，就诊时的依从性逐渐提高，发现问题能够及时配合治疗。因此，该病例获得了较为理想的治疗效果。

【小结】

1. 5 岁 S-ECC 患儿，有癫痫病史并有牙科恐惧症，选择全身麻醉的行为管理方式，进行了全口牙的综合性治疗。

2. 多颗诊断为慢性牙髓炎的乳磨牙选择 MTA 牙髓切断术 + 严密充填 + 不锈钢预成冠修复的术式。

3. 治疗后定期随访 4 年半，进行 MTA 牙髓切断术的乳磨牙及其他牙齿治疗效果良好。患儿及家长的口腔保健意识也均有明显提高。

【专家点评】

本病例中，患儿是龋病高危者，初诊时 dmft 为 14，有癫痫病史，通过系统的全身麻醉术前评估后，在日间门诊进行了全身麻醉下全口龋坏牙的治疗，在治疗过程中对因龋露髓的患牙，医师选择了牙髓切断术 + 预成冠的治疗方法，长期随访显示治疗效果满意。本病例重点是对于健康管理理念的践行，通过医师选择适宜的治疗方法并进行有针对性的口腔卫生宣教；监护人和孩子日常口腔卫生的维护和定期的口腔检查，很好地控制了龋病的发展，在长达 55 个月的观察期内没有新发龋和继发龋，新萌出的第一恒磨牙也免受龋病的困扰。

（夏　斌）

参考文献

1. 葛立宏．儿童口腔医学．2 版．北京：北京大学医学出版社，2013.

2. AKCAY M，SARI S. The effect of sodium hypochlorite application on the success of calcium hydroxide and mineral trioxide aggregate pulpotomies in primary teeth. Pediatr Dent，2014，36（4）：316-321.

3. 窦桂丽，吴南，赵双云，等．乳磨牙牙髓切断术两年疗效观察及其影响因素回顾性分析．北京大学学报（医学版），2018，50（1）：170-175.

4. LIU H，ZHOU Q，QIN M.Mineral trioxide aggregate versus calcium hydroxide for pulpotomy in primary molars. Chin J Dent Res，2011，14（2）：121-125.

重度低龄儿童龋伴乳前牙反𬌗的综合治疗及术后管理

病例提供者：石伟华

【基本信息】

患儿，男，4 岁。因口内多颗牙龋坏 1 年余前来就诊。1 年多前家长帮助患儿刷牙时发现患儿口内多颗牙龋坏，否认自发痛、咬物痛、牙龈肿胀等。未曾治疗。1 年来龋坏牙数量增加，余无不适。患儿足月顺产，混合喂养至约 2.5 岁；约 1 岁时开始家长帮助清洁牙齿；现患儿自己刷牙，2 次 /d，使用牙线，使用含氟牙膏；幼儿园每年涂布 2 次氟泡沫；喜点心、饮料等甜食。否认牙外伤史，否认口腔不良习惯。家族史无特殊。全身体健。

【临床检查】

口腔卫生状况差，见大量软垢、菌斑、食物嵌塞。

55^M、$54^{M, D}$、53^D、52^{DLa}、$51^{LaMP, D}$、61^{LaMP}、62^{DLa}、63^D、64^M、73^D、$74^{M, D}$、75^M、83^D、$84^{M, D}$、85^M 龋。$\dfrac{A}{BA}\bigg|\dfrac{AB}{ABC}$ 反𬌗，反覆𬌗约 3mm，反覆盖约 1mm；上颌前牙舌向倾斜，乳尖牙关系正常，末端平面近中型；前牙可后退至对刃位，无咬合创伤，乳尖牙无咬合干扰（图 2-1）。

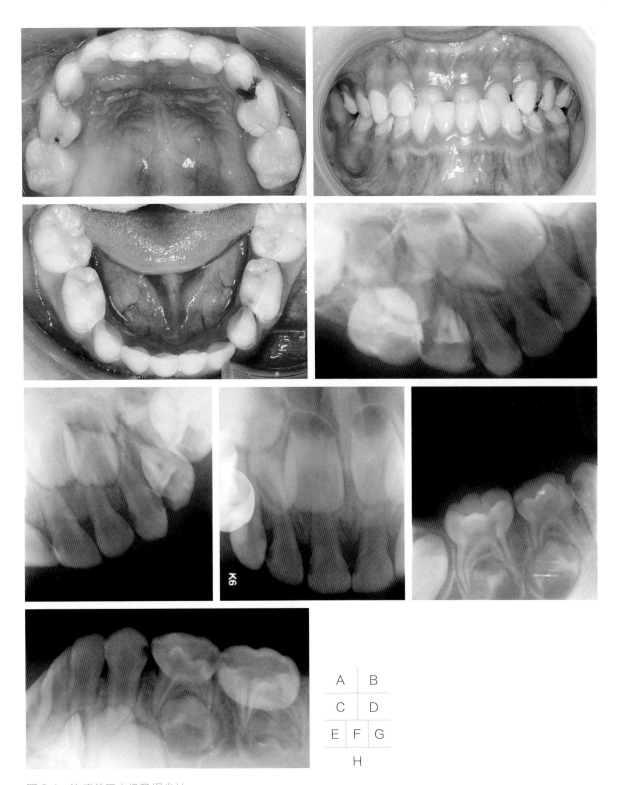

图 2-1 治疗前口内像及根尖片

A. 上颌𬌗面像 B. 正面𬌗像 C. 下颌𬌗面像 D. 右上象限根尖片 E. 左上象限根尖片 F. 上颌前牙区根尖片
G. 右下象限根尖片 H. 左下象限根尖片

【诊断】

1. 重度低龄儿童龋。

2. $\dfrac{A}{BA} \Big| \dfrac{AB}{ABC}$ 反𬌗。

【临床决策分析】

（一）治疗方案

1. 口腔卫生宣教。
2. 行为管理。
3. 龋病、牙髓病等系统治疗。
4. 前牙反𬌗矫治。

（二）术前治疗行为的评估及行为管理方式的选择

初诊时患儿哭闹喊叫、乱打乱踢，无法与其建立有效沟通。告知家长可选择门诊保护性固定下治疗或全身麻醉下治疗两种方式，及相关治疗过程、费用、风险等，家长选择门诊保护性固定下治疗。

（三）治疗顺序的选择

先行口腔卫生宣教及龋病、牙髓病等系统治疗，待患儿及家长掌握正确的口腔卫生维护方法，口内龋病、牙髓病得到有效控制后，再行前牙反𬌗矫治。

根据患儿的适应能力和过程考虑每次的治疗内容，在不影响治疗效果的前提下，先做侵入性小、简单、持续时间短的治疗，如口腔检查、涂氟、简单充填等。待患儿适应环境并与医师建立信任关系后再行复杂治疗。

（四）术后注意事项

维护口腔卫生，定期复查。

【治疗过程】

1. 口腔卫生宣教　进行个性化口腔健康行为指导，强调刷牙、牙线、饮食管理、氟化物使用等。

2. 行为管理　在家长知情同意的情况下，初次就诊时采用保护性固定下进行治疗。在后续系列诊疗中，采用告知 - 演示 - 操作（tell-show-do）、正强化、非语言性交流、分散注意力等多种方法，患儿的配合程度由 VAS（Vanham's anxiety and behavior scale）分级 5 级逐渐改善至 VAS 1 级，可在无需固定的状态下，非常配合地完成各项治疗。

3. 龋病、牙髓病的系统治疗（表 2-1）。

表 2-1　龋病、牙髓病的系统治疗

牙位	诊断	治疗
54、64	慢性牙髓炎	根管治疗，预成冠修复
53^{DP}、63^{MLaP, DLaP}	深龋	树脂充填
55MO	中龋	树脂充填
52^{DLa}、51^{MLaP, DP}、61^{MP}、62^{DLa}	深龋	树脂充填
73^{LaDL}、74^{MO, DO}、75MO	深龋	树脂充填
83^{LaDL}、84^{MO, DO}、85MO	深龋	树脂充填

4. 前牙反𬌗矫治　使用上颌𬌗垫式舌簧活动矫治器矫治乳前牙反𬌗。矫治期间，除清洁外 24 小时配戴，反复强调坚持配戴的重要性。每 2~3 周加力一次，至建立正常覆𬌗、覆盖。然后逐次磨除𬌗垫，调磨咬合早接触点，矫治完成（图 2-2）。

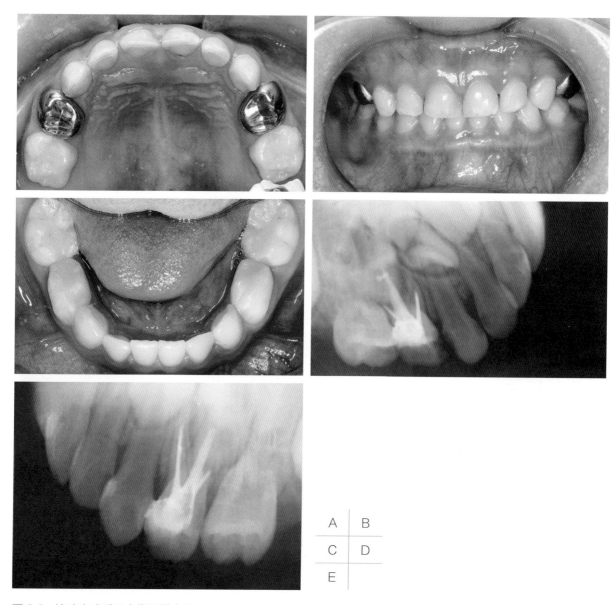

图 2-2　治疗完成后口内像及根尖片

A. 上颌𬌗面像　B. 正面𬌗像　C. 下颌𬌗面像　D. 54 根管充填后根尖片　E. 64 根管充填后根尖片

【术后复查】

1. 3 个月复查　口腔卫生情况有较大改善，无新发龋、继发龋等。

2. 7 个月复查　口腔卫生情况良好，53^MP 充填体脱落，行树脂充填（图 2-3）。

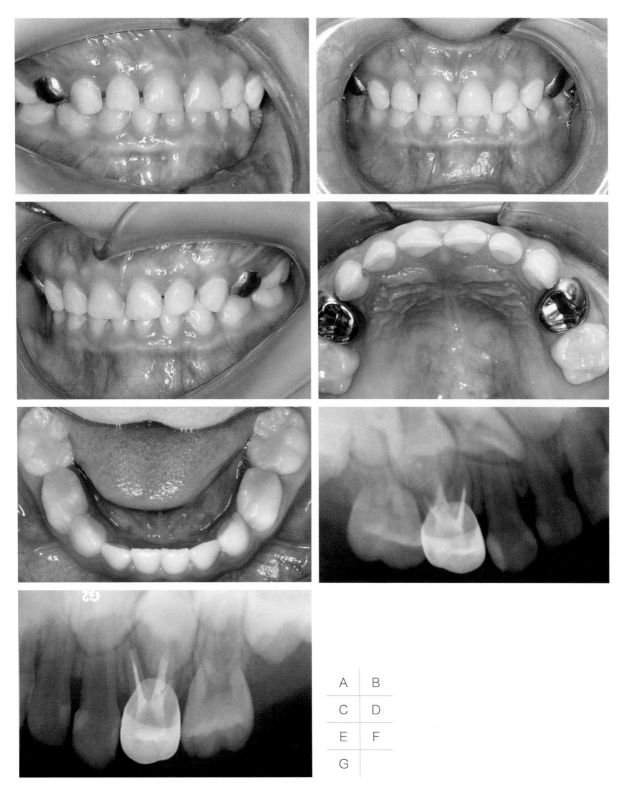

图 2-3 治疗完成后 7 个月复查口内像及根尖片

A. 右侧𬌗像　B. 正面𬌗像　C. 左侧𬌗像　D. 上颌𬌗面像　E. 下颌𬌗面像　F. 右上象限根尖片　G. 左上象限根尖片

【经验与体会】

这是一例重度低龄儿童龋（sever early childhood caries，S-ECC）伴有乳前牙反殆的病例，在整个诊疗过程中，分析口腔内现存问题，综合患儿口腔卫生状况、诊疗行为情况、家长配合程度等，统筹安排诊疗内容及顺序，取得良好效果。在病例诊治中，有以下几个关键点的处理与大家分享：

1. 该病例中，除根据儿童口腔科诊疗常规系统治疗口内龋病、牙髓病以外，还借鉴"慢病管理"的理念，从以下几个方面着手对该重度低龄儿童龋患儿进行综合管理：

（1）针对性口腔卫生宣教：口腔卫生宣教应根据患儿特点进行个性化指导，循序渐进，逐步（step-by-step）培养患儿及家长掌握正确有效的口腔卫生维护方法。例如，本病例初诊检查时口腔卫生情况差，且多为邻面龋，所以首先通过讲解演示告知家长正确地为儿童刷牙的方法，着重强调正确使用牙线的方法和必要性；每次复查时，了解近期刷牙及牙线使用情况，重新评估口腔卫生状态，指出清洁不佳的位点等以帮助其持续改进。

（2）行为管理：有效的行为管理不仅能保证高质量、顺利地完成治疗，避免治疗过程对儿童身心的伤害，还可培养儿童良好的口腔卫生态度。该病例初诊时患儿不能配合完成治疗，家长要求采用非药物方法进行行为管理。分析该患儿产生不良心理反应的原因，主要是由于年龄小，对医疗环境及牙科疾病不了解而产生恐惧。针对于此，在系列治疗中综合运用告知-演示-操作（tell-show-do）、正强化、非语言性交流、分散注意力等多种方法，由无痛、简单、不费时的治疗逐步过渡到有痛和复杂治疗，后期治疗时患儿已可配合顺利完成各项治疗。

（3）维护治疗：S-ECC的系统治疗结束后应进入维护阶段，通过定期复查，对其进行诊断性监测，并及时采取必要的恰当治疗，旨在预防和减少龋病的复发。在本病例中，多次强调定期复查的必要性以促使家长建立定期复查的意识，该家长现已能主动进行定期复查；复查时了解近期患儿口腔健康行为，包括饮食习惯、氟化物使用情况、口腔卫生习惯是否发生变化，进行针对性指导，持续改进，以期达到建立并维持正确的口腔健康习惯的目标。

2. 遗传因素、先天性疾病、全身性疾病以及乳尖牙磨耗不足、口腔不良习惯等后天局部因素均可造成乳前牙反𬌗。该病例主要是由于不良的哺乳姿势，下颌需向前用力吮吸而引起。由于该患儿上颌多颗牙反𬌗、上颌前牙牙轴舌向倾斜，约Ⅰ~Ⅱ度反覆𬌗，故选择上颌𬌗垫式舌簧活动矫治器矫正前牙反𬌗。该病例的矫治中有以下特点：

（1）矫治时机的选择：由于配戴矫治器的过程中维护口腔卫生难度增加，患龋风险提升，故在完成口内龋病的系列治疗，且已建立良好的口腔卫生习惯后开始矫治，同时在整个矫治过程中密切监测口腔卫生情况及龋病情况。

（2）矫治难点为要求患儿坚持合作配戴矫治器：矫治前要求家长对患儿合作配戴潜力进行评估，每次复诊时了解配戴情况、反复强调合作配戴的必要性以保证矫治效果。

【小结】

本病例为重度低龄儿童龋伴乳前牙反𬌗，在 S-ECC 的治疗中应借鉴"慢病管理"的理念，根据患儿特点采取多方面、有针对性的方法进行综合管理。矫治乳前牙反𬌗时应根据患儿特点选择恰当的矫治时机，分析矫治难点、采取相应对策以保证矫治效果。

【专家点评】

这是一个主诉为多颗牙齿患龋来就诊的 4 岁患儿。接诊医师检查患儿口腔时除检查到多颗牙齿患龋外，还发现乳前牙反𬌗的问题。因此，本病例诊断为重度低龄儿童龋和乳前牙反𬌗。

儿童牙齿患龋后，因反复肿痛，家长较容易观察到。往往以龋病为主诉前来就诊。儿童口腔科医师不能只检查患儿主诉的问题，同时还要注意观察全口牙齿的发育、萌出与替换是否正常，咬合关系、颅颌面以及全身的发育情况等。发现问题应及时进一步检查和治疗。本病例中，患儿因龋病前来就诊，医师检查发现患儿有乳前牙反𬌗问题，在完成口内龋齿治疗后，进行了前牙反𬌗矫治，获得了较好的效果。

重度低龄儿童龋患儿，大多都存在不当喂养方式和口腔清洁较差等问题。在本病例的治疗中，医师先进行了口腔卫生宣教和个性化口腔健康行为指导。作为医师治疗的第一步应把引起疾病的主要病因去掉，这一点非常重要。

　　患儿初诊时不配合治疗，医师在家长知情同意下进行了行为管理，患儿配合程度从 VAS 5 级逐渐改善至 VAS 1 级，显示出主治医师具备良好的非药物行为管理的能力。儿童口腔科医师必须掌握非药物行为管理技术，这也是评价一个儿童口腔科医师诊治水平的重要指标。

　　本病例在分析了患儿乳前牙反𬌗的可能病因后，采取了上颌𬌗垫式舌簧矫治器进行矫治。由于治疗时机的把握，方法的选择和针对矫治难点的对策均较好，故取得了良好的治疗效果。

（葛立宏）

参考文献

1. 秦满 . 儿童口腔科诊疗指南与护理常规 . 北京 : 人民卫生出版社，2015.

2. 葛立宏 . 儿童口腔医学 .5 版 . 北京 : 人民卫生出版社，2020.

混合牙列多发龋患儿的综合管理

病例提供者：田靖

【基本信息】

患儿，女，7 岁。因发现左下颌六龄齿龋齿 2 周来院就诊。患儿 2 周前在学校接受窝沟封闭治疗时，被告知左下颌六龄齿患龋，否认该牙疼痛不适。患儿既往曾有多次牙痛不适症状，未进行过治疗。每天刷牙 2 次，每次刷牙 1 分钟，喜欢吃甜食。

【临床检查】

面部双侧基本对称，未见明显异常。混合牙列，口腔卫生状况差。

36^{OB} 窝沟点隙墨浸状改变，探质软，𬌗面未完全萌出，远中𬌗面边缘嵴龈瓣覆盖，叩痛（－），不松动，牙龈无异常。16、26、46 可见窝沟封闭剂，探边缘尚可，叩痛（－），不松动，牙龈无异常。64 残根，Ⅱ°松动，牙龈稍红肿。24 萌出 2/3。74、84、85 残冠，叩痛（－），Ⅰ°松动，牙龈稍红肿；根尖片显示：冠部低密度影达髓腔，牙根吸收 2/3 以上，根尖周及根分歧下方低密度影，根管内未见充填影像，恒牙胚上方硬骨板消失。55 大面积龋坏，叩痛（－），Ⅰ°松动，牙龈无异常；根尖片显示：冠部低密度影达髓腔，近远中颊根基本吸收，根尖周及根分歧下方低密度影，根管内未见充填影像，恒牙胚上方硬骨板连续。65、75 大面积龋坏，叩痛（－），不松动，牙龈无异常；根尖片显示：冠部低密度影达髓腔，未见根尖周低密度影，根管内未见充填影像，恒牙胚上方硬骨板连续。53^{La}、$54^{B, DO}$、63^{La}、73^{LaD}、83^{D} 深龋坏，叩痛（－），不松动，牙龈无异常（图 3-1）。

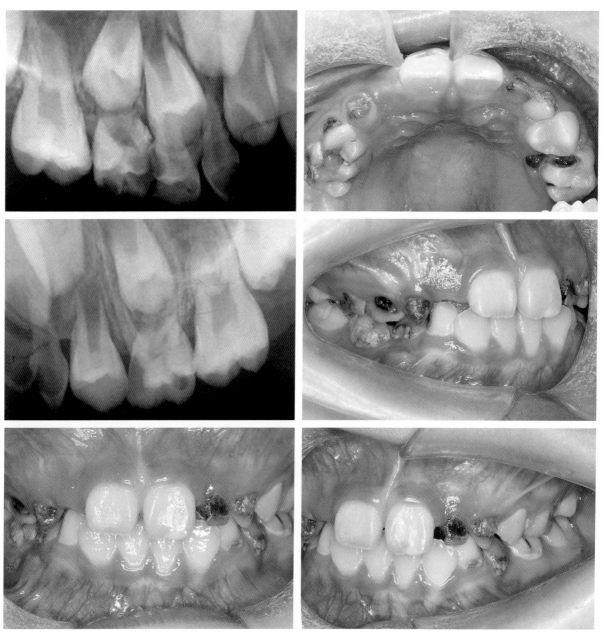

图 3-1　治疗前口内像及根尖片

A. 54、55 根尖片　B. 上颌𬌗面像　C. 65 根尖片　D. 右侧𬌗像　E. 正面𬌗像　F. 左侧𬌗像

A	B
C	D
E	F

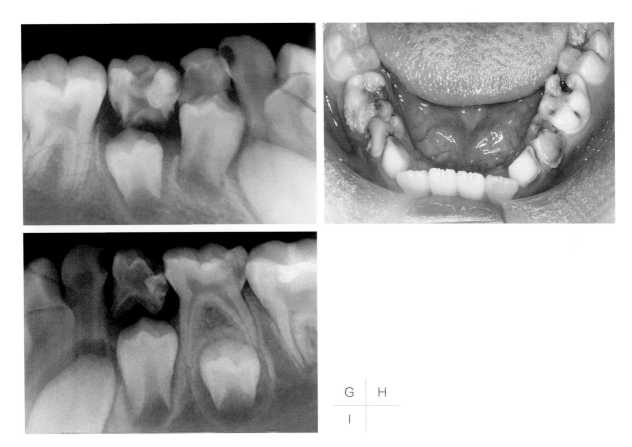

図 3-1（续）

G. 84、85 根尖片　H. 下颌殆面像　I. 74、75 根尖片

【诊断】

1. 多发龋。
2. 36^{OB} 中龋。
3. 64 残根。
4. 74、84、85、55 慢性根尖周炎。
5. 65、75 慢性牙髓炎。
6. 53^{La}、$54^{B, DO}$、63^{La}、73^{LaD}、83^{D} 深龋。

【临床决策分析】

（一）术式选择依据

因患儿与家长明显缺乏口腔保健意识，首先要进行口腔卫生宣教和健康行为干预。龋齿治疗按照龋病和牙髓根尖周病的诊治原则选择术式。其中 36 主诉牙行预防性树脂充填；55 诊断为慢性根尖周炎、近远中颊根有吸收，但恒牙胚上方硬骨板连续，选择根管治疗试保留，为避免冠修复后咬合力过大导致牙根加速吸收，仅使用树脂充填姑息保留而不行预成冠修复；65 龋坏范围波及多个牙面，根管治疗后行预成冠修复。74、84、85 拔除后因下颌双侧均有乳牙早失，所以选择舌弓式间隙保持器维持间隙。舌弓式间隙保持器设计左下带环戴在 75 牙冠上，相比于戴在 36 上可缩小舌弓长度，减轻患儿不适，并减少对 36、46 间宽度发育限制；同时，因带环对 75 充填体有一定稳固作用，75 根管治疗后仅采用树脂充填，不再行预成冠修复。

（二）术前评估

本病例关键在于患儿口腔卫生状况差，虽有过多次疼痛史但从未就诊，龋坏严重，患儿及家长无口腔保健意识。

患儿龋坏牙数量较多，均为常规龋病和牙髓根尖周病诊治，且患儿配合度好，治疗本身难度不大。但患儿龋病已累及恒牙，治疗后预防新龋，特别是恒牙新龋是本病例关键，需重视治疗后口腔健康维护。

（三）治疗方案

1. 口腔健康干预。

2. 龋病及并发症的治疗

（1）36^{OB} 预防性树脂充填；

（2）64 拔除；

（3）74、84、85 拔除后间隙保持；

（4）55 根管治疗（试保留）；

（5）65 根管治疗 + 预成冠修复；

（6）75 根管治疗；

（7）53^{La}、54$^{B, DO}$、63^{La}、73^{LaD}、83^{D} 充填。

（四）术后注意事项

使患儿和家长重视并自觉维护好口腔卫生，减少甜食进食频率，养成定期复查维护的习惯。

【治疗过程】

1. 初诊时，36 上橡皮障，去腐净达牙本质浅层，全酸蚀 30 秒，SL-Bond 粘接，光固化复合树脂充填，流动树脂窝沟封闭。

2. 复诊时，64、74、84、85 在 4% 阿替卡因肾上腺素局部麻醉下，分龈，拔除，压迫止血。55、65、75 在 4% 阿替卡因肾上腺素局部麻醉下，上橡皮障，去腐净，开髓揭顶，拔髓，1.25%NaClO 溶液冲洗，15#~35# K 锉根管预备，擦干，根管内封氢氧化钙糊剂，玻璃离子暂封。再次复诊时，上橡皮障，去除玻璃离子暂封材料及根管内氢氧化钙糊剂，1.25%NaClO 溶液冲洗，擦干，根管内填充氧化锌碘仿糊剂。55、75 行 Ceivitron 及玻璃离子垫底，SE-Bond 粘接，光固化复合树脂充填。65 行 Ceivitron 垫底，Fuji Ⅸ 玻璃离子充填，预成冠修复。

53^{La}、54$^{B, DO}$、63^{La}、73^{LaD}、83^{D} 去腐净达牙本质深层，SE-Bond 粘接，光固化复合树脂充填。75、46 试带环，取藻酸盐印模，制作下颌舌弓式间隙保持器并粘接配戴。

治疗结束时口内像及根尖片如图 3-2 所示。

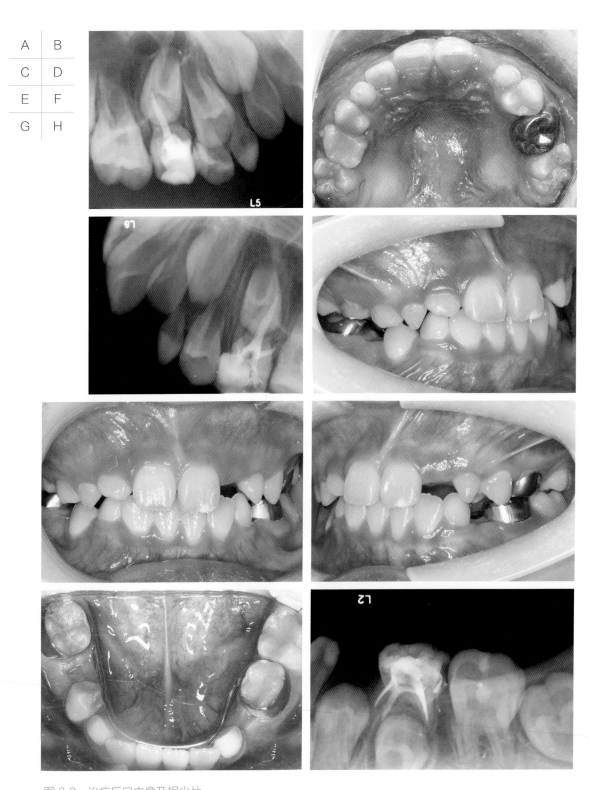

<table>
<tr><td>A</td><td>B</td></tr>
<tr><td>C</td><td>D</td></tr>
<tr><td>E</td><td>F</td></tr>
<tr><td>G</td><td>H</td></tr>
</table>

图 3-2　治疗后口内像及根尖片

A. 54、55 根尖片　B. 上颌𬌗面像　C. 65 根尖片　D. 右侧𬌗像　E. 正面𬌗像　F. 左侧𬌗像　G. 下颌𬌗面像　H. 75 根尖片

【术后复查与预后】

1. 治疗后半年复查（图 3-3） 检查发现 26 殆面及腭侧窝沟封闭剂部分脱落，脱落处窝沟墨浸状，诊断为 26^{OP} 中龋，计划行预防性树脂充填。去腐净达牙本质浅层，全酸蚀 30 秒，SL-Bond 粘接，流动树脂充填并行窝沟封闭（图 3-4）。

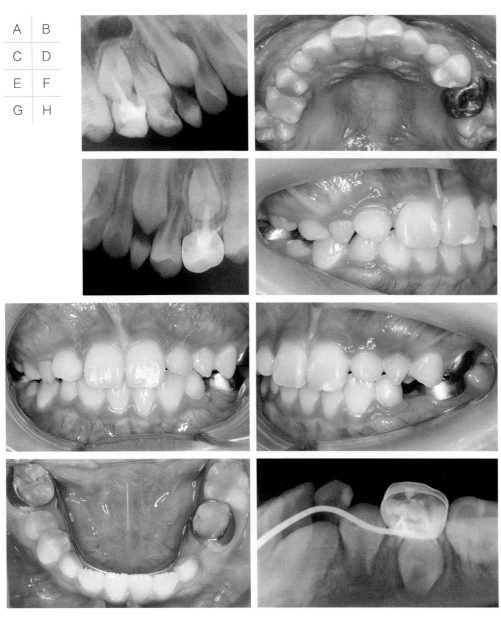

图 3-3　治疗后半年复查口内像及根尖片

A. 54、55 根尖片　B. 上颌殆面像　C. 65 根尖片　D. 右侧殆像　E. 正面殆像　F. 左侧殆像　G. 下颌殆面像　H. 75 根尖片

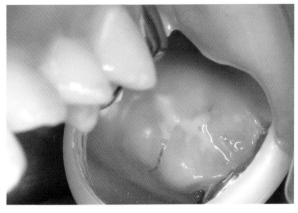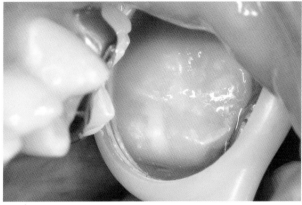

图 3-4　治疗后半年复查口内像

A. 26 治疗前　B. 26 预防性树脂充填治疗后

A | B

2. 治疗后 1 年复查（图 3-5）

（1）16、46 窝沟封闭剂部分脱落，脱落处窝沟有龋坏，诊断为 16、46 中龋。去腐净达牙本质浅层，去除残留窝沟封闭剂，流动树脂充填并行窝沟封闭；

（2）55^M 诊断为继发龋，行光固化复合树脂充填；

（3）14、24、34、44、45 诊断为深窝沟，行窝沟封闭；

（4）74 和 85 已萌出，摘除舌弓间隙保持器。

3. 治疗后 2 年复查（图 3-6）　检查发现 75 充填体尚可，叩痛（－），Ⅰ°松动，牙龈无异常，根尖片显示牙根及根管内充填材料吸收 2/3 以上，周围疑似根尖周囊肿影像，恒牙胚在，表面硬骨板消失。行 75 拔除治疗。

4. 治疗后 4 年复查（图 3-7A~E）　检查发现 37 𬌗面未完全萌出，但可探及龋坏，诊断为中龋，计划行预防性树脂充填。在 4% 阿替卡因肾上腺素局部麻醉下使用电刀切龈后，橡皮障隔离，去腐净达牙本质浅层，全酸蚀 30 秒，SL-Bond 粘接，光固化复合树脂充填。47 诊断为中龋，上橡皮障，去腐净达牙本质浅层，全酸蚀 30 秒，SL-Bond 粘接，流动树脂充填并行窝沟封闭（图 3-7F~H）。

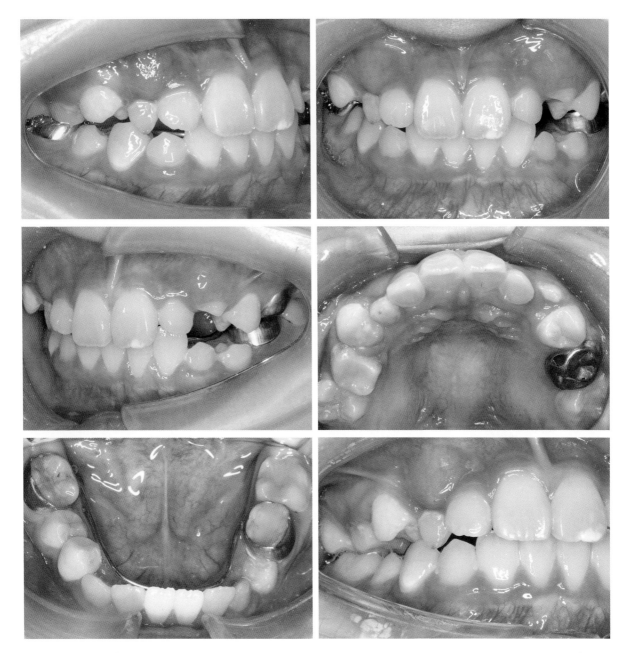

图 3-5 治疗后 1 年复查口内像

A. 治疗前右侧殆像　B. 治疗前正面殆像　C. 治疗前左侧殆像
D. 治疗前上颌殆面像　E. 治疗前下颌殆面像　F. 治疗后右侧殆像

A	B
C	D
E	F

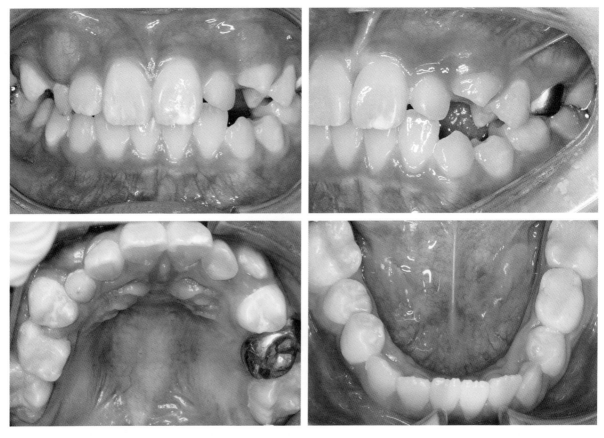

图 3-5（续）

G. 治疗后正面殆像　H. 治疗后左侧殆像　I. 治疗后上颌殆面像　J. 治疗后下颌殆面像

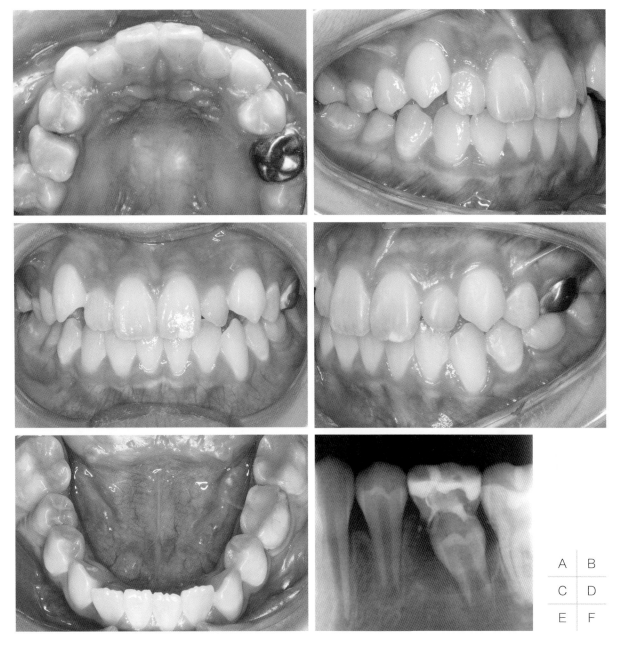

图 3-6 治疗后 2 年复查口内像及根尖片

A. 上颌𬌗面像　B. 右侧𬌗像　C. 正面𬌗像　D. 左侧𬌗像

E. 下颌𬌗面像　F. 75 根尖片

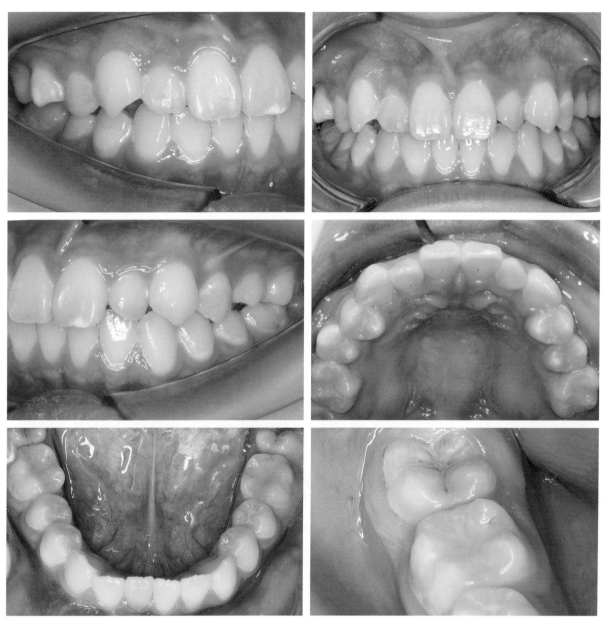

图 3-7　治疗后 4 年复查口内像

A. 右侧殆像　B. 正面殆像　C. 左侧殆像　D. 上颌殆面像

E. 下颌殆面像　F. 47 中龋

A	B
C	D
E	F

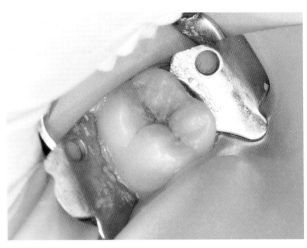
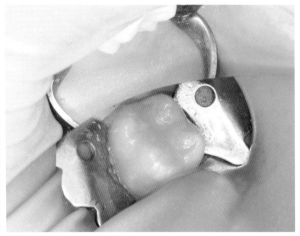

图 3-7（续）

G. 47 上橡皮障后　　H. 47 治疗后

G｜H

【经验与体会】

这是一个儿童口腔专业常见的混合牙列多发龋病例，龋坏牙齿数量较多，初诊时先治疗主诉牙，其余患牙综合设计治疗方案，治疗顺序从有症状到无症状、从重到轻循序渐进。一个病例的完成度很大程度上取决于患儿和家长的配合程度，该病例患儿在治疗过程中配合度很好，家长虽然之前对于龋齿问题认识不足，但很愿意吸纳口腔卫生知识。因此，本病例中单颗牙的龋齿治疗和医患沟通并不存在难点，提纲挈领的重点应放在治疗过程中有意识地多次向家长及患儿普及口腔卫生保健知识，提高重视度，帮助患儿形成良好的口腔卫生习惯，并帮助家长形成定期复查的意识。

该病例主诉为六龄齿龋坏，就诊时 36 诊断为中龋，行预防性树脂充填后，复查期间未再出现继发龋或再发龋。16、26、46 初诊之前已在学校进行过窝沟封闭，且初诊检查时窝沟封闭剂边缘封闭尚可，但治疗后半年复查时 26 窝沟封闭剂部分脱落，脱落处窝沟出现中龋，治疗后 1 年复查时 16、46 也出现相同的情况。提醒医师应告知家长窝沟封闭并不是一劳永逸，随着进食磨耗等有可能会脱落，即使已经做过窝沟封闭也应定期复查，检查是否有脱落及新龋发生；同时，也提醒医师在进行窝沟封闭这一看似简单的操作时，应严格遵循酸蚀冲洗要求，严密隔湿，提高窝沟封闭的边缘密闭性、延长存留时间。

另外，37 在完全萌出前即已发生龋坏，针对这种有高患龋风险的儿童，可在恒磨牙未完全萌出之前行𬌗面窝沟玻璃离子覆盖，降低患龋风险，萌出后视情况继续观察或改行窝沟封闭。一旦在完全萌出前发生龋坏，可在 4% 阿替卡因肾上腺素局部麻醉下使用电刀切除远中覆盖的牙龈，完全暴露牙面，并上橡皮障，电刀和橡皮障可帮助控制和隔离出血，达到良好的充填密闭性效果。

患儿多颗乳牙龋坏长期得不到治疗，牙体缺损崩解，家长诉其咀嚼能力明显下降；55、65、74、84、85 牙冠近远中径的缺损还导致了乳磨牙所占间隙缩小，继承恒牙萌出后出现少量间隙不足、牙列轻度拥挤，加大了邻面清洁难度；严重者如 64 还出现了残根滞留、24 恒牙早萌。另外，乳牙龋坏还会导致牙面不易清洁滞留菌斑，并出现口腔内微生物环境改变，使第一恒磨牙患龋风险增加，有研究表明乳牙龋坏可用来预测恒牙龋坏，且准确率达 85.4%。该患儿主诉即为第一恒磨牙龋坏，幸而就诊时恒牙龋坏尚未波及牙髓。以上还仅仅为乳牙龋坏对局部的影响，从全身来看，咀嚼功能降低会影响营养摄入，还有出现病灶感染的风险，因此治疗过程中应向家长强调这些影响，提高家长重视度。

患儿在治疗过程中基本能保持良好的口腔卫生状态，减少甜食和甜饮料等的摄入频率，但个别复查时间点口腔卫生状况会有下降。学龄期儿童的责任心增强，可以自行进行口腔保健，父母此时主要职责是监督，定期仔细检查清洁情况，帮助孩子清洁难以到达的区域。复查过程中口腔卫生状况较好时会给予患儿表扬肯定，口腔卫生状况下降时会先询问患儿原因，再次跟患儿强调口腔卫生的重要性，并鼓励患儿坚持，建议家长监督帮助。

治疗过程中发现患儿唾液黏稠、流速低，患龋风险相对高。不仅口腔卫生宣教内容要包括牙刷、牙线和含氟牙膏的使用，降低甜食、甜饮料的摄入，还应对萌出的前磨牙和磨牙及时进行窝沟封闭，并叮嘱家长每半年定期复查。目前随访 4 年余，患儿已从混合牙列期进入恒牙列早期，家长表示后期仍会继续复查直至患儿 18 岁，结束儿童口腔专业半年复查一次的"旅程"。随着患儿进入青春期，复查时除了继续关注是否有新发龋和继发龋等龋齿相关问题外，还应注意牙周健康检查。

1. 这是一个多颗牙齿龋坏严重且之前未引起家长重视，并从未治疗过的病例，综合设计治疗方案和循序渐进的治疗必不可少，但树立家长和患儿口腔保健意识、提高重视程度、养成定期复查的习惯才是贯穿始末的主题。

2. 混合牙列期龋坏不能及时治疗可能会导致恒牙列间隙不足、恒牙早萌和第一恒磨牙患龋风险增加等一系列后续问题，需早期防治。

【专家点评】

混合牙列多发龋是儿童口腔科常见病例，术者在患儿口腔健康管理上下了很大功夫，并取得了明显的效果。

除此之外，临床上对混合牙列多发龋的治疗程序可先治疗主诉牙，其余患牙综合设计治疗方案，一般的治疗顺序可从有肿痛症状到无症状、从重到轻循序渐进，尽快恢复患儿的咀嚼功能。同时，第一恒磨牙龋齿的治疗与预防是医师、患儿及家长的关注焦点，也是治疗的核心。研究表明乳牙龋与第一恒磨牙龋之间存在显著相关性，第二乳磨牙龋与第一恒磨牙龋之间的相关性最强；乳牙 dmft 和 dmfs 越高，第一恒磨牙患龋风险越大。本病例患儿乳牙龋严重，4 颗第二乳磨牙全部患多个牙面龋，其第一恒磨牙患龋风险极高，出现了 36 𬌗面未完全暴露于口腔即患龋的情况。另外，治疗乳牙龋对第一恒磨牙患龋风险的影响尚存争议，可能与治疗方法和所使用的充填材料、口腔健康行为、口腔环境和口腔微生物群变化等因素有关。研究表明，即使对所有乳牙龋进行了完善治疗，也不能将第一恒磨牙患龋风险降低至无龋儿童水平。所以，临床上对这类患儿应保持高度警惕。本病例患儿虽然全口乳牙均进行了完善治疗（包括：拔除不能保留的牙齿，必要的根管治疗，以及充填治疗所有患龋牙面等），在之后的复查中，其余 3 颗第一恒磨牙（16、26、46）先后仍因龋坏进行了充填治疗。追溯病史发现，这 3 颗牙均在当地学校接受了窝沟封闭，在发现龋时均有窝沟封闭局部脱落的情况。特别是上颌第一恒磨牙远中窝和腭沟，是临床上隔湿相对困难的位置，也是窝沟封闭最容易失败的位置。这提示我们对高患龋风险性儿童应尽可能确保窝沟封闭的质量，如果窝沟封闭术操作过程中可能存在隔湿不良的情况，有必要在病历中提示，并适当缩短复查间隔（3~6个月内），以便及时补漏。

本病例在拔除64、74、84、85后，74和85需要间隙保持。术者考虑到患儿牙列轻度拥挤，44在萌出中，下颌舌弓式保持器可以很好地维持下颌牙弓长度，在34和45萌出中自然关闭其余散在小间隙，排齐牙列，取得了良好效果。当然，如果44萌出一定高度，也可分别制作两个带环-丝圈式保持器来维持74和85间隙。

（秦 满）

参考文献

1. LI Y, WANG W. Predicting caries in permanent teeth from caries in primary teeth: an eight-year cohort study. J Dent Res，2002，81（8）: 561-566.

2. 葛立宏. 儿童口腔医学 .5 版 . 北京: 人民卫生出版社，2020.

3. 葛立宏. 儿童口腔医学 .2 版 . 北京: 北京大学医学出版社，2013.

4. 秦秀荣，邵林琴，马龙，等 . 第一恒磨牙患龋与乳磨牙患龋相关性的研究 . 中华口腔医学杂志，2012，47（s1）: 77-80.

5. SKUDUTYTE-RYSSTAD R, TVEIT A B, ESPELID I, et al. Posterior composites and new caries on adjacent surfaces -any association? Longitudinal study with a split-mouth design. BMC Oral Health，2016，16（1）: 11.

6. TIAN J, QIN M, MA W, et al. Microbiome interaction with sugar plays an important role in relapse of childhood caries.Biochem Biophys Res Commun，2015，468（1-2）: 294-299.

第一篇 儿童龋病及相关并发症的综合治疗

右下颌第一恒磨牙间接牙髓治疗

病例提供者：彭楚芳

【基本信息】

患儿，女，6岁8个月。1个月前在外院治疗乳牙龋齿时发现右下颌后牙有深龋洞，建议来北京大学口腔医院治疗。患牙无明显冷热刺激痛，无自发痛。既往患儿在外院治疗过多颗龋齿。

【临床检查】

46 未完全萌出，远中龈瓣覆盖远中边缘嵴，颊𬌗面深大龋洞，洞内腐质大量，湿软，探敏感，洞缘可见黄色斑块，叩诊稍有不适，不松动，牙龈未见异常，冷测一过性敏感，持续 2~3 秒。 根尖片显示：冠部透影区近髓，似与髓腔相通，牙根发育 8 期，根尖周未见病变。54^{MOD}、55°、64°、65°、74DO、75°、85°、36° 可见充填体完好。75^M、85° 龋齿，84DO 不良充填体（图 4-1）。

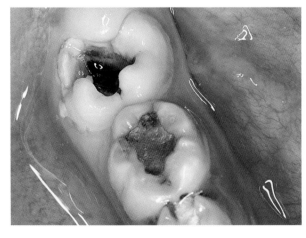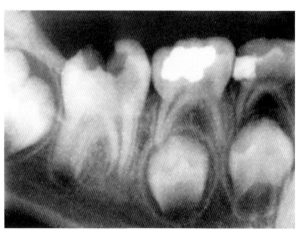

图 4-1　初诊时口内像及根尖片
A. 46 口内像　B. 46 根尖片

A ｜ B

【诊断】

1. 46 可复性牙髓炎? 牙釉质发育不全。

2. 75、85 再发龋。

3. 84 不良充填体。

【临床决策分析】

（一）术式选择依据

患儿 46 深龋洞，无临床症状，检查除了稍有叩诊不适外，无松动，冷测仅一过性敏感，持续时间短。初步诊断为可复性牙髓炎。对于年轻恒牙可复性牙髓炎治疗的首选是间接牙髓治疗术，也可以行牙髓切断术，以保存牙髓，促进牙根发育。46 未完全萌出，远中龈瓣覆盖远中边缘嵴，隔湿难度较大；患儿年龄小，牙根仅发育到根长 2/3，采用保存活髓，且治疗时间较短的治疗方法更适合，所以首选间接牙髓治疗术。告知家长病情，家长倾向选择保守的间接牙髓治疗术。

（二）术前评估

患牙牙面有黄色斑块，在牙釉质发育不全的基础上继发龋坏，龋齿进展快。

患牙有叩诊不适，原因可能为患儿年龄小，对于叩诊反应不是很准确；也可能是牙根未发育完成，炎症早期波及牙周膜，引起叩诊不适。如果是后者，间接牙髓治疗有失败的可能。龋洞大量腐质，湿软，为了防止牙髓暴露，髓壁会保留大量腐质。在窝洞封闭不严密的情况下，失败的可能性高。故窝洞的严密封闭非常重要。

（三）治疗方案

46 间接牙髓治疗术，备选方案为牙髓切断术。

（四）术后注意事项

密切观察 46 牙髓状态，及时治疗其他龋坏牙齿，定期复查，维护口腔卫生，合理使用氟化物，控制糖的摄入。

【治疗过程】

1. 首次治疗　46 在 4% 阿替卡因肾上腺素局部麻醉下，开扩洞口，球钻去腐至釉牙骨质界下 0.5mm，挖匙去除髓壁浅表腐质，保留大量湿软腐质于髓壁，化学固化 Ca（OH）$_2$ 护髓，GIC 垫底，树脂充填修复（图 4-2）。

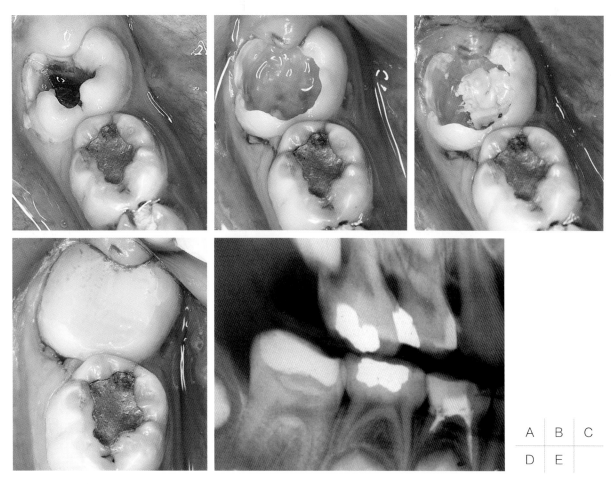

图 4-2　46 间接牙髓治疗及术后𬌗翼片

A. 术前像　B. 去除大部分腐质保留近髓腐质　C. Dycal 护髓　D. 树脂充填　E. 𬌗翼片可见充填体下方腐质已同髓角相连

2. 3 个月后复诊　46 治疗后偶有冷热刺激不适，检查 46 充填体完好，不松动，叩诊无不适，牙龈未见异常，冷测稍敏感。殆翼片示牙根继续发育，根尖周未见病变（图 4-3）。

3. 29 个月后复诊　右下颌第一恒磨牙无不适主诉，临床检查无异常，冷测正常。根尖片示充填体下方透影区近髓，牙根发育接近完成，根尖周未见异常（图 4-4）。

4. 47 个月后复诊　46 无不适主诉，临床检查无异常，冷测正常。根尖片示充填体下方透影区同髓腔相连，牙根发育完成，根尖周未见异常（图 4-5）。

5. 60 个月后复诊　正畸治疗开始，46 无不适主诉，临床检查无异常，冷测正常。根尖片示充填体下方透影区同髓腔之间有钙化桥形成，牙根发育完成，根尖周未见异常（图 4-6）。

6. 72 个月后复诊　患儿正畸治疗中，46 充填体上粘接正畸托槽，无不适主诉，临床检查无异常，根尖片示充填体下方透影区与髓腔间的钙化桥似有增宽，根尖周未见异常（图 4-7）。

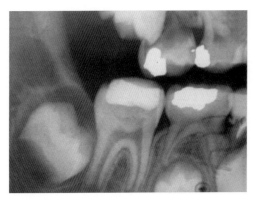

图 4-3　3 个月复诊殆翼片
46 充填体下方透影区近髓，牙根继续发育，根尖周未见病变

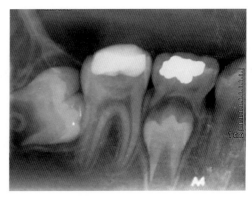

图 4-4　29 个月复诊根尖片
46 充填体下方透影区近髓，牙根发育接近完成，根尖周未见异常

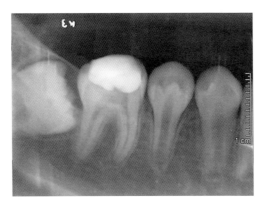

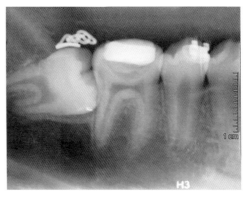

图 4-5　47 个月复诊根尖片

46 充填体下方透影区同髓腔相连，牙根发育完成，根尖周未见异常

图 4-6　60 个月复诊根尖片

46 充填体下方透影区同髓腔之间有钙化桥形成，牙根发育完成，根尖周未见异常

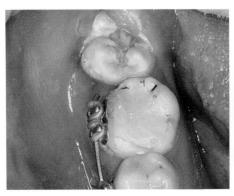

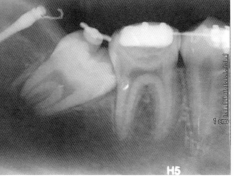

图 4-7　72 个月复诊口内像及根尖片

A. 46 充填体完好　B. 根尖片示充填体下方透影区同髓腔间钙化桥似有增宽，根尖周未见异常

A ｜ B

7. 86 个月后复诊　正畸治疗完成，46 无不适主诉，检查 46 充填体周围有继发龋，卡探针，不松动，无叩痛，牙龈未见异常，冷测正常。根尖片示充填体下方透影区同髓腔接近，根尖周未见异常。诊断为 46 继发龋。46 去旧充填体，可见下方大量腐质，近中舌侧髓角处腐质软，轻探有小露髓孔，无出血，去除洞底腐质，NaClO 溶液冲洗，可见露髓孔明显，小心去除露髓孔下方 1mm 牙髓，2.5%NaClO 溶液冲洗，牙髓断面齐整，易止血，MTA 覆盖牙髓断面，光固化玻璃离子垫底，树脂充填修复（图 4-8，图 4-9）。

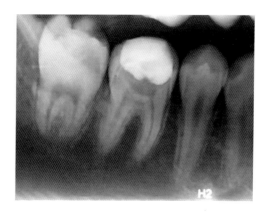

图 4-8　86 个月复诊根尖片

46 充填体下方透影区与髓腔接近，根尖周未见异常

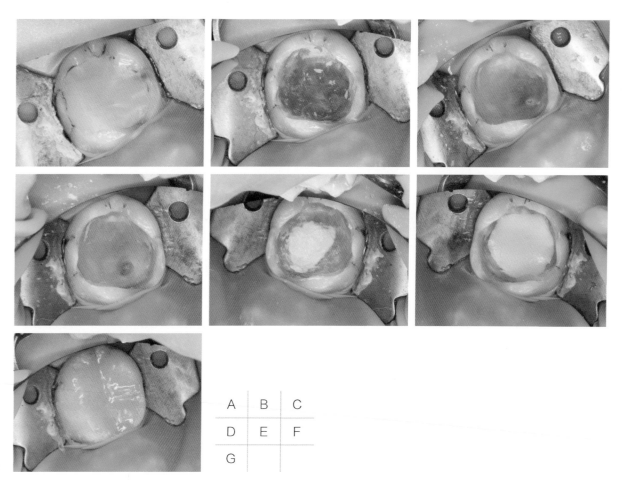

A	B	C
D	E	F
G		

图 4-9　二次去腐及部分冠髓切断术

A. 46 充填体边缘继发龋　B. 去除充填体可见大量腐质　C. 去腐发现 1mm 露髓孔无出血　D. 去除露髓孔下方 1mm 牙髓，止血　E. MTA 覆盖牙髓及髓壁　F. 光固化 GIC 垫底　G. 树脂充填

【术后复查与预后】

46 在行部分牙髓切断术后半年，无不适主诉，临床检查无异常，根尖片示根尖周未见异常（图 4-10）。

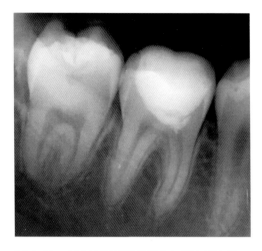

图 4-10 部分牙髓切断术后半年复查根尖片
46 根尖周未见异常

【经验与体会】

这是一个历时 7 年的病例，右下颌第一恒磨牙深龋引发的可复性牙髓炎，行间接牙髓治疗后，年轻恒牙的牙根继续发育直至完成。在二次去腐过程中发生露髓，行部分牙髓切断术，保存了活髓。治疗中有以下三点体会：

1. 患儿年龄小，患牙为牙根发育早期的年轻恒牙，虽然有叩诊不适的症状，牙髓状态还是处于可复性牙髓炎的状态时，可在髓壁保留较多的腐质以防止露髓，采用保守的间接牙髓治疗术。方法简便，患儿和家长的接受程度均好。但应注意要完全去除洞侧壁牙釉质到釉牙骨质界下 0.5mm 范围内的腐质，并用树脂粘接修复，以保证窝洞严密封闭。

2. 去腐时窝洞髓壁保留了较多腐质，窝洞封闭一段时间后（文献报道 4 周~12 个月），待形成修复性牙本质和确定牙髓状态后再次进入龋洞，完全去净腐质永久充填窝洞。本病例一直到治疗后 7 年才行二次去腐。在观察的过程中，多次拍摄根尖片可见腐质下方钙化桥形成较慢；牙根持续发育说明是活髓；充填体完好保证了冠方封闭严密，所以推后了二次去腐的时间。但打开窝洞能看到虽然腐质变得较之前干硬、色深，但腐质量还是很大，如果冠方充填体不严密，则远期失败的可能性会很大。

3. 在二次去腐前，一定要重新评估牙髓的状态，对于诊断为深龋牙髓正常或可复性牙髓炎的牙齿，去腐露髓可选择部分牙髓切断术。有文献显示诊断为深龋或可复性牙髓炎的年轻恒牙，行部分牙髓切断后长期临床结果是可靠的。

【小结】

治疗 Nolla 分期为 8~9 期的可复性牙髓炎年轻恒牙时，选择活髓治疗对牙齿的预后更佳，但定期复查很重要。间接牙髓治疗过程中保留较多腐质的恒牙需要二次去腐，尤其在充填体有缺陷不能保证严密冠方封闭的情况下。

【专家点评】

年轻恒牙深龋时对牙髓状态的判断有时比较困难，本病例没有自发痛病史，临床检查冷测一过性敏感，叩诊稍有不适，根尖片显示龋坏极近髓，以此诊断可复性牙髓炎是合理的。对于年轻恒牙牙髓治疗的原则是尽量保留活髓，促进牙根继续发育。其理论依据是年轻恒牙，尤其是刚萌出的年轻恒牙，牙釉质及牙本质矿化程度低，牙本质小管粗大，龋坏常进展迅速，加之髓腔大、髓角高尖，龋坏很容易波及牙髓，早期即出现牙髓症状，而年轻恒牙的根尖孔开放，牙髓组织血运丰富，一方面使感染容易扩散，而更重要的一方面是牙髓的修复防御能力强，在炎症早期及时去除感染源，进行冠方严密封闭，隔绝外界刺激，牙髓的活力是可以保存的，因此临床上对于可复性牙髓炎的年轻恒牙首选间接牙髓治疗。

间接牙髓治疗是指在深龋治疗时为避免露髓，有意识地保留洞底近髓的部分龋坏牙本质，用氢氧化钙等生物相容性材料覆盖，以抑制龋病进展，促进被保留的龋坏牙本质再矿化及其下方修复性牙本质的形成，保存牙髓活力。对于间接牙髓治疗的患牙是否需要二次去腐有不同的观点，多数学者倾向于一步法，以避免两步法二次去腐时的牙髓暴露，但如果首诊去腐时保留腐质量大则应采取二次去腐，本病例正是这种情况，且在 7 年复查时充填体周围出现了继发龋，加之此时 46 牙根已发育完成，因此二次治疗时去净腐质。患牙在复查期间没有症状，临床检查无叩痛，温度测正常，牙根继续发育，提示牙髓活力是正常的，因此在去净腐质后虽然有点状露髓孔，但仍可行部分牙髓切断术以保留大部分牙髓组织。对于青少年的恒牙，即使牙根已经发育完成，根管壁仍较薄，钙化程度也相对较低，在可能的情况下还是应该尽量保存活髓组织以促进牙齿的进一步成熟，并保证牙体硬组织的营养，有利于患牙的长期预后。

　　本病例 46 尚未完全萌出就已发生深大龋坏，其主要原因是该牙牙釉质发育不全，牙釉质发育不全的牙齿易感龋，且龋病一旦发生即发展迅速；而本病例口内多颗牙齿充填也提示该患儿为龋易感个体，因此在积极治疗龋坏牙的同时，应对其他恒牙进行窝沟封闭，并分析该患儿易患龋的原因，进行有针对性的口腔卫生宣教。

（赵玉鸣）

参考文献

1. MIKAKO H，MORIOKI F，CHINAMI Y，et al. Ways of enhancing pulp preservation by stepwise excavation—a systematic review. Journal of Dentistry，2011，39（2）: 95-107.

2. ELIYAHU M，URI Z. Long-term radiologic pulp evaluation after partial pulpotomy in young permanent molars. Quintessence International，2011，42（7）: 547-554.

恒前牙慢性根尖周脓肿

病例提供者：朱俊霞

【基本信息】

患儿，女，16 岁 9 个月。因左上颌前牙牙龈脓肿 1 周余就诊。1 周来，左上颌前牙牙龈脓肿，自服消炎药，略好转，数日前，于外院行"CP 开放"治疗，脓疱消失，否认自发痛，自觉患牙松动明显。3 年前，患牙曾于外院行树脂贴面修复。

【临床检查】

21 树脂贴面修复体，周缘可见腐质，色暗，叩（±），不松动，牙龈未见异常。22 舌侧见开髓洞形，叩痛（±），略松，唇侧牙龈红，龈颊沟处有压痛；牙尖交错𬌗及前伸𬌗见𬌗创伤。牙髓活力电测试：11 为 28、12 为 28、13 为 20、21 为 80、23 为 38。根尖片显示：21、22 根尖处可见以 22 为中心的约 8mm×5mm 低密度影，边缘模糊，中心处未见骨小梁影像。

【诊断】

1. 21 慢性根尖周炎。
2. 22 慢性根尖周脓肿。

【临床决策分析】

（一）术式选择依据

患儿 22 牙体组织完整，但牙尖交错𬌗及前伸𬌗可见𬌗创伤，由于长期𬌗创伤刺激，出现牙髓坏死，进而发生根尖周炎。故治疗首要为调𬌗，以解除致病因素。

22 为慢性根尖周炎，本次在患儿抵抗力低时表现为慢性根尖周炎急性发作，经过"CP 开放"治疗，转为慢性。该牙根尖病变范围大，累及 21 根尖周，进而影响其牙髓活力，导致牙髓坏死，对该牙进行治疗时，开髓后，根管内拔出腐败坏死牙髓。初诊时，21、22 根管均为感染根管，且有大面积根尖周病变，首先考虑保守治疗，若保守治疗无效再行根尖手术治疗。由于根尖周病变面积大，需观察感染控制及根尖周病变恢复情况，故选择可用作长期封药的 Vitapex 进行根管封药，观察病变恢复情况。

（二）术前评估

22 𬌗创伤明显，致病因素典型，去除病因，有利于其恢复；21、22 根尖周低密度影面积较大，需观察时间较长。

（三）治疗方案

1. 22 调𬌗；
2. 21、22 根管治疗后观察病变愈合情况；
3. 若病变无缩小或有进展建议根尖手术刮除脓肿。

（四）术后注意事项

维护口腔卫生，定期复查，择期冠修复。

【治疗过程】

1. 首次治疗
（1）21、22 开髓，玻璃离子封 Vitapex（图 5-1，图 5-2）。
（2）22 调𬌗，消除𬌗创伤。

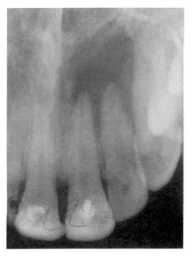
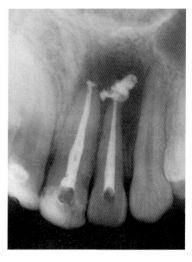

图5-1　术前根尖片　　　　　　　　图5-2　Vitapex 封药后根尖片

2. 3个月后复诊

（1）检查：21^L、22^L 充填体完好，叩痛（－），不松动，牙龈未见异常，根尖片示根尖周病变较之前缩小，超充 Vitapex 糊剂已吸收（**图5-3**）。

（2）处置：根管换 Vitapex 糊剂，树脂充填（**图5-4**）。

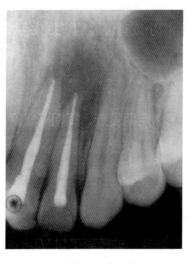
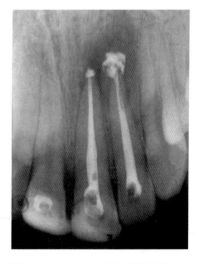

图5-3　3个月复诊根尖片　　　　　　图5-4　Vitapex 换药后根尖片

3. 7 个月后复诊

（1）检查：21^L、22^L 充填体完好，叩痛（－），不松动，牙龈未见异常，根尖片示根尖周病变较之前略缩小，密度略增高，超充 Vitapex 糊剂已吸收（图 5-5）。

（2）处置：根管换 Vitapex 糊剂，树脂充填（图 5-6）。

4. 19 个月后复诊

（1）检查：21^L、22^L 充填体完好，叩痛（－），不松动，牙龈未见异常，根尖片示根尖病变较之前缩小，根尖处密度增高，超充 Vitapex 糊剂已吸收。

（2）处置：冷侧压法行牙胶尖根充（图 5-7）。

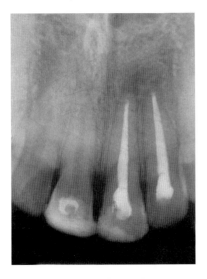 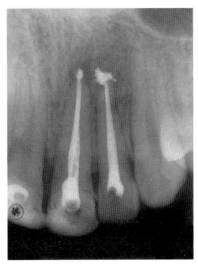 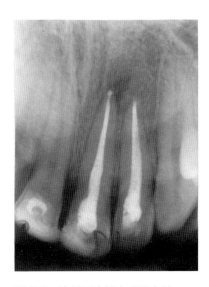

图 5-5　7 个月复诊根尖片　　图 5-6　Vitapex 换药后根尖片　　图 5-7　冷侧压法根充后根尖片

【术后复查与预后】

25 个月后复查如下：

1. 检查　21^L、22^L 充填体完好，叩痛（－），不松动，牙龈未见异常，根尖片示根充物密实，根尖周病变较之前似有缩小，根尖处密度似有增高（图 5-8）。

2. 处置　嘱定期复查，择期冠修复。

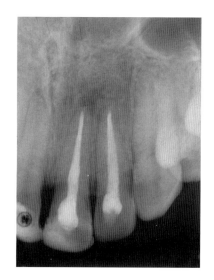

图 5-8　25 个月后复查根尖片

【经验与体会】

在儿科患者中，因殆创伤引起根尖周病变者较为少见，消除病因是治疗的首要考虑。本病例通过调殆和根管消毒、根管封药，患儿根尖周病变面积明显减小。在病例诊治中，有以下几个方面与大家讨论：

1. 诊断及鉴别诊断　慢性根尖周炎患牙根尖片中可看到：根尖周牙槽骨有圆形或椭圆形X线透射区。如边界模糊不清，呈云雾状，此为慢性根尖周脓肿；如边界清楚，则为根尖肉芽肿；如透射区周围有白线包绕，则为根尖周囊肿，开髓后，有淡黄色清亮液体自根管内流出，显微镜下涂片，见有胆固醇结晶，则可确诊为根尖周囊肿。本病例中以 22 根尖为中心的椭圆形透影区，其边界不清，呈云雾状，故诊断其为根尖周脓肿。

2. 21 和 22 慢性根尖周炎的病因　22 在牙尖交错殆及侧方殆的殆创伤，使得牙髓血液供应减少，牙髓坏死，继发感染，根尖周病变进一步扩大，累及21 根尖周，进而影响其牙髓活力，不排除逆行性感染的可能性。

3. 根充药物的选择 Vitapex 糊剂主要由氢氧化钙、碘仿和聚硅氧烷油组成。其中，碘仿遇组织液释放出游离碘，具有强大持久的杀菌能力，而且碘仿有一定的收敛作用，能有效地控制根管和根尖区的炎症并减少渗出。氢氧化钙具有强碱性，不仅能杀灭根管内的细菌，还能中和细菌分解的内毒素、酶、有机酸等炎性物质，同时氢氧化钙可促进牙槽骨、牙本质、牙骨质的形成，利于根尖周组织的愈合。

4. 封药是否可超填 在根管治疗中，应尽量避免根管封药及根充药物的超填，以防止将根管内的感染物质推出根尖孔，刺激根尖周组织。但根尖周有大面积骨质破坏，形成空腔时，客观上容易超填，所以封药一定要选择刺激小且能促进骨质修复的药物。根管充填时，要用合适的主尖封闭根尖，来达到良好的根充效果。

【小结】

1. 慢性根尖周炎的治疗除了要彻底消毒根管，更重要的是要找到致病因素，并予以消除。

2. 慢性根尖周病变的牙齿即使病变很大也要先尝试保守治疗，而不是直接手术。保守治疗也可取得较好效果。

【专家点评】

因儿童牙周改建能力较强，单纯咬合异常所致的儿童牙体牙髓疾病发病率较低，本病例给大家在临床诊疗过程中的病因分析提供了一个例证。在对此类病例进行治疗时消除咬合创伤是首先要解决的问题，去除病因后需要通过机械化学的方法清除根管内的感染物质，通过这样的治疗多数病例均可起得较好的疗效。

（夏　斌）

参考文献

1. SUM C, MOHANTY S, GUPTA P K, et al. Influence of endodontic chemical treatment on Enterococcus faecalis adherence to collagen studied with laser scanning confocal microscopy and optical tweezers: a preliminary study. J Biomed Opt, 2008, 13（4）: 044017.

2. 靳慧，王秀梅，葛娅娜，等 . Vitapex 超填治疗难治性根尖周炎骨质破坏后的再生 . 中国组织工程研究，2012，16（12）: 2277-2280.

病例 6

青少年放射性龋伴皮瘘

病例提供者：周琼

【基本信息】

患者，男，16 岁 10 个月。1 周前颏部肿痛伴发热，罗红霉素静脉点滴 3 天，1 天前颏部脓肿破溃排脓，体温恢复正常。1 年前曾于当地医院行右下颌前牙树脂充填，充填体反复脱落。鼻咽癌放疗术后 5 年 7 个月，对于放疗剂量患者及其家长回忆不清。平时每天刷牙 2 次，刷牙时间短于 1 分钟，牙膏是否含氟不详。喜喝碳酸类甜饮料。

【临床检查】

下颌颏部可见皮肤瘘口，结痂，色暗红（图 6-1），触之皮温高，可凹性水肿，有波动感。双侧下颌下及颈部触诊质地板样硬，边界不清，转头不受限。开口有受限，开口度勉强三指，开口型正常。

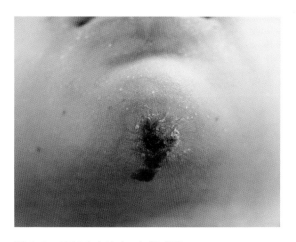

图 6-1　颏部皮瘘结痂，红肿明显

口腔卫生差，大量菌斑、软垢堆积，全口牙龈龈缘轻度红肿，龈沟出血指数 2~3，未及明显附着丧失。

口腔黏膜相对干燥，唾液呈泡沫状，口底唾池无。

42 略舌向扭转，近远中深大龋坏，叩诊不适，Ⅰ°松动，冷测无反应，牙髓活力电测试 80，根尖区牙龈红肿明显，根尖片显示：42 近远中大面积龋坏近髓，根尖孔闭合，根尖病变边界模糊，波及颊侧骨壁，骨皮质小范围缺损（图 6-2，图 6-3）。全口多颗牙不同程度的龋坏，以上下颌前牙为主（表 6-1）。

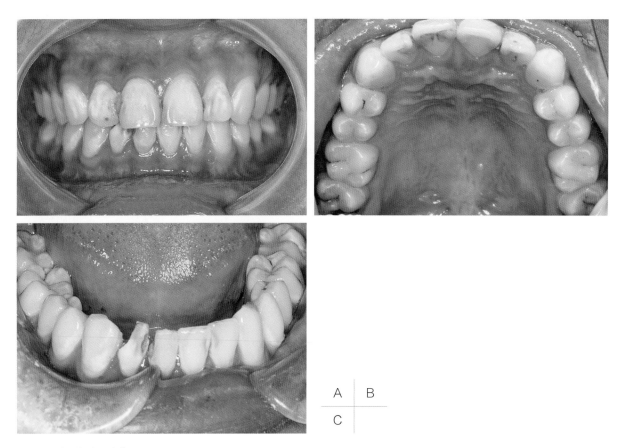

图 6-2 初诊时口内像
A. 正面𬌗像　B. 上颌𬌗面像　C. 下颌𬌗面像

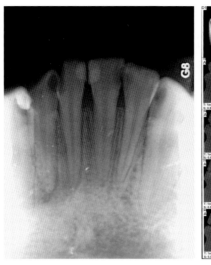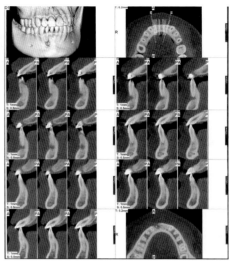

图 6-3 根尖片及 CBCT
A. 根尖片 B. CBCT

A | B

表 6-1 非主诉牙临床检查结果

牙位	视诊	叩诊	松动度	冷测	牙龈	诊断	治疗计划
41	远中、唇舌侧龋损，色深	–	不松动	一过性敏感	龈缘红肿	深龋	光固化复合树脂充填
11、12、21	充填体边缘墨浸状，继发龋坏	–	不松动	一过性敏感	龈缘红肿	继发深龋	光固化复合树脂充填
31	远中邻面龋洞，探敏感	±	不松动	同对照牙	龈缘红肿	深龋	光固化复合树脂充填
32	近中邻面可探及龋洞	–	不松动	同对照牙	龈缘红肿	深龋	光固化复合树脂充填
33	近远中面深大龋坏	–	不松动	同对照牙	龈缘红肿	深龋	光固化复合树脂充填
37	𬌗面充填体完好，颊侧深龋坏	–	不松动	同对照牙	龈缘红肿	再发深龋	光固化复合树脂充填
17、27	窝沟龋坏，中等深度	–	不松动	——	龈缘红肿	中龋	GIC 充填

【诊断】

1. 猛性龋——放射性龋（表 6-1）。

2. 下颌骨骨髓炎。

3. 42 慢性根尖周炎。

4. 菌斑性龈炎。

【临床决策分析】

（一）术式选择依据

该病例颏部皮瘘是 42 龋造成的根尖周炎扩散至下颌骨后，形成颌骨骨髓炎的炎症性瘘口。患者年龄近 17 岁，根尖孔已闭合，故选择行 42 根管治疗。

除 42 外，患者全口多颗牙有不同程度的龋坏，41、11、21、12 牙髓活力检测一过性敏感，提示牙髓充血，余牙牙髓活力检测尚正常，应该尽快完成修复治疗，同时密切观察 41、11、21、12 的牙髓活力。菌斑性龈炎需要进行常规的牙周基础治疗。

对于典型的放射性龋，除了对症治疗外，行之有效的预防措施对于维持疗效、预防新发龋和再发龋意义重大。

（二）术前评估

该患者为鼻咽癌放疗术后，放疗使得颌骨血运变差，抗感染及愈合能力相应降低，对根尖周病及骨髓炎的痊愈会有影响。同时右下颌侧切牙大面积龋损，牙冠椅旁修复难度较大。

鼻咽癌放疗术后患者开口度小，术野不佳。另外，17、27 萌出高度不足，不能常规使用橡皮障隔离，隔湿条件较差。同时，放疗后牙齿结构发生破坏，唾液量有一定程度的减少，龋易感性增加。加之该患者口腔卫生不佳，菌斑牙石的堆积，大量碳水化合物的摄入，故对于龋齿的治疗绝不仅仅限于对龋洞的充填。

（三）治疗方案

1. 强化口腔卫生指导

（1）指导患者使用高含氟牙膏，Bass 刷牙法每次 3 分钟，每天 2 次；

（2）使用牙线清洁邻面；

（3）建议使用含氟漱口水，每日餐后漱口；

（4）嘱患者改善饮食习惯，戒甜食。

2. 对患者进行口腔健康管理，每 3 个月用 5% 氟保护漆涂布全口一次。

3. 42 根管治疗 + 高压氧治疗（综合医院）。

4. 完成全口龋病治疗（表 6-1）。

5. 牙周基础治疗。

（四）术后注意事项

维护口腔卫生，大幅度减少碳水化合物的摄入。

【治疗过程】

1. 42 牙髓已坏死，未进行局麻下上橡皮障，去腐未净露髓，揭顶后找到 1 个根管，拔髓不成形，有少量溢脓，明确工作长度后，Glyde 下金属 K 锉手动预备至 35#，10mL 2.5%NaClO 溶液冲洗，超声荡洗。氢氧化钙糊剂封药 2 周后，唇侧牙龈红肿明显减轻，松动度无明显变化，仍为 Iº松动。去除暂封及根管内封药，行牙胶尖冷侧压根充（图 6-4），同时，冠方进行了完善的树脂充填。牙冠缺损面积过大，建议择期冠修复。

2. 在封药期间，患者于北京某综合医院进行了高压氧舱治疗，历时 7 天，具体参数不清楚。

3. 41、11、12、21 去腐净近髓，行光固化 GIC 护髓，树脂充填。31、32、33、37 去腐净达牙本质中 / 深层，树脂充填。17、27 去腐净达牙本质浅层，行 GIC 充填。

4. 全口洁治，抛光。

5. 口腔卫生指导　指导刷牙，牙线的使用，含氟漱口水的使用。

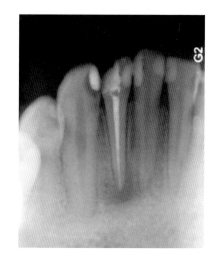

图 6-4　42 根管充填后根尖片

【术后复查与预后】

　　尽管该患者居住地在外地，但是患者及其家长对口腔的问题十分关注，每次来北京复查鼻咽癌愈合情况时会来院进行口腔的诊治，基本上能保证半年一次的就诊间隔。复查中患者口腔卫生行为改进，基本戒掉了甜食的摄入，口腔卫生状况较之前有显著的改善。

　　1. 术后 7 个月复查　颏部皮瘘愈合，皮肤完好，无充血红肿。口腔卫生状况较之前有所改善。临床检查可见皮瘘消失，根尖片示 42 根尖病变范围较治疗前明显减小，但 41 出现根尖周病。41 进行了一次性根管治疗（图 6-5，图 6-6）。

　　2. 13 个月复查　根尖片示 11 和 21 出现了小面积的根尖病变，因为患者治疗时间有限，仅对 11 和 21 进行了 Vitapex 封药（图 6-7A）。

　　3. 20 个月复查　根尖片示 41、42、11、21 的根尖病变均愈合，对 11 和 21 进行了牙胶尖冷侧压根管充填（图 6-7B、C）。

　　4. 32 个月复查　患者的口腔卫生状况尚可，全口充填体完好，未及牙齿松动，叩诊均无不适，上下颌前牙牙龈缘略红肿，尤以右下颌侧切牙近远中为著，这与下颌前牙排列不齐，右下颌侧切牙舌向扭转，邻牙邻接关系不佳有关（图 6-7D，图 6-8）。进行了全口洁治抛光和氟保护漆涂布。

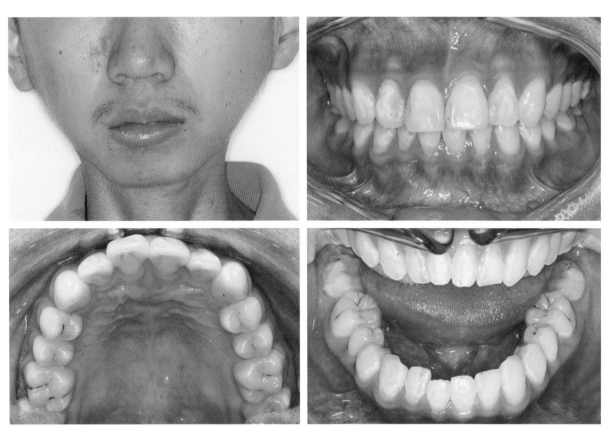

图 6-5　42 治疗 7 个月后复查面像及口内像

A. 皮瘘消失　B. 正面殆像　C. 上颌殆面像　D. 下颌殆面像

A	B
C	D

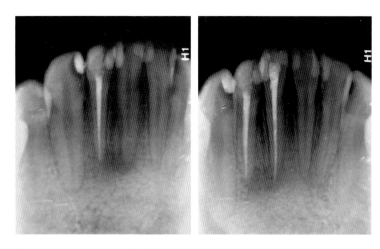

图 6-6　42 治疗 7 个月后根尖片

A	B

A. 42 根尖病变范围明显缩小，但 41 出现根尖病变

B. 41 根管充填后即刻根尖片示 41、41 根管充填良好

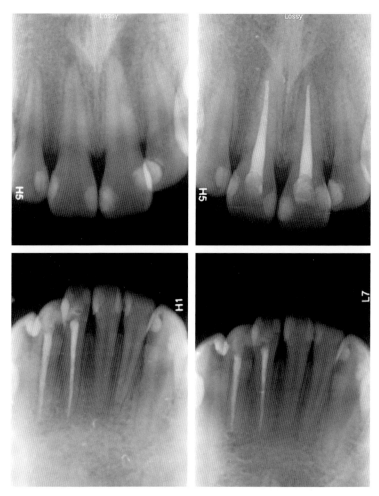

图 6-7　后续复查根尖片

A. 13 个月复查，根尖片示 11、21 出现小面积的根尖病变　B. 20 个月复查，根尖片示 11、21 根尖病变愈合，根管充填良好　C. 20 个月复查，根尖片示 41、42 根尖病变愈合　D. 32 个月复查，根尖片示 41、42 根尖周膜清晰连续，根尖病变愈合

A	B
C	D

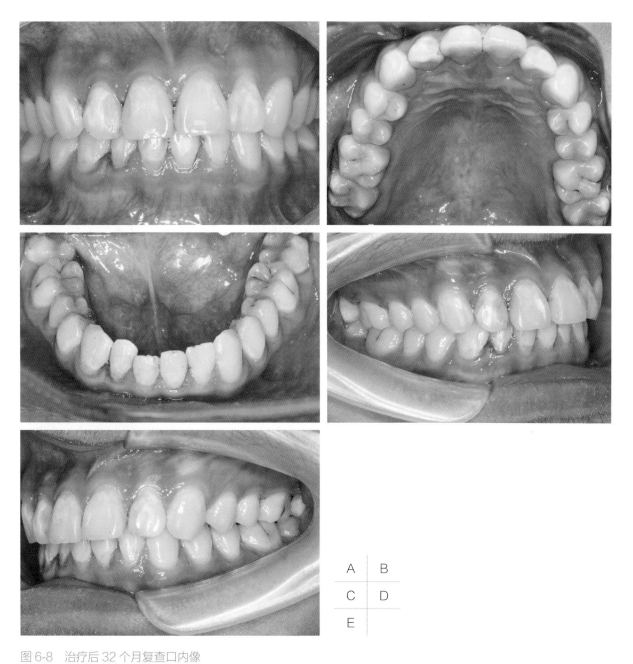

A	B
C	D
E	

图 6-8　治疗后 32 个月复查口内像

A. 正面殆像　B. 上颌殆面像　C. 下颌殆面像　D. 右侧殆像　E. 左侧殆像

【经验与体会】

目前鼻咽癌主要的治疗方法是放疗，放疗术后严重的口腔并发症之一是放射性龋，本病例患者家长不能提供 5 年前的放射剂量和放疗术野。本患者龋齿情况表现为颜色较浅的湿性龋，主要发生于上下颌前牙的邻面、后牙的殆面及颊侧，以前牙龋为主。分析其形成的主要原因有以下方面：

1. 牙齿结构发生破坏，龋齿易感性增加。

2. 头颈部放疗后口腔环境的改变，使得细菌、食物、牙齿之间的平衡关系被打破，口腔菌群失调和细菌滋生，射线破坏唾液腺，唾液量锐减，缓冲能力下降，牙菌斑的产酸性增加，牙面长期处于酸性环境中，促进龋齿的发生。

3. 该患者口腔卫生习惯差，又伴有大量碳水化合物的摄入。众多因素协同作用下，导致龋齿的猖獗发生。因此，积极治疗口腔内所有活动性龋外，很重要的是帮助患者改变口腔卫生习惯，有效刷牙，使用牙线，减少菌斑堆积，同时减少碳水化合物的摄入，并局部用氟，增强牙齿的抗龋能力。有研究证明，放疗术后牙齿进行局部涂氟处理，可有效地减少龋齿的发生。本病例患者半年就诊一次，每次都强化口腔卫生指导和涂氟处理，治疗后的充填体后续未出现明显的继发龋和新发龋，证明口腔宣教有效地改变了患者的口腔卫生习惯和饮食习惯，龋齿易感的状态得到了较为有效的控制。

本病例特殊之处还在于下颌前部颌骨骨髓炎以及颏部皮瘘的形成，放疗术后对于牙髓的血运、颌骨的血运均有不良影响，很难估计根尖周炎及骨髓炎能否有效愈合。患者在综合医院进行鼻咽癌复查时，医师建议进行高压氧治疗辅助治疗皮瘘。据文献报道，高压氧治疗应用于放射性骨髓炎可以取得明确有效的结果。本病例 42 根尖病变及颌骨骨髓炎顺利愈合，除完善的根管治疗外，相信还与进行历时 1 周的高压氧治疗，以及患者自身年纪较轻，局部血运较为丰富，抗感染能力相对较强有关。

另外，该患者身处外地，每次只能在寒暑假期间来北京进行 1~2 次诊疗，且开口受限，每次治疗时间只能在 30 分钟左右，所以完成全口牙治疗陆续花费了近 2 年的时间。治疗过程中，可以感受到患者心理较健康个体更为脆弱，对无痛治疗要求非常高。有研究儿童青少年鼻咽癌患者因放化疗而导致的不良反应，可显著影响其生活质量，该患者的生理功能、情感功能、学校功能 3 评分均显著下降。这也提示医师在接诊此类特殊患者时需要更多的耐心和爱心，并应更多一些人文关怀。

【专家点评】

放射性龋齿一般是指因某种疾病接受放射治疗而引发的龋齿，因其发展迅速、难以控制、治疗困难，常表现为猖獗龋。临床所见的放射性龋齿一般是因头颈部恶性肿瘤接受放疗而引发的并发症。接受放疗的头颈部肿瘤主要包括口腔癌、唾液腺恶性肿瘤、鼻咽癌、口咽癌、下咽癌和喉癌等。与放射性龋齿相关的头颈部肿瘤放疗常见毒副作用主要包括：

1. 以腮腺为主的唾液腺受放射线照射后出现腺泡和导管损伤，导致分泌量减少，随之唾液成分改变，导致口干，患龋危险性增加。

2. 颈部皮肤皮下变硬及张口受限，口腔清洁受限，易造成龋齿的发生、发展。

3. 放射线照射后，牙釉质和牙本质的结构和某些成分都会发生一定程度的破坏，牙本质的形貌、牙本质胶原溶解性的改变，降低了牙本质的抗酸溶解性，这可能是导致放射性龋的原因之一。另外，放疗后患者存在下颌骨放射性骨坏死风险，因此，治疗放射性龋齿时一个非常重要的原则是尽量避免拔牙。

本病例就诊要求解决的主要问题是颏部肿痛、发热，后形成皮瘘。经检查判断是由 42 龋坏引起的慢性根尖周炎，破坏周围骨质，特别是唇侧骨壁破坏，导致局部颌骨骨髓炎。局部颌骨骨髓炎的治疗原则是全身应用抗生素，去除病因，可配合局部搔刮。患者在当地医院已经静脉给药抗生素 3 天，取得了一定效果，发热等全身症状消除，局部肿痛有所缓解。考虑到患者是头颈部放疗术后，应尽量避免颌骨搔刮。所以，去除病因是治疗的关键。对病原牙 42 进行根管治疗中有一个细节需要注意，本病例中术者并没有等到皮瘘愈合后才做根管充填。那样做的话，一方面会拉长疗程，另一方面也会由于根管内暂封药物本身并不密合，易发生微渗漏，造成根管再次感染。由此可见，临床上没有必要反复根管封药待皮瘘愈合后再行根管充填，及时进行完善的根管治疗对病变愈合、皮瘘愈合至关重要。另外，本病例结合高压氧治疗，可提高病灶组织的氧含量，促进局部毛细血管的再生，再建侧支循环，改善局部营养状况，有利于白细胞、抗体、抗生素及营养物质进入局部组织，从而有助于控制感染，加速创口愈合，同时促进成纤维细胞的增殖和胶原纤维的形成以增加成骨和破骨能力，利于新骨的再生，并加速清除残留死骨，促进骨质愈合，取得良好效果。

　　对于放射性龋患者，仅仅关注病原牙是不够的。在本病例中，很遗憾患者在放射治疗之前没有接受过口腔健康指导。饮食上喜喝碳酸类甜饮料，没有使用含氟牙膏刷牙的意识。放射治疗导致的唾液量减少和颈部皮肤皮下变硬及张口受限，在该患者身上均有不同程度的表现。同时，该患者口腔卫生差，菌斑堆积、多发龋，故在制订全口治疗计划时，口腔健康管理是首要问题。本病例在健康管理上取得了明显效果，32 个月追踪观察中，患者口腔卫生和饮食逐渐改进，没有出现新龋和继发龋，除 42 局部牙龈缘充血外，其余牙龈整体状况较好。这是本病例值得借鉴之处。

（秦　满）

参考文献

1. BEECH N，ROBINSON S，PORCEDDU S，et al. Dental management of patients irradiated for head and neck cancer. Aust Dent J，2014，59（1）：20-28.

2. 向荣,徐倩,冯青,等.放射线对牙体硬组织显微硬度和超微结构的影响.牙体牙髓牙周病学杂志，2011，21（3）：163-165.

3. 张德辉，张小涛，彭洪，等.CPP-ACP 预防头颈部肿瘤患者放射性龋齿和牙本质敏感的临床研究.中国肿瘤临床，2014，41（20）：1293-1296.

4. 张雪,李玉晶,王松灵,等.放射线对牙体硬组织及其抗酸溶解性影响的研究.中华口腔医学杂志，2004，39（6）：463-466.

5. ROSENBERG J M，SHMNAN L，MORGAN A. Technology enhances caries diagnosis and treatment. Dent Today，2011，30（1）：162-166.

6. 刘英杰，胡国清，张春盈，等.射线照射对腮腺机能与分泌细胞胞膜影响的观察.中华肿瘤防治杂志，2013，20（7）：493-496.

7. 刘贺,阙国鹰,邹莉,等.鼻咽癌患者放射治疗前后龋活性及唾液中钙、磷质量浓度的变化.华西口腔医学杂志，2013，31（1）：53-56.

8. 邱杏仙，赵冠雅，赵森，等.鼻咽癌患者放射性龋齿的防护——133 例前瞻性随机研究.中国放射肿瘤学，1991，5（2）：82-85.

9. 余雅云，王根桃.氟保护剂预防鼻咽癌放疗后放射性龋齿的临床研究.肿瘤基础与临床，2016，29（5）：411-413.

10. 陆秀红，王林康.17 例放射性颌骨骨髓炎和溃疡高压氧治疗的临床观察.口腔医学，1999，19（3）：155-156.

乳磨牙巨大根尖周囊肿致牙胚严重移位

病例提供者：王欣

【基本信息】

患儿，男，8.5岁。因右下颌后牙区牙龈肿胀1年余，并伴持续长大就诊。患儿曾有自发痛和咬合痛，习惯偏侧咀嚼。11个月前曾于外院就诊，多次拍摄曲面体层片，并接受牙髓治疗，肿胀未缓解。患儿全身健康，无反复发热史。

【临床检查】

面部对称，咬合中线偏斜严重。

84DO、85^{MO}见大面积牙色充填体，边缘着色、欠密合，叩痛（±），I°松动，右下颌乳磨牙颊侧可扪及骨性膨隆，85颊侧见少量牙龈退缩（图7-1）。

外院3次拍摄曲面体层片显示前后7个月囊肿不断扩张、牙胚逐渐移位至倾倒的过程（图7-3）。于北京大学口腔医院初次就诊时拍摄曲面体层片显示84、85根管内见根充物影像，84牙根未见明显吸收，85牙根吸收2/3左右，84根方可见直径3cm×2.5cm大面积低密度影像，边界清晰，包裹下方44、45牙胚，并导致44严重移位，44硬骨板完全缺如，45硬骨板不连续（图7-4A）。

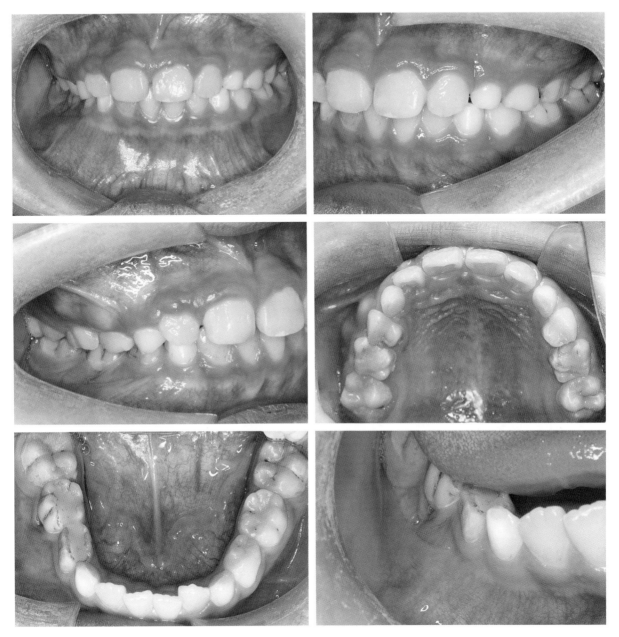

图 7-1 初诊时口内像

A. 正面殆像　B. 左侧殆像　C. 右侧殆像　D. 上颌殆面像　E. 下颌殆面像

F. 右下颌后牙肿胀区，可见龈沟变浅，扣诊骨质略膨隆

A	B
C	D
E	F

【诊断】

1. 84 根尖周囊肿。
2. 85 慢性根尖周炎。

【临床决策分析】

（一）术式选择依据

84 根尖周囊肿范围大，已累及下方恒牙胚，及时拔除 84、85 可去除感染病灶、建立引流途径；填塞碘仿纱条可有效防止牙龈过快愈合、封闭引流口，同时避免手术切除囊肿可能对恒牙胚的损伤。

（二）术前评估

囊肿范围较大，复诊更换碘仿纱条的次数可能较多；44 牙胚移位严重，术后位置恢复正常的难度较大；患儿、家长配合度好，同意多次就诊的治疗方案。

（三）治疗方案

1. 84、85 拔除，搔刮，开窗引流、填塞碘仿纱条。
2. 定期复查，拍摄 X 线片，观察牙胚复位情况。

（四）术后注意事项

维护口腔卫生；定期 1~2 周更换碘仿纱条；定期拍摄 X 线片复查。

【治疗过程】

84、85 局部麻醉下拔除，搔刮拔牙窝，大量 0.02% 高锰酸钾溶液冲洗，放置碘仿纱条引流。

【术后复查和预后】

1. 2013 年 4 月 24 日至 2013 年 6 月 21 日，患儿每 1~2 周复诊 1 次，共更换引流条 6 次。拔牙 2.5 个月后，曲面体层片显示骨质愈合趋势良好，44、45 开始正常萌出，牙根正常发育（图 7-2，图 7-4B~D）。

2. 术后 18 个月复查，可见 44、45 正常萌出，排列良好，未见明显牙釉质发育缺陷，牙根持续发育，牙周膜清晰连续（图 7-5）。

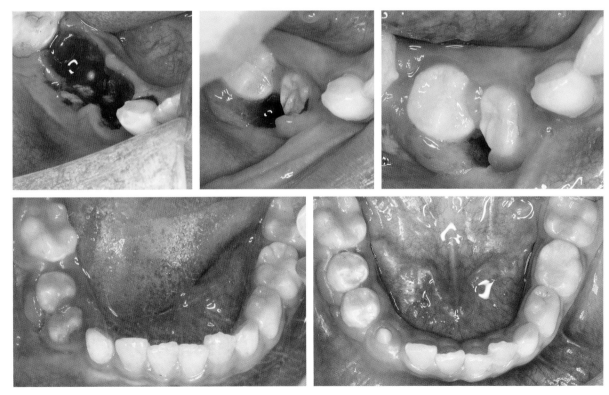

图 7-2　术后及复查口内像

A. 拔牙后即刻口内像　B. 术后 6 周复查口内像　C. 术后 8 周复查口内像

D. 术后 2.5 个月复查口内像　E. 术后 6 个月复查口内像

A	B	C
D		E

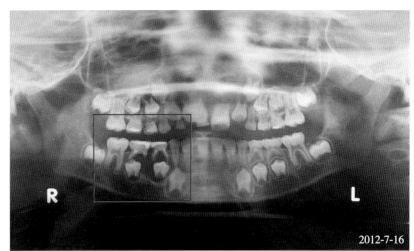

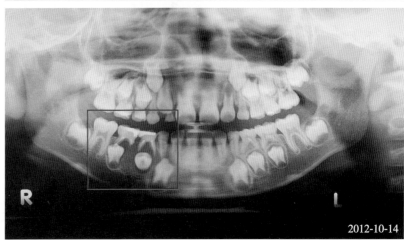

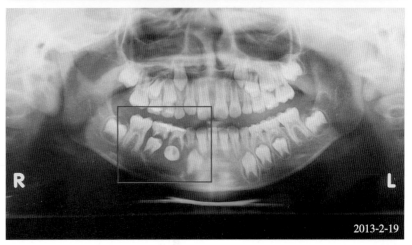

图 7-3 外院 3 次拍摄曲面体层片显示乳牙根尖周囊肿不断扩大，下方恒牙胚逐渐移位

A. 2012 年 7 月曲面体层片　B. 2012 年 10 月曲面体层片　C. 2013 年 2 月曲面体层片

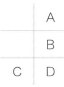

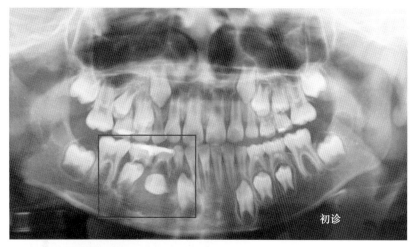

初诊

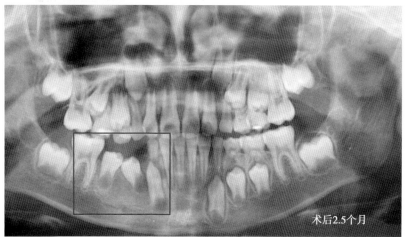

术后2.5个月

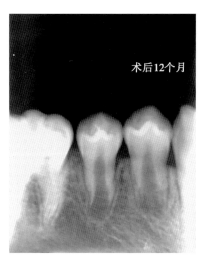

术后12个月

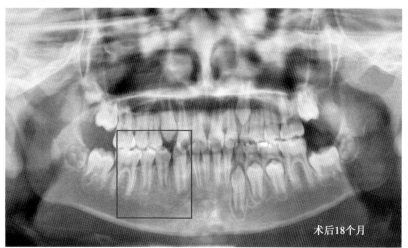

术后18个月

图 7-4　术前及术后曲面体层片

A. 初诊曲面体层片显示 84 根尖区及下方牙胚大面积骨质破坏，牙胚严重移位　B. 术后 2.5 个月复查曲面体层片　C. 术后 12 个月复查根尖片　D. 术后 18 个月复查曲面体层片显示治疗后骨质愈合、牙胚逐渐复位萌出

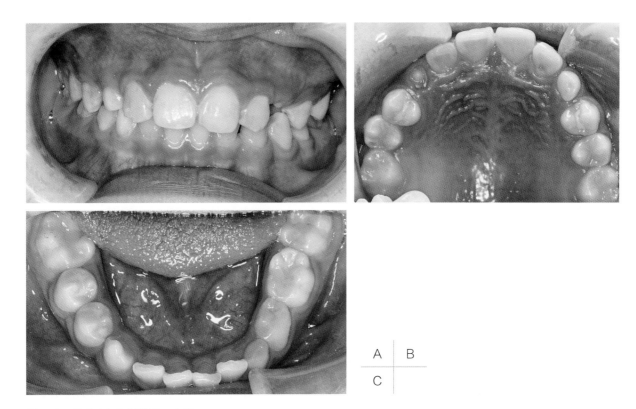

图 7-5　术后 18 个月复查口内像

A. 正面殆像　B. 上颌殆面像　C. 下颌殆面像

【经验与体会】

乳牙来源的根尖周囊肿是由于牙周膜内的上皮根鞘残余受炎症感染刺激而产生的。严重的乳牙根尖周囊肿虽然发病率低，但发生时可导致继承恒牙胚牙釉质发育不全、牙胚移位阻生、恒牙胚停止发育，以及偏侧咀嚼，甚至单侧反殆等异常。乳牙较大根尖周囊肿的处理方式主要有囊肿切除术或开窗减压；针对空腔的处置主要有阻塞器和填塞碘仿纱条两种方式。囊肿切除术创伤较大，可能损伤继承恒牙胚，对患儿的配合度要求高，因此目前多采用开窗减压的方法，减小手术创面，促进骨质愈合。而对于开窗后空腔的处理，阻塞器可减少患儿就诊次数，但需患儿自行冲洗空腔，加大了护理难度，后期可能需要更换阻塞器；填塞碘仿纱条需患儿就诊频率高，但便于监控、评估伤口愈合情况。

本病例采用开窗减压和填塞碘仿纱条的治疗方式，在拔牙术后 2.5 个月即可观察到骨质愈合趋势，牙胚的复位和牙根的继续发育，治疗效果显著。然而通过本病例可以发现，乳牙的根尖区病变短期内即可明显扩大，挤压下方牙胚，甚至波及邻近牙胚，使局部骨质破坏、向外膨隆，产生疼痛等不适症状，影响咀嚼功能，最终导致患儿的偏侧咀嚼，以及中线严重偏斜。因此对于乳牙根尖周病变的处理，应严格把握拔牙适应证，不能过度采取保守治疗的方式，以免延误最佳治疗时机，造成严重后果。此外，本病例也展现出恒牙胚较强的生存及愈合能力，当出现严重移位等情况时，可尽量尝试创伤小的术式，保留恒牙胚。

【小结】

1. 乳牙来源的大面积根尖周囊肿发生概率相对较低，约占全部乳恒牙根尖周囊肿的 0.5%~3.3%，严重的乳牙根尖周囊肿可能导致下方恒牙移位、阻萌，甚至死胚等。这是一个乳磨牙巨大根尖周囊肿导致下方牙胚严重移位的病例，通过拔除乳磨牙、开窗减压，保留患儿恒牙胚，并使其顺利萌出，观察时间为 18 个月。

2. 对于出现根尖及根分歧病变的乳牙，尤其存在影响下方恒牙胚的迹象时，应及时拔除，不应过度保守。

3. 恒牙胚的生存及愈合能力强，当面对乳牙来源的巨大根尖周囊肿的感染和挤压时，仍可尝试采用创伤小的术式，尽量保留恒牙胚，观察其恢复情况。

【专家点评】

乳磨牙的根尖周囊肿临床上时有发生，很多时候是隐匿无症状的，家长和患儿很难察觉，直到出现明显肿胀时多已对恒牙胚造成了严重的影响，因此定期检查及早发现极为重要。尤其是考虑到乳牙根管治疗的 2 年成功率仅为 70% 左右，对于治疗后的牙齿也要定期拍摄 X 线片复查。

本病例中可以看到，去除病灶牙是最好的治疗方法。临床中曾遇到过外院处理的患儿，虽然进行了囊肿的搔刮而病原牙仍然保持在原位，患儿仍有反复肿痛。拔除病原牙后保持创口的开放和囊液的引流也非常重要。

临床中也有个别患儿病变特别严重，恒牙胚完全没有周围组织支持，打开囊肿后恒牙胚松脱掉出的情况。但很多情况下如本病例，恒牙胚有着恢复和继续发育的潜力，所以可能的情况下在控制局部感染的同时尽可能保留恒牙胚。

（刘　鹤）

参考文献

1. LUSTMANN J，SHEAR M. Radicular cysts arising from deciduous teeth. Review of the literature and report of 23 cases. Int J Oral Surg，1985，14：153-161.

2. ULOOPI K S，SHIVAJI R U，VINAY C，et al. Conservative management of large radicular cysts associated with non-vital primary teeth: a case series and literature review. J Indian Soc Pedod Prev Dent，2015，33：53-56.

乳磨牙根管治疗中失活剂烧伤

病例提供者：田靖

【基本信息】

患儿，女，4岁半。因左下颌后牙当地医院治疗后牙龈发白1个月左右来北京大学口腔医院就诊。患儿1个半月前于当地医院治疗左下颌后牙时封失活剂，8天后发现舌侧牙龈发白，10天后继续行根管治疗，并处理舌侧发白牙龈，23天后颊侧牙龈红肿，于当地医院去除殆面充填材料，未见病历资料。患儿曾诉左侧舌痛，否认该牙自发痛，家长诉触碰患牙时疼痛，面部无肿胀。曾口服抗生素（头孢菌素类）3天，症状无缓解。

【临床检查】

面部左右两侧基本对称，未见明显异常。乳牙列，口腔卫生状况一般。

75可见殆面开髓洞形，髓腔内有白色暂封材料，叩痛（＋），Ⅲ°松动，颊侧牙龈红肿，舌侧牙龈从龈缘向根方坏死，范围约5mm×5mm，骨面暴露5mm×4mm，表面组织灰白，无触痛，无出血，边界不清，边界处牙龈充血水肿；根尖片显示：髓腔内有高密度充填材料，根管内有少许高密度影像，近远中根尖周骨密度减低，根分叉下方有密度减低影，恒牙胚可见，发育至Nolla 5期，表面硬骨板有破坏，整个冠周骨质密度下降，35牙胚位于75正下方，位置较34偏殆向。74远中根位于低密度影中，34恒牙胚远中硬骨板有破坏。85[O]深龋，叩痛（－），不松动，牙龈无异常。54[DO]、55[MO]边缘嵴墨浸状改变，叩痛（－），不松动，牙龈无异常（图8-1）。

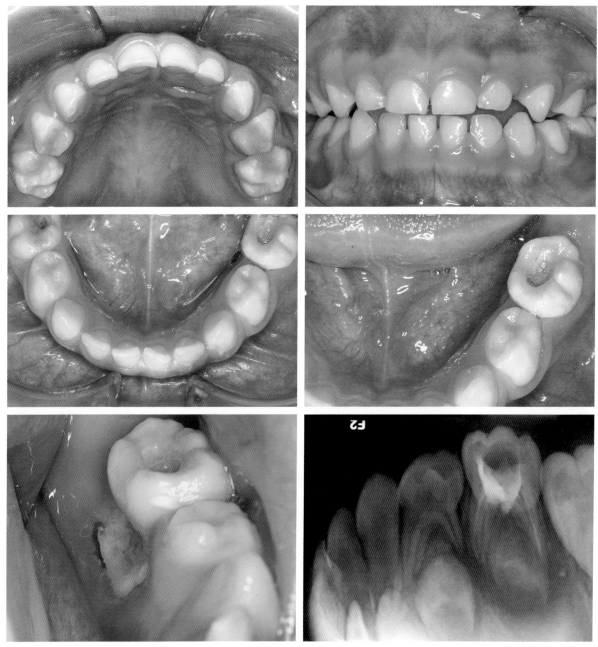

图 8-1　治疗前面像及根尖片

A. 上颌殆面像　B. 正面殆像　C. 下颌殆面像　D. 治疗前 75 殆面及颊面观

E. 治疗前 75 舌面观　F. 治疗前根尖片

A	B
C	D
E	F

【诊断】

1. 75 失活剂烧伤。
2. 左下颌化学性骨髓炎。
3. 85° 深龋。
4. 54DO、55MO 中龋。

【临床决策分析】

（一）术式选择依据

患儿至北京大学口腔医院就诊时距离失活剂使用已达 1 个半月，根尖片显示 35 已被低密度影包绕并骀向移动，无保留价值，强行保留可能会因清创不彻底造成烧伤范围进一步扩大，使被波及的 74 远中根和 34 恒牙胚受到进一步损害。

（二）术前评估

患儿舌侧牙龈坏死缺损并暴露出大面积坏死骨面，拔牙清创后创面较大，预后如何需密切观察；失活剂烧伤后不仅要拔除患牙还应彻底刮除死骨，防止失活剂进一步扩散。

（三）治疗方案

1. 拔除 75 和 35。
2. 彻底搔刮周围死骨。
3. 碘仿纱条填塞促进创口愈合。
4. 85°、54DO、55MO 充填。

（四）术后注意事项

维护口腔卫生利于创口愈合，定期密切复查。

【治疗过程】

1. 初诊治疗　4% 阿替卡因肾上腺素局部麻醉下拔除 75，拔除时基本无阻力，四周及根分歧死骨随牙齿一起脱落，恶臭味，少量出血，表面骨质灰白，拔牙窝内可见 35 牙胚，牙冠黄灰色，Ⅲ°松动，周围牙槽骨坏死，挖除恒牙胚后彻底搔刮四壁坏死软组织及死骨，直到创面有新鲜血液渗出，碘伏棉签反复擦拭拔牙窝，生理盐水冲洗，放置碘仿纱条（图 8-2）。

2. 治疗后 1 周复诊　75、35 拔牙窝内可见碘仿纱条，根尖片示低密质影范围较上次没有明显变化，34 恒牙胚上方硬骨板连续，远中硬骨板有破坏。处置为 4% 阿替卡因肾上腺素局部麻醉下取出碘仿纱条，生理盐水冲洗，见下方有新鲜肉芽组织形成，有新鲜血液溢出，可见 36 牙冠近中壁，放置新的碘仿纱条（图 8-3）。

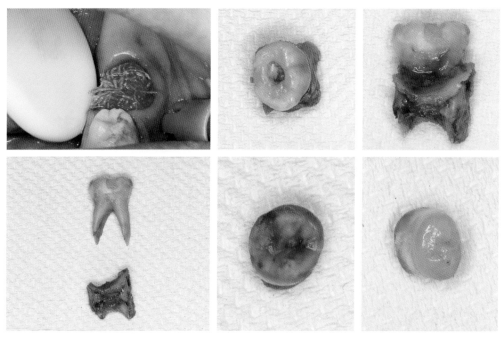

图 8-2　治疗中口内像及相关情况
A. 治疗后拔牙窝内放置碘仿纱条　B. 75 𬌗面观　C. 75 及周围坏死牙槽骨颊侧观　D. 75 颊面观，坏死牙槽骨　E. 35 恒牙胚𬌗面观　F. 35 恒牙胚根面观

A	B	C
D	E	F

3. 治疗后 2 周复诊　患儿无不适，拔牙窝内碘仿纱条在，取出碘仿纱条，可见下方拔牙窝愈合良好（图 8-4），少量新鲜出血，大部分创面有牙龈上皮覆盖，告知家长定期检查，择期 36 萌出后行间隙保持。建议家长治疗 85、54、55 龋齿，家长担心一旦涉及根管治疗会出现和左下颌后牙相同的情况，向家长解释不使用失活剂不会出现相似情况，家长仍要求暂不治疗，告知龋坏进展后的风险。

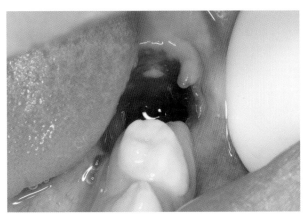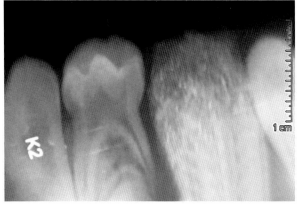

图 8-3　治疗后 1 周复诊口内像及根尖片
A. 75、35 拔牙窝　B. 根尖片

A ｜ B

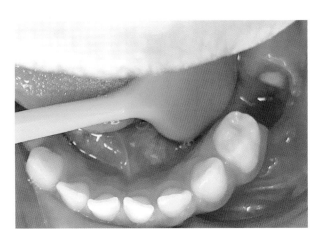

图 8-4　治疗后 2 周复诊口内像

【术后复查与预后】

1. 治疗后半年复查 75 缺牙间隙少量丧失，36 萌出 1/3，轻微近中倾斜，根尖片示 34 冠方硬骨板连续（图 8-5）。

2. 治疗后 1 年复查 75 处间隙行带环丝圈式间隙保持器保持（图 8-6）。同时因右上颌后牙肿痛，家长要求治疗口内余留龋坏牙，54 诊断为慢性根尖周炎行拔除后间隙保持治疗，85 行根管治疗，55、64、65 行树脂充填治疗（图 8-7）。

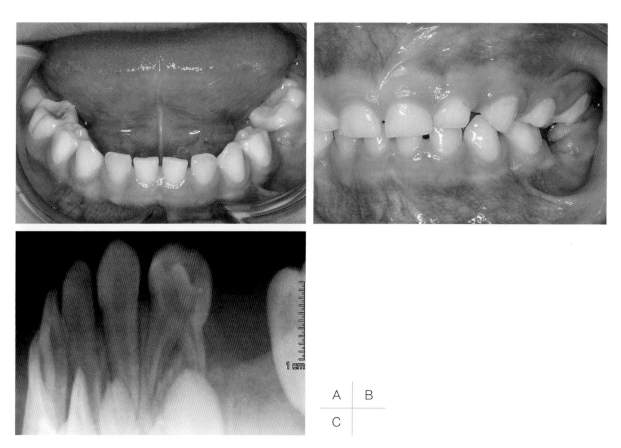

图 8-5 治疗后半年复查口内像及根尖片

A. 下颌殆面像 B. 左侧殆像 C. 根尖片

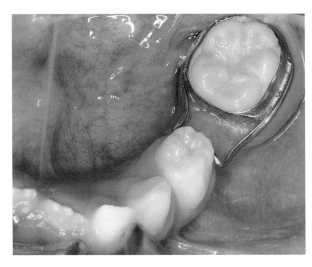

图 8-6　75 间隙处行带环丝圈式间隙保持器

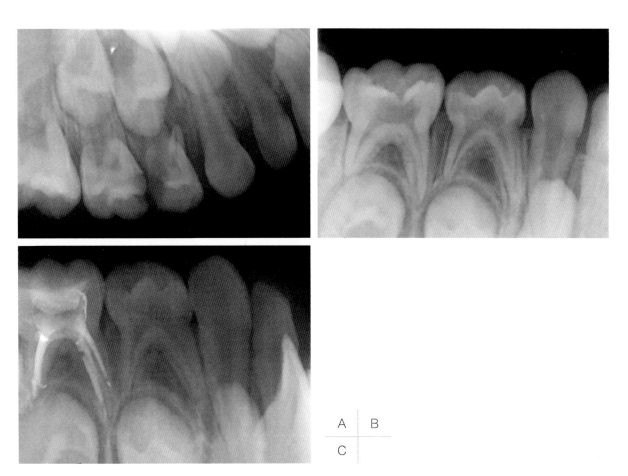

图 8-7　治疗后 1 年复查根尖片

A. 54、55 治疗前根尖片　B. 85 治疗前根尖片　C. 85 根充片

3. 治疗后 1 年半复查　口腔卫生状况良好，充填体及间隙保持器未见异常，未探及龋坏（图 8-8），行 16、26、36、46 窝沟封闭。

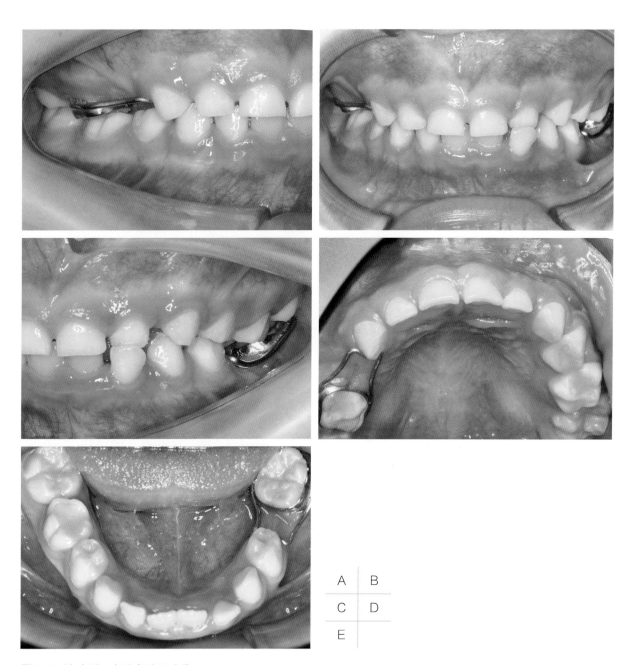

A	B
C	D
E	

图 8-8　治疗后 1 年半复查口内像

A. 右侧𬌗像　B. 正面𬌗像　C. 左侧𬌗像　D. 上颌𬌗面像　E. 下颌𬌗面像

【经验与体会】

失活法是指将失活剂封在暴露的牙髓上，依靠药物的毒性作用，使牙髓缓慢地失去活力。这种方法在过去使用普遍，现今国内儿童口腔医学教科书均提倡采用局部麻醉的方法，在无痛状态下摘除牙髓，但目前失活剂在我国基层医院仍有应用。

失活剂多为剧毒药物，如三氧化二砷、金属砷及多聚甲醛等，在我国还曾有蟾酥制剂等。临床上根据失活剂作用时间的长短，分为快失活剂（三氧化二砷，作用时间为 24~48 小时）和慢失活剂（金属砷，作用时间为 7~10 天；多聚甲醛，作用时间为 10~14 天）。砷剂有强烈的血管毒性，可使血管破裂出血，引起牙髓组织血液循环障碍和组织缺氧，最终坏死。多聚甲醛为线型结构的甲醛聚合体，常温下逐渐解聚，缓慢而持久地释放出甲醛蒸气从而使蛋白质凝固，造成血管平滑肌麻痹和血管扩张，形成血栓，引起牙髓局部血液循环障碍，最终使牙髓组织特别是其中的神经组织因缺血、缺氧而坏死，相应患牙的痛觉消失。

含砷失活剂烧伤病例多有报道，砷剂无自限性，外漏烧伤可使接触到的黏膜、骨组织坏死，甚至牙槽神经损伤。坏死组织中可能存留砷类毒素，继续发生作用，在处理时必须将坏死软组织和骨组织清理干净，并用大量生理盐水冲洗。因碘剂可以中和残留的砷，创面可用碘仿糊剂或纱条覆盖，换药时若无新生组织生长，应继续清除表面坏死组织，直至新鲜创面出现。

多数基层医生对含砷失活剂的潜在危害有了解，因此会选择毒力相对较弱的多聚甲醛类失活剂，多聚甲醛有一定自限性，关于其烧伤的病例报道较少，因此很多基层医生对其警惕性不足。多聚甲醛烧伤后也可造成组织坏死，处理方法与含砷失活剂相似。

本病例中患儿使用的是瓶装国产品牌无砷失活抑菌材料，为膏剂，产品成分为多聚甲醛、盐酸利多卡因和赋形剂。说明书上的使用方法为去腐后置本品约 10mg（米粒大小）于牙髓，确保与牙髓充分接触，暂封 7~10 天后可完全失活牙髓，如遇特殊原因未能完全失活，可重复操作一次。

患儿在封失活剂 8 天后舌侧牙龈发白，并曾诉舌痛，均为失活剂烧伤的表现，但未早期发现处理，来北京大学口腔医院就诊时距离失活剂使用已达 1 个半月，舌侧牙龈已坏死缺损并暴露出大面积坏死骨面，拔除 75 时周围坏死牙槽骨随牙根一起脱落。拔牙窝内 35 无保留价值，强行保留可能会因清创不彻底造成烧伤范围进一步扩大，因此去除 35 恒牙胚，并彻底搔刮周围坏死软组织和骨组织直到创面有新鲜血液渗出，碘伏棉签反复擦拭拔牙窝，大量生理盐水冲洗后碘仿纱条填塞。碘伏和碘仿纱条有消炎防腐、促进肉芽组织生长的作用，可促进创面愈合。

患儿在烧伤处理过程中承受了身心痛苦，家长也对龋病治疗失去了信心，虽然解释过其余牙齿不使用失活剂不会造成相同情况的发生，但家长起初仍拒绝治疗余留龋坏牙。在 1 年后出现右侧上颌后牙慢性根尖周炎、牙龈肿痛时才愿意再次接受治疗。该病例提醒临床医师应清楚地了解所用失活剂的作用机制、毒性，掌握封药时间，同时认知失活剂潜在的危害，谨慎使用、减少使用，提高局麻技术，尽快废弃使用失活剂。

【小结】

1. 含砷失活剂和不含砷失活剂均有化学性烧伤风险，应提高局麻技术、废弃使用失活剂；

2. 失活剂外溢烧伤后应尽快清创，彻底去除坏死软组织和死骨，防止烧伤进一步扩大。

【专家点评】

牙髓失活治疗在古代牙科的确能解决牙痛的问题。而口腔局部麻醉技术和药物不过关，就诊患者多以及认为经过失活的牙髓容易去除等认识上的误区是现代牙髓治疗中使用失活剂的历史原因。但从 21 世纪初开始，局麻药物和注射装置的改进，使以"无痛治疗"为基础的儿童牙体牙髓治疗得到了质的提升，在有效的口腔局部麻醉下，医师完全可以完成牙髓切断、拔髓等操作。"封失活"并不能提高疗效，且将具有生物毒性的药物置于患者体内，而又在两次治疗的间隔内缺乏监管是医源性伤害的隐患。成人患者失活剂烧伤多导致牙龈和牙槽骨等牙周支持组织的损伤，而本病例中虽然使用了相对温和的"无砷失活剂"，但化学烧伤导致的乳牙早失和恒牙胚丧失的结果很严重。本病例是失活剂使用的血淋淋的警钟，警示我们失活剂存在的巨大风险，希望仍在使用失活剂的医师能就此废弃这种有巨大风险的治疗方法。

（夏　斌）

参考文献

1. 高学军，岳林．牙体牙髓病学．2 版．北京：北京大学医学出版社，2013．

2. 葛立宏．儿童口腔医学．2 版．北京：北京大学医学出版社，2013．

3. 包晶，汪奕，姜德龙，等．Antipulp 对儿童乳磨牙牙髓失活的临床疗效观察．吉林医学，2014，35（25）：5644-5645．

4. 鲁伟，高玉萍，冯琼芬，等．三氧化二砷泄漏致牙周组织及牙槽骨坏死 20 例．中华口腔医学杂志，2011，46（9）：575-576．

5. 沈国华，翟启善．碘中和法治疗砷性根尖周炎 70 例临床报告．全国第四次牙体牙髓病学术会议论文汇编，1995．

6. 张敬雷，窦金红．氮酮多聚甲醛致牙龈严重烧伤．临床误诊误治，2004，17（2）：143．

第二篇
儿童牙外伤及
相关并发症的
综合治疗

年轻恒切牙复杂冠折后行牙髓切断术及断冠粘接术治疗

病例提供者：石伟华

【基本信息】

患儿，男，9岁10个月。因8天前左上颌前牙外伤折断就诊。8天前患儿骑自行车时摔倒，前牙区着地致左上颌前牙折断，有冷热敏感，否认自发痛、夜间痛、牙齿移位等，牙冠断片保存在纸巾中。否认既往牙外伤史，否认口腔不良习惯。受伤后无恶心、呕吐和意识丧失，自主肢体活动。

【临床检查】

患儿神清合作，可自行步入诊室，否认头晕、恶心、呕吐和短暂意识丧失等。

面部其他组织未见明显损伤和活动性出血，张口度和张口型未见异常。口腔卫生状况差。

21约2/3牙冠折断，牙髓暴露，色暗红，露髓孔直径2~3mm，与家长及患儿核对后否认移位，无病理性动度。牙龈无肿胀及瘘管；无𬌗创伤；根尖片显示：牙冠折断，牙根发育Nolla 8期，无根折影像，牙周膜清晰连续、无增宽（图9-1）。11、12、22、31、32、41、42未见异常。55深大龋洞，根分歧区牙龈呈球形隆起。74、84、85龋损。口内余牙检查见图9-2。

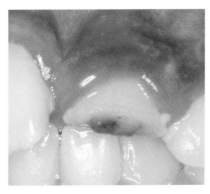 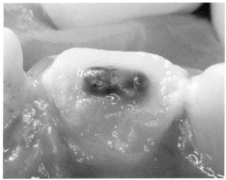 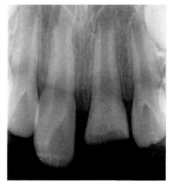

图 9-1 外伤牙口内像及根尖片

A. 正面殆像　B. 上颌殆面像　C. 根尖片

A ｜ B ｜ C

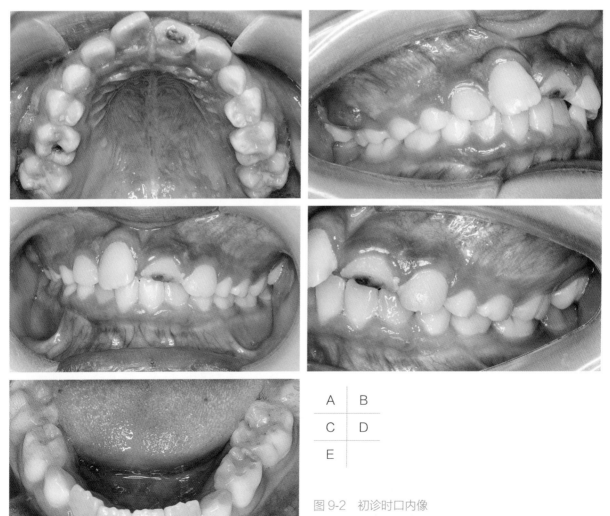

A ｜ B

C ｜ D

E ｜

图 9-2 初诊时口内像

A. 上颌殆面像　B. 右侧殆像　C. 正面殆像　D. 左侧殆
像　E. 下颌殆面像

【诊断】

1. 21 复杂冠折。

2. 55 慢性根尖周炎。

3. 74、84、85 龋病待查。

【临床决策分析】

（一）术式选择依据

患儿就诊时间较长（8 天）、露髓孔较大（2~3mm），但由于牙根发育未完成且不伴有移位性损伤，有保存活髓促使牙根进一步发育的可能性；另外，牙冠断片完整，对位良好，且近远中均有散在间隙，易于断冠粘接的操作，可保证有良好的冠部封闭，所以试行牙髓切断术 + 断冠粘接术。

（二）治疗计划

1. 21 试行牙髓切断术，如失败则改行根尖诱导成形术，冠部行断冠粘接术。

2. 55、74、84、85 龋病、牙髓病等系统治疗。

（三）术后注意事项

维护口腔卫生，定期复查。

【治疗过程】

1. 初诊　21 在 4% 阿替卡因肾上腺素局部麻醉下，去除炎症牙髓组织，生理盐水冲洗，出血少量，可止血，断面放置氢氧化钙活髓保存剂，GIC 暂封；断冠对位良好，嘱保存于 4℃生理盐水，每 3 天更换一次液体（图 9-3A）。

2. 2 周后　冷热敏感症状已缓解，21 行断冠粘接术。去除部分暂封，制备短斜面、固位沟以及树脂溢出道，流动树脂粘接两侧断面，纳米树脂修复其余缺损，恢复外形，调𬌗，抛光（图 9-3B）。

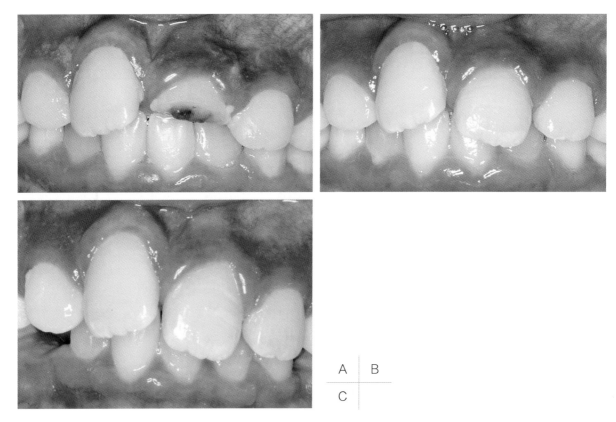

图 9-3 初诊、治疗后即刻及 15 个月复诊 21 口内像
A. 初诊时　B. 治疗后即刻　C. 15 个月复诊

A	B
C	

【术后复查与预后】

1. 21 定期复查

（1）每 3~6 个月定期复查，均无不适。

（2）临床检查：15 个月复查时 21 断冠固位及边缘密合性均良好，叩痛（-），不松动，牙龈无异常。冷测同对照牙（图 9-3C）。

（3）根尖片示：3 个月复查时根管口钙化桥形成，6~15 个月复查时可见牙根进一步发育（图 9-4）。

2. 初诊及定期复查时，对口内其余龋病、牙髓病进行系统治疗（表 9-1，图 9-5）。

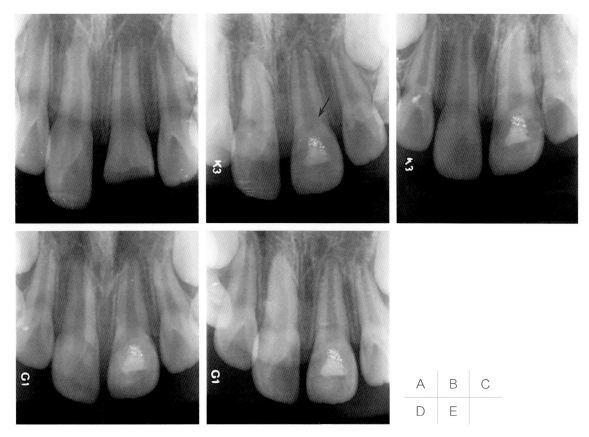

图 9-4 初诊、治疗后复诊 21 根尖片
A. 初诊时　B. 3 个月复诊，根管口钙化桥形成　C. 6 个月复诊　D. 12 个
复诊　E. 15 个月复诊

表 9-1　患儿口内余牙的诊断及治疗

牙位	诊断	治疗
55	慢性根尖周炎	拔除
36	中龋	预防性树脂充填
54	乳牙滞留	拔除
74、84、85	龋待查	家长要求观察

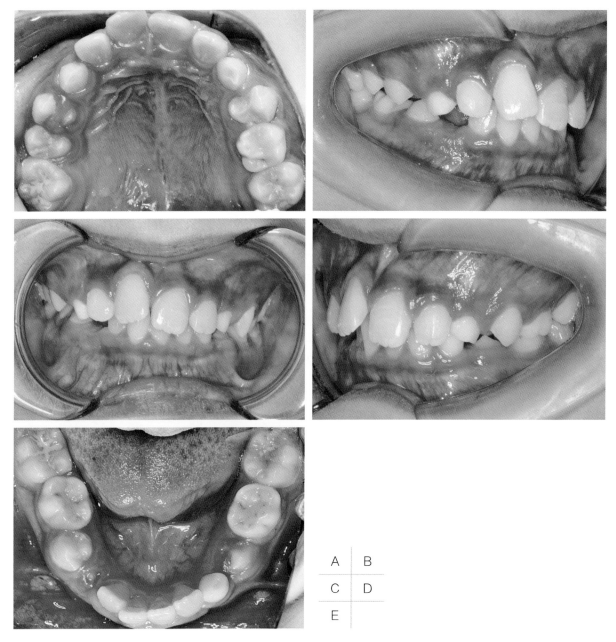

A	B
C	D
E	

图 9-5　15 个月复查口内像

A. 上颌𬌗面像　B. 右侧𬌗像　C. 正面𬌗像　D. 左侧𬌗像　E. 下颌𬌗面像

【经验与体会】

这是一个露髓时间长、露髓孔较大的复杂冠折的病例。复杂冠折的外伤牙，如果露髓时间较长、露髓孔直径大，牙髓可发生弥漫性感染甚至牙髓坏死，故临床工作中多以露髓时间及露髓孔大小，对复杂冠折的牙髓状态进行初步判断，但目前对于发生牙髓弥漫性感染的露髓时间和露髓孔大小无明确的界值，所以对于冠折露髓外伤牙的牙髓状态初判仍是重点和难点。本病例露髓孔大且露髓时间长，试行牙髓切断术取得了较好的效果，让我们看到年轻恒牙的抗感染及再生潜力。在病例诊治中，有以下几点体会与大家分享：

1. 复杂冠折的牙髓预后受多种因素影响

（1）受伤和就诊的时间间隔：露髓时间越长，污染程度和感染风险也相应增加，发生牙髓弥漫性感染的可能性越大。研究表明露髓时间与牙髓预后显著相关。但也有学者对猴的切牙的组织学观察发现，因外伤露髓的切牙在口腔中暴露1周，炎症只波及暴露的牙髓表面到其下方2mm范围。本病例就诊时牙髓已暴露8天，经治疗后仍可达到保存部分活髓、牙根继续发育的目的。既往也曾有病例报道牙髓暴露3周后仍有保存活髓的可能性，所以露髓时间不能作为评判复杂冠折的牙髓预后的唯一指标。

（2）露髓孔大小：露髓孔越大，受感染面积越大，同时牙本质桥形成的难度增加。有学者根据临床经验提出直径1.5mm是保证牙髓治疗成功的上限值。本病例中露髓孔直径已达2~3mm，由此提示也不能仅根据露髓孔大小评断牙髓预后。陈洁等研究表明对于冠折露髓的年轻恒牙予以部分牙髓切断术，该治疗方法不受外伤后就诊时间和露髓孔大小的严格限制。

（3）牙根发育程度：牙根未发育完全的年轻恒牙因其根尖孔较大，牙髓活力恢复和再生的可能性大。例如，Andreasen等研究发现相对于0.7mm的根尖孔，直径为1.2mm的根尖孔有更强的牙髓修复潜力。

（4）是否伴有移位性损伤：牙齿的半脱出、侧方移位和挫入属于移位性损伤，损伤可造成牙周膜断裂、牙周间隙内出血、根尖牙髓血管受牵拉变形而致牙髓缺血性坏死、牙槽窝发生压缩性骨折甚至骨板断裂，从而影响牙髓预后。多项研究均强调，对于复杂冠折的患牙，牙根发育程度和是否伴有移位性损伤对牙髓预后产生十分重要的影响。回顾本病例，虽然外伤牙露髓时间长、露髓孔大，但由于牙根发育未完成且不伴有移位性损伤，其也可取得较好的预后。

2. 生活的牙髓是年轻恒牙继续发育的保证，年轻恒牙冠折露髓后应尽可能保存活髓。临床经验及相关研究均表明，未成熟的年轻恒牙发生复杂冠折时直接盖髓不易成功，一旦失败即会导致整个牙髓坏死，从而使牙根停止发育。故应根据牙髓的炎症范围采用部分冠髓切断术、全部冠髓切断术或部分根髓切断术。由此可见，准确评估牙髓的炎症状态是临床操作中的重点和难点。临床操作时，可将蘸有生理盐水的小棉球轻放于牙髓断面3~5分钟，根据牙髓的色形质及出血情况判断炎症状态，例如若牙髓出血不止或出血为暗红色，则表明牙髓处于不健康的状态。

3. 通常情况下，复杂冠折的患牙牙体组织缺失较多，及时修复牙齿外形对于保证良好的冠部封闭、保持外伤牙的三维间隙显得尤为重要。本病例中患儿家长将牙冠折断的断端带来，要求将断端牙冠复位粘接。但应提前告知家长，断冠粘接可以很好地恢复牙齿外形，但从目前的粘接材料和技术来讲，它还是一种过渡性的修复方法，待患儿成年后常需改用其他的永久性修复方法。

【小结】

1. 复杂冠折的牙齿不应仅以露髓时长、露髓孔大小评判牙髓状态，更应注意牙根发育程度及是否伴有移位性损伤对牙髓预后的影响。

2. 对复杂冠折的年轻恒牙应采取保存活髓治疗，准确判断牙髓的炎症状态是临床操作的重点。

3. 复杂冠折的年轻恒牙还应重视及时的外形修复，以保证良好的冠部封闭和维持三维间隙。

【专家点评】

年轻恒牙冠折露髓的治疗方法首选牙髓切断术。本病例的特殊之处在于露髓孔大（直径2~3mm）、露髓时间长（8天）。国际牙外伤学会的指南对牙髓切断术的适应证范围没有明确的规定，有文献报道外伤露髓后2

周之内行牙髓切断术都可取得成功。本病例也存在一些有利于活髓保存的条件：牙齿发育 8 期，根尖孔呈大喇叭口状，血运丰富，牙髓断面组织增生，这些都提示剩余牙髓组织的活性较好；牙齿不松动、不伴有移位性损伤、无咬合创伤，提示根尖部神经血管束无明显损伤。在治疗过程中，牙髓切断后断面出血不多、易止住，以及术后复查时牙髓温度测同对照牙，3 个月复诊根尖片可见根管口钙化桥形成、牙根继续发育，这些均提示保留的根髓活力良好。

外伤冠折后应及时修复牙体缺损，恢复美观并保持间隙，这一点对替牙期儿童尤为重要，特别是前牙正在活动萌出、牙齿扭转或牙列拥挤的病例，如未能及时修复，几天后邻牙及对颌牙就会占据部分缺失的间隙。另外早期牙冠缺损修复，也有利于冠方封闭，防止微渗漏，提高牙髓治疗的成功率。本病例是在牙髓切断术后 2 周才进行牙冠修复，这点是欠妥的，好在患儿接近 10 岁，恒切牙已萌出建𬌗，且上颌前牙区有散在间隙，故而并未造成间隙的丧失，但复诊行断冠粘接时需要去除部分暂封材料，增加了断冠对位的难度和操作时间。

断冠粘接与树脂充填修复牙冠缺损相比操作简便、省时，可以最大程度地保存剩余牙体组织，功能和美观修复效果更好，断冠粘接保留了外伤牙的颜色、光泽度、透明度、形态、质地和表面结构，尤其适合年轻恒牙，但要求折断的牙冠相对完整，且能提供足够的固位力，折断的牙冠在粘接前应保存在生理盐水中，否则容易脱水变脆易折断。本病例的断冠完整，但干燥保存了 8 天，后期浸泡在生理盐水中再水化，粘接后修复效果良好。正如术者所说，断冠粘接只是一种过渡性的修复方法，但在混合牙列儿童可以有效修复外伤牙的形态和美观，有利于儿童牙列的正常发育。

（赵玉鸣）

参考文献

1. 葛立宏. 儿童口腔医学. 5 版. 北京: 人民卫生出版社, 2020.

2. TINANOFF N, BAEZ R J, DIAZ GUILLORY C, et al. Early childhood caries epidemiology, aetiology, risk assessment, societal burden, management, education, and policy: global perspective. International Journal of Paediatric Dentistry, 2019, 29 (3): 238-248.

3. ILONA V, RUTA C. Analysis of the crown fractures and factors affecting pulp survival due to dental traum, 2010, 12 (4): 109-115.

4. CVEK M, CLEATON-JONES P E, AUSTIN J C, et al. Pulp reactions to exposure after experimental crown fractures or grinding in adult monkeys. Journal of Endodontics, 1982, 8 (9): 391-397.

5. FUKS A B, COSACK A, KLEIN H, et al. Partial pulpotomy as a treatment alternative for exposed pulps in crown-fractured permanent incisors. Dental Traumatology, 2010, 3 (3): 100-102.

6. STEVEN O, THALIA J, IVO K. Crown fractures in the permanent dentition: pulpal and restorative considerations. Dent Traumatol, 2010, 18 (3): 103-115.

7. 陈洁, 葛立宏. 部分活髓切断术应用于年轻恒牙冠折露髓的临床研究. 现代口腔医学杂志, 2003, 5: 448-449.

8. ANDREASEN F M, KAHLER B. Pulpal response after acute dental injury in the permanent dentition: clinical implications—a review. J Endod, 2015, 41 (3): 299-308.

9. ROBERTSON A, ANDREASEN F M, ANDREASEN J O, et al. Long-term prognosis of crown-fractured permanent incisors. The effect of stage of root development and associated luxation injury. Int J Paediatr Dent, 2010, 10 (3): 191-199.

10. MCTIGUE D J. Overview of trauma management for primary and young permanent teeth. Dent Clin North Am, 2013, 57 (1): 39-57.

复杂冠折致年轻恒牙慢性根尖周炎急性发作后行牙髓血运重建术治疗

病例提供者：田靖

【基本信息】

患儿，女，8岁。3个月前滑冰时摔倒，左上颌前牙折断，否认牙痛、出血或头晕，患儿自觉左上颌前牙有移位。曾于外院就诊，未行治疗。3天前，自觉左上颌前牙松动、牙龈肿胀，否认疼痛。

【临床检查】

面部双侧基本对称，未见明显异常。

混合牙列，21牙冠折断1/3，远中髓角处可见红色露髓孔，探诊疼痛出血，叩诊（++），Ⅲ°松动，唇、腭侧牙龈肿胀，扪诊龈缘有少量黄色脓液溢出，牙尖交错位咬合时早接触（图10-1A、B）。11、12牙冠完整，叩痛（-），不松动，牙龈无异常。62牙冠完整，叩痛（-），Ⅲ°松动，牙龈无异常。根尖片显示：21牙根发育至Nolla 8期，根尖周可见大范围低密度影，牙根远中侧牙周膜明显增宽；11发育至Nolla 8期，牙根未见明显异常（图10-1C）。

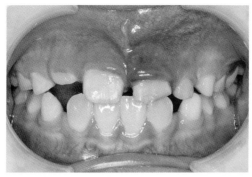
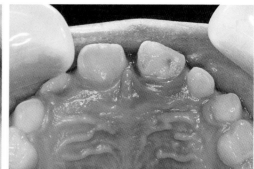

A	B
C	

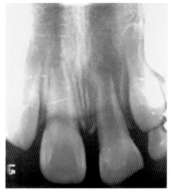

图 10-1　治疗前口内像及根尖片
A. 正面殆像　B. 上颌殆面像　C. 根尖片

【诊断】

1. 21 慢性根尖炎急性发作。

2. 陈旧外伤（21 复杂冠折 + 远中移位）。

【临床决策分析】

（一）术式选择依据

虽然初诊时 21 牙髓已暴露 3 个月，并出现根尖周炎的陈旧性外伤，但此时患儿 8 岁、牙根发育至 Nolla 8 期，且露髓孔有红色牙髓组织，很大可能性上尚有活的牙髓细胞及根尖牙乳头干细胞，因此初步治疗术式为牙髓血运重建术。

（二）术前评估

牙髓血运重建术可使牙根继续发育，降低因早期失去牙髓可能导致的继发根折的风险。但 21 牙髓暴露 3 个月感染已至根尖需要完善的根管消毒处置，其中根管消毒和牙髓血运重建术所使用的药物有可能造成牙冠变色，后期可能需要冠修复。术前患儿及家长知情同意。

虽然患儿自觉 21 牙冠有远中移位，且有咬合创伤，但陈旧外伤再行复位困难并有可能造成二次损伤。

（三）治疗方案

牙髓血运重建术，若失败改行根尖诱导成形术或 MTA 根尖屏障术。

（四）术后注意事项

定期复查，保持良好的口腔卫生。

【治疗过程】

1. 初诊　4% 阿替卡因肾上腺素局部麻醉，橡皮障隔离，21 开髓揭顶，渗出量中等，可见牙髓上段已腐败坏死。20mL 2.5%NaClO 溶液冲洗配合超声荡洗后渗出少量，根管内封三联抗生素糊剂（甲硝唑、阿莫西林和左氧氟沙星），玻璃离子暂封，调𬌗。

2. 1 周后　21 叩痛，松动度及牙龈肿胀减轻。橡皮障隔离下去除 21 暂封材料和根管内药物，再次用 20mL 2.5%NaClO 溶液冲洗配合超声荡洗，根管内封三联抗生素糊剂，玻璃离子暂封（图 10-2）。

3. 2 周后　21 叩痛（−），不松动，牙龈无异常。橡皮障隔离下 20mL 2.5%NaClO 溶液冲洗配合超声荡洗，使用 40# K 锉超出根尖孔刺破，引血至釉牙骨质界下方，5 分钟后在上方放置 MTA，湿棉球和玻璃离子暂封。拍摄根尖片示 MTA 位于釉牙骨质界下方，厚度约 4mm（图 10-3）。

4. 6 周后　21 去除暂封材料后，可见 MTA 硬固（图 10-4A），光固化玻璃离子垫底，树脂充填（图 10-4B），拍摄根尖片可见填充的 MTA 高密度影位于釉牙骨质界下方，厚约 4mm，此时根尖病变已经基本愈合（图 10-4C）。

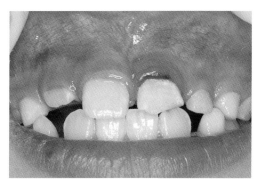

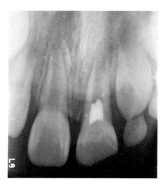

图 10-2　1 周复诊换药后口内像

牙龈肿胀减轻，龈缘处红肿因牙齿萌出高度不足橡皮障夹在治疗中夹持所致

图 10-3　放置 MTA 后即刻根尖片

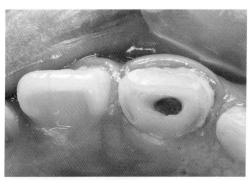

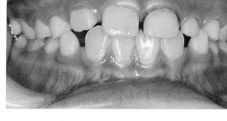

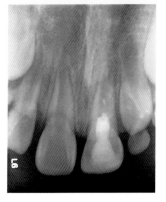

A	B
C	

图 10-4　治疗中及治疗后口内像及根尖片

A. 治疗中 MTA 硬固后𬌗面像　B. 树脂修复后正面𬌗像
C. 治疗后根尖片

【术后复查与预后】

1. 治疗后3个月复查 21充填体尚可，牙冠色稍灰暗，叩痛（-），不松动，牙龈无异常（图10-5A）。根尖片显示21MTA下方有钙化桥形成，牙根较之前有明显发育，根管壁有增厚，原根尖周低密度影消失，牙周膜影像基本均匀（图10-5B）。

2. 治疗后9个月复查 21充填体尚可，牙冠色灰暗，叩痛（-），不松动，牙龈无异常（图10-6A）。根尖片显示21MTA下方钙化桥较上次复查有增厚，牙根较上次有继续发育，达Nolla 9期，根管壁有增厚，牙周膜影像均匀（图10-6B）。

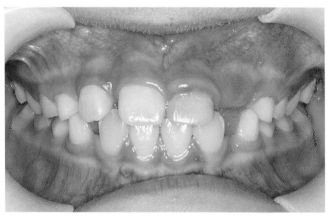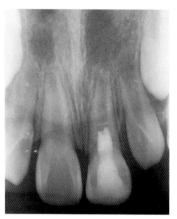

图 10-5 治疗后3个月复查口内像及根尖片
A. 正面𬌗像 B. 根尖片

A | B

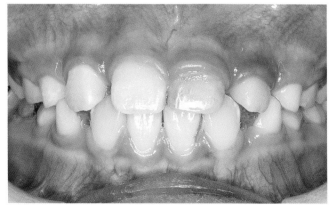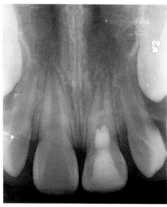

图 10-6 治疗后9个月复查口内像及根尖片
A. 正面𬌗像 B. 根尖片

A | B

3. 治疗后1年半复查 21充填体尚可，牙冠色灰暗，叩痛（－），不松动，牙龈无异常（图10-7A）。根尖片显示21MTA下方钙化桥厚度基本与上次复查一致，但牙根长度较上次有继续发育，与11相似，根尖孔接近闭合，根管壁继续增厚，牙周膜影像均匀（图10-7B）。

4. 治疗后2年复查 21充填体尚可，牙冠色灰暗，叩痛（－），不松动，牙龈无异常。根尖片显示21MTA下方钙化桥厚度、根尖孔接近闭合程度和根管壁厚度增加基本与上次复查一致，根尖周未见低密度影（图10-8）。患儿9岁赴外地上学，复查暂时停止。

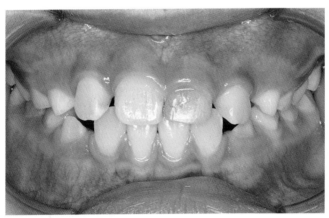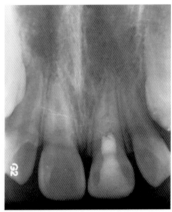

图10-7 治疗后1年半复查口内像及根尖片
A. 正面殆像　B. 根尖片

A | B

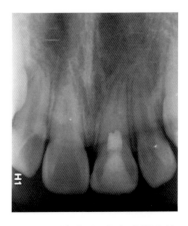

图10-8 治疗后2年复查根尖片

5. 治疗后 5 年复查　患儿 13 岁来复查。检查 21 充填体尚可，周围有少量色素，牙冠近龈缘处色灰暗明显，叩痛（-），不松动，牙龈无异常（图 10-9A~C）。根尖片显示 21MTA 下方钙化桥厚度基本与上次复查一致，钙化桥下方根管钙化明显，只能依稀见到较窄的根管影像，根尖孔闭合，牙根长度及形态与 11 相似，牙周膜影像均匀（图 10-9D）。

尽管患儿尚未提出美观要求，但考虑随年龄增长患儿会逐渐有美观需求，建议冠修复。家长考虑择期安排冠修复治疗。

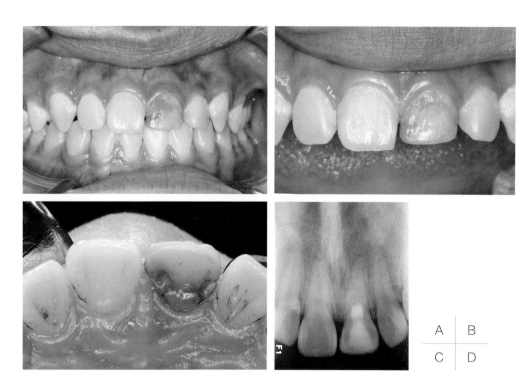

A	B
C	D

图 10-9　治疗后 5 年复查口内像及根尖片
A. 正面殆像　B. 正面局部像　C. 上颌局部殆面像　D. 根尖片

【经验与体会】

这是一个随访了 5 年的外伤致根尖周炎后行牙髓血运重建的病例。初诊时 21 是牙根发育至 Nolla 8 期的年轻恒牙，虽然感染已经到达根尖区，但牙髓血运丰富，露髓孔处有出血，提示存有活的牙髓细胞及根尖牙乳头干细胞，此时若直接选择根尖诱导成形术或 MTA 根尖屏障术便失去了牙根继续发育的希望，因此跟家长沟通后选择了牙髓血运重建术。根尖片可见 5 年来 21 已从 Nolla 8 期发育至根尖孔闭合，牙根的宽度和长度也与 11 对称，虽然有根管钙化闭锁趋势，但此时的预后已经比 5 年前根尖孔开敞、根管壁薄的状态乐观很多。

本病例治疗实施于 2014 年，参照了 2014 年美国牙髓病医师协会(American Association of Endodontists，AAE) 发布的牙髓血运重建术指南，操作要点在于尽量少的机械预备和大量的冲洗。初诊时开髓后没有拔髓，没有进行机械预备，依靠大量的次氯酸钠溶液根管冲洗和改良三联抗生素糊剂根管封药达到根管消毒的目的。因米诺环素可导致牙齿变色，在改良三联抗生素糊剂中使用阿莫西林代替米诺环素来避免牙齿变色，这在 2016 年及目前最新的 2018 年 AAE 指南中均有阐述。

2014 年的 AAE 指南建议为防止变色，考虑美观的前牙及前磨牙可选择树脂改良玻璃离子（ resin-modified glass ionomer ）代替 MTA 作为根管封闭材料，但有研究表明玻璃离子水门汀封闭根管的牙齿失败率较 MTA 高，可能是由于其边缘封闭效果低于 MTA，尤其是潮湿的根管。本病例是感染严重根管，考虑到 MTA 的封闭性能更好、可提高成功率，故选择了 MTA 作为根管封闭材料。且 21 牙冠折断缺损较大，若能保留牙齿成年后需行冠修复，可一并解决变色问题。

2015 年更新的 AAE 指南中提出可以使用生物陶瓷材料 Biodentine 代替 MTA 封闭根管，它既能达到跟 MTA 相似的良好封闭，又能避免变色；最新版 2018 年 AAE 指南中推荐的 MTA 替代材料不仅有 Biodentine，还新增加了 EndoSequence，并大力推荐采用 CBCT 作为复查手段。可见随着材料工艺的发展和临床治疗方法的探索更新，牙髓血运重建术的治疗成功率会逐渐提高，治疗操作会越来越规范成体系。

第二篇 儿童牙外伤及相关并发症的综合治疗

随访 5 年后 21 无根尖病变、预后稳定，患牙本身没有必须行根管治疗的指征；剩余牙体组织量尚可，考虑不打桩直接做冠修复，不在根管内打桩就可不行根管治疗，有助于降低远期继发根折的风险。因 21 牙颈部及根上 1/3 封闭了 MTA，根管壁未再增厚，属于薄弱区域易折断，打通 MTA 及钙化桥可能会进一步削弱颈部牙体组织。另外，该牙牙颈部相对薄弱，患儿随年龄增长咬合力逐渐加大，有必要提醒患儿避免用 21 咬硬物，防止出现牙颈部折断。

【小结】

1. 年轻恒牙因陈旧性复杂冠折致慢性根尖炎后，仍有牙根再发育的可能，应积极尝试牙髓血运重建术；

2. 尽量少的机械预备，大量的次氯酸钠溶液冲洗，完善的根管封药消毒和严密的冠方封闭是提高牙髓血运重建术成功率的保障。

【专家点评】

牙髓血运重建术（亦称牙髓再生术）是近 10 余年大规模临床应用的新技术，由于其可在髓腔内形成硬组织，可使根管壁增厚，长度增加，是牙髓坏死年轻恒牙的首选治疗方法，有望在将来替代传统的根尖诱导形成术和根尖封闭术。

随着相关基础研究和临床研究的进展，人们对牙髓血运重建术的认识不断更新，相关诊疗的专家共识（AAE clinical considerations for a regenerative procedure）几乎每年都在更新。总结起来有以下四个方面：

1. 基于对根尖牙乳头细胞毒性的研究，根管冲洗药物浓度显著降低，从早期（2010 年）建议的 6% 次氯酸钠溶液，降低到 2018 年的 1.5%，作用时间强调从每个根管用 20mL 冲洗 15 分钟，降低到每个根管用 20mL 冲洗 5 分钟。

2. 根管封药从单一的三联抗生素糊剂，到增加了氢氧化钙糊剂（2013年起）；基于对三联抗生素糊剂对根管牙本质的损伤，建议使用低浓度三联抗生素糊剂。

3. 基于研究证实 17%EDTA 有助于干细胞生长和贴壁作用，建议在"根尖引血"步骤前，使用 EDTA 冲洗（每个根管用 20mL 冲洗5 分钟）。

4. 基于新材料的涌现，操作性更好，不使牙齿变色的盖髓剂应用于牙髓血运重建，如 Biodentine，iRoot BP plus 等，为临床上对牙齿变色敏感的病例提供了更多的治疗选择。

另外，对髓腔内支架材料的研究更是方兴未艾，目前 AAE 公示中推荐使用可吸收胶原支架材料，如 CollaPlug™，Collacote™，CollaTape™，也有研究聚焦有干细胞归巢（homing）作用的生物性支架材料，如富血小板血浆等。随着研究进展，牙髓血运重建术的术式会不断优化，治疗效果也会得到提高。就目前发表的临床研究结果来看，牙髓血运重建术的 3 年成功率约 76%，与 MTA 根尖封闭术（约 80%）无明显差别，MTA 根尖封闭术和根尖诱导成形术均可消除根尖病变和保存牙齿功能，但两者对诱导牙根发育的效果均不能令人十分满意。

另外，在预防 MTA 和三联抗生素糊剂引起的牙冠变色上，相关共识推荐使用牙本质粘接剂预处理髓腔牙本质，并将药物置于牙颈部根管口下方 1mm 以下的根管内，可部分预防牙冠变色现象。

（秦　满）

参考文献

1. 彭楚芳，赵玉鸣，杨媛，等 . 牙髓血运重建治疗年轻恒牙弥漫性牙髓炎的回顾性分析 . 中华口腔医学杂志，2017，52（1）: 10-15.

2. PENG C F，YANG Y，ZHAO Y M，et al. Long-term treatment outcomes in immature permanent teeth by revascularisation using MTA and GIC as canal-sealing materials: a retrospective study. Int J Paediatr Dent，2017，27（6）: 454-462.

3. YILMAZ S，DUMANI A，YOLDAS O. The effect of antibiotic pastes on microhardness of dentin. Dent Traumatol，2016，32（1）: 27-31.

4. SILUJJAI J，LINSUWANONT P. Treatment Outcomes of Apexification or Revascularization in Nonvital Immature Permanent Teeth: A Retrospective Study. J Endod，2017，43（2）: 238-245.

上颌前牙复杂牙外伤

病例提供者：夏斌

【基本信息】

患者，女，14 岁。主诉上颌前牙外伤 2 天就诊。2 天前因交通事故导致上颌前牙外伤折断，现有明显松动，咬合痛。身体其他部位损伤已在外院治疗。

【临床检查】

神志清楚，可合作，步态正常。上唇系带撕裂，创缘少量渗血。

22 冠折露髓，牙冠缺失达 4/5，Iº松动，叩诊不适，牙龈未见异常。根尖片显示：22 牙根发育完成，未见根折，似有双根管。21 冠折露髓，牙冠缺失达 2/3，Ⅲº松动，叩痛（＋），龈沟内有少量渗血。根尖片显示：21 牙根发育完成，根中 1/3 处根折，两端分离，边缘不清。11 冠折，少量牙本质暴露，Iiº松动，叩痛（＋），龈沟内有少量渗血。根尖片显示：11 牙根发育完成，根中 1/3 处根折，两端分离，边缘不清。12 冠折，少量牙本质暴露，Iº松动，叩诊不适，牙龈未见异常。根尖片显示：12 牙根发育完成，未见根折，根尖周无明显异常（图 11-1）。

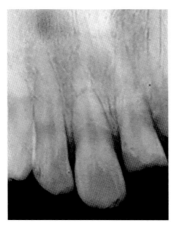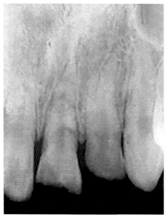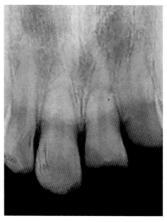

图 11-1　初诊时根尖片
A. 11 根尖片　B. 21 根尖片　C. 22 根尖片

A | B | C

【诊断】

1. 22 复杂冠折。
2. 21 复杂冠折伴根折。
3. 11 简单冠折伴根折。
4. 12 简单冠折。
5. 上唇系带撕裂伤。

【临床决策分析】

术式选择依据、术前评估及治疗方案如下：

1. 22 牙冠缺损大，髓腔暴露，需解决牙髓暴露所致疼痛的现实问题，并考虑到该牙将来需要进行桩冠修复，故选择根管治疗方式。在首诊中考虑到该牙为非感染根管，且其余多牙需要的治疗时间长，在拔髓根管初步预备后，选择了作用温和、可进行长期根管封药的 Vitapex 进行根管封药。

2. 21 为冠折露髓合并根折，难点在于如何促进根折的硬组织愈合，以达到保留尽可能多的有效牙周支持面积的目的。根折硬组织的愈合来源于两个方面，一方面是牙周的组织修复，另一方面是牙髓的组织修复。就这个病例来说，该牙牙根已经发育完成，按常规冠折露髓应做根管治疗，但外伤后近期就做根管治疗不仅消除了来自牙髓的修复可能，还不可避免地会对根折线周围的牙周组织产生刺激,最终影响根折线的愈合。而牙髓切断术可以直观地观察牙髓状态,消除露髓所致的临床症状,同时避免了对根折线周围组织的刺激,辅以复位固定,为根折的愈合提供基础。

3. 11 为冠折合并根折。根折的愈合基础同上,对 11 而言,首先需要保存活髓,而根折需要进行复位固定。因此对此牙的治疗方案是护髓加复位固定。

4. 12 为简单冠折,在几颗外伤牙中受伤最轻,需要进行常规的护髓治疗并择期修复。

5. 11、21 需要进行复位固定,根折所需固定时间长并提供有效的固位支持,患者牙列完整,但 22 牙体组织有大面积缺损,因此选择 13—23 六个单位的钢丝 + 树脂夹板固定。

6. 对软组织进行清创缝合。

【治疗过程】

1. 首次治疗

(1)局麻下上唇系带清创缝合。

(2)12、11 清洁牙面,Compomer 护髓。

(3)21 局部麻醉下扩大露髓孔,揭髓顶,去除冠髓达根管口下 1mm,冠髓基本成形,生理盐水冲洗,置氢氧化钙恒牙活髓保存剂,GIC 垫底后,Compomer 充填。

(4)22 局部麻醉下揭顶,拔髓基本成形,WL(工作长度)为 17.5mm,根管预备,擦干,Vitapex 糊剂根管封药,Coltosol 暂封。

(5)12、22 复位,13—23 复合体加钢丝唇弓(8 字结扎丝)固定。

2. 第 2 次治疗 初诊后 2 天复诊。

检查:13—23 固定良好。根尖片示:11、21 根折断端对位情况良好(图 11-2)。

处置:口腔健康指导(OHI),2 个月后复诊。

3. 第 3 次治疗 外伤后 2 个月复诊,诉自觉右上颌前牙松动。

检查:13—23 固定良好,不松动,叩痛(-)。11 牙尖交错𬌗有早接触。根尖片示:11 根折线处有外吸收影像,尤以近中明显;21 根折线未愈合(图 11-3)。

处置:11 调𬌗,继续固定,观察。

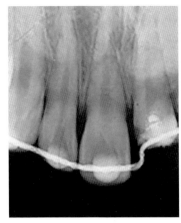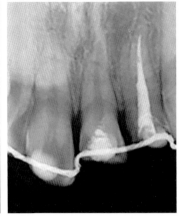

图 11-2 初诊后 2 天复诊完成固定后根尖片

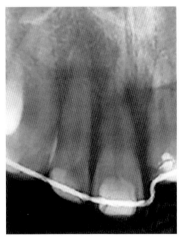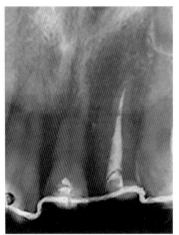

图 11-3 外伤后 2 个月复诊根尖片

4. 第 4 次治疗 外伤后 3.5 个月复诊。

检查：13—23 固定良好，不松动。11 唇侧脓肿；根尖片示：11 根折线处有炎症性吸收，根折线增宽，根尖及近冠 1/3 处有浅表性吸收。21 暂封良好；根尖片示：21 根折线在，根折线远中疑有外吸收（图 11-4A）。

诊断：11 炎症性吸收。

处置：11 开髓，揭顶，拔出的牙髓呈坏死状，根尖处敏感，WL 为 23.5mm，根管预备，Vitapex 糊剂根充。根尖片示：11 根尖和根折线处糊剂外溢，21 根折线呈 Y 形，复杂型根折表现。11 水门汀充填，调𬌗（图 11-4B）。

5. 第 5 次治疗　外伤后 5 个月复诊，上次治疗后牙龈肿胀消失。

检查: 13—23 固定良好，不松动。11 暂封良好，叩诊不适，牙龈瘘管，有少量渗出。根尖片示: 11 根折线根端及超填 Vitapex 糊剂吸收，根折线处炎症有修复表现（图 11-5）。

处置: 继续固定，观察。

6. 第 6 次治疗　外伤后 6 个月复诊。

检查: 13—23 固定良好，不松动。根尖片示: 11 根折线处有修复表现; 21 根折线周围密度增高，有修复表现（图 11-6）。

处置: 去除固定，11 呈Ⅱ°松动。

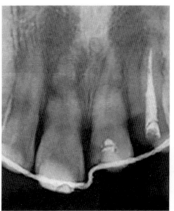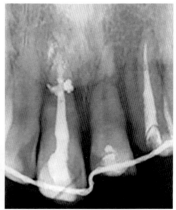

图 11-4　外伤后 3.5 个月复诊根尖片

A | B

A. 可见 11 根折线处有炎症吸收，21 根折线处有外吸收　B. 11 完成根管 Vitapex 充填后

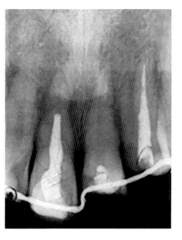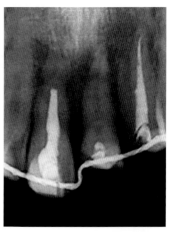

图 11-5　外伤后 5 个月根尖片　　图 11-6　外伤后 6 个月根尖片

7. 第 7 次治疗 外伤后 8 个月复诊。

检查：12 暂封完好，叩痛（－），不松动，近中龈乳头增生。根尖片示：12 双根管，根尖周未见异常。21 暂封完好，叩不适，稍松动，龈缘充血。根尖片示：21 根管口下方有钙化桥，根中根折线处有内吸收，根尖区未见异常。11 暂封完好，叩不适，稍松动，龈缘充血。根尖片示：11 根折线上方 Vitapex 糊剂充填完好，根尖周骨质密度增高（图 11-7）。

诊断：21 内吸收。

处置：21 局部麻醉下去暂封，打通钙化桥，拔髓不成形，2% 氯胺 -T 溶液荡洗，WL 为 21mm，根管预备，擦干，无渗出，Vitapex 糊剂根充。根尖片示：21 充填到位，水门汀充填。11 去暂封，根管预备，擦干，Vitapex 糊剂根充。根尖片示：大量糊剂由 11 根折线处外溢，水门汀充填。22 去暂封，取出原根充物，寻找副根管入口，WL 为 15mm，根尖区不通，Coltosol 封 CP，约 7 天后根充。

8. 第 8 次治疗 外伤后 8 个月复诊。

检查：12 暂封完好，叩痛（－），不松动，牙龈未见异常。

处置：12 去暂封，取出封药，擦干，无渗出，冷侧压根管充填 2 个根管。根尖片示：12 根充达预定长度，Coltosol 暂封（图 11-8）。3 个月后复诊。

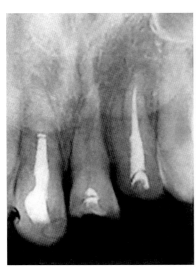
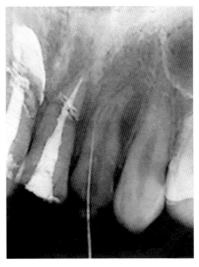
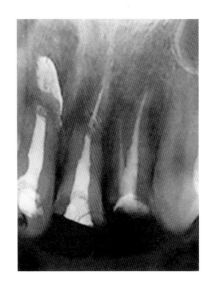

图 11-7 外伤后 8 个月复诊根尖片
A. 11 换药前 B. 11 根管换药，22 根管预备后

A | B

图 11-8 22 根管充填后根尖片

9. 第 9 次治疗 外伤后 10.5 个月复诊。

检查: 12 暂封完好, 叩 (-), 不松动, 牙龈未见异常。21 暂封完好, 叩不适, 稍松动, 牙龈未见异常。根尖片示: 21 根充 Vitapex 糊剂有吸收, 根折处有根尖周膜影像, 骨质密度稍低。11 暂封完好, 叩不适, 稍松动, 牙龈未见异常。根尖片示: 11 根充 Vitapex 糊剂有吸收, 根尖周骨质密度接近正常 (图 11-9)。

处置: 2 个月后复诊。

10. 第 10 次治疗 外伤后 11 个月复诊, 在修复科行 22 玻璃纤维桩和全瓷冠修复。

11. 第 11 次治疗 外伤后 13 个月复诊。

检查: 11、21 暂封完好, 叩不适, 稍松动, 牙龈未见异常。根尖片示: 11、21 根尖周病变较前好转 (图 11-10)。

处置: 择日修复。

12. 第 12 次治疗 外伤后 14 个月复诊, 无不适。

检查: 21 暂封完好, 叩不适, 稍松动, 近中龈乳头增生。根尖片示: 21 根折线处硬组织愈合。11 暂封完好, 叩不适, 稍松动。

处置: 21 局部麻醉下切除增生牙龈, 去除冠方部分根充, 树脂修复 (图 11-11)。

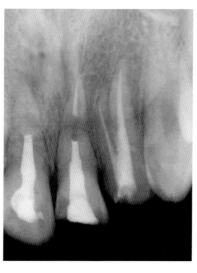 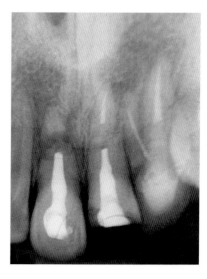

图 11-9 外伤后 10.5 个月复诊根尖片　　图 11-10 外伤后 13 个月复诊根尖片

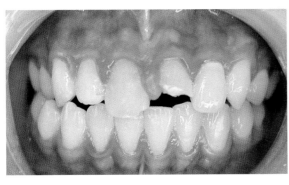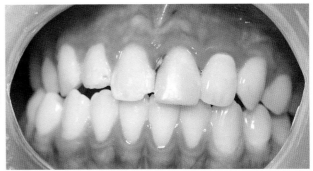

图 11-11　21 局部麻醉下切除增生牙龈，树脂修复

A. 树脂修复前　B. 树脂修复后

13. 第 13 次治疗　外伤后 19.5 个月复诊，无不适。

检查：11 暂封完好，叩痛（－），不松动，牙龈未见异常。根尖片示：11 冠方根充物完好，根折线处有内外吸收。21 充填体完好，叩痛（－），不松动，牙龈未见异常。根尖片示：21 根折线处密度增高（图 11-12）。

14. 第十四次治疗　外伤后 26.5 个月复诊，无不适。

检查：11 暂封完好，叩（－），不松动，牙龈未见异常。根尖片示：11 根折线处密度增高。21 充填体完好，叩（－），不松动，牙龈未见异常。根尖片示：21 根折线处密度高（图 11-13）。

15. 第 15 次治疗　外伤后 9 年复诊，情况稳定，11、21 行烤瓷冠修复（图 11-14）。

2018 年，外伤后 14 年复查，12、11、21、22 正常行使功能。根尖片示：22 根尖周骨质有低密度影，继续观察中（图 11-15）。

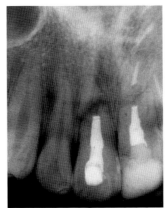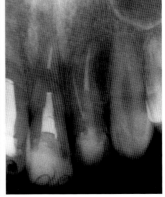

图 11-12　外伤后 19.5 个月根尖片

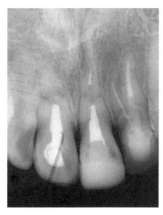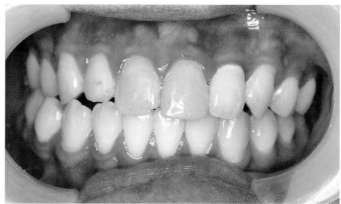

图 11-13 外伤后 26.5 个月复诊根尖片及口内像

A. 根尖片　B. 口内像

A | B

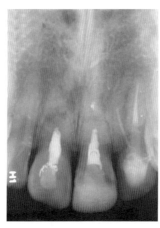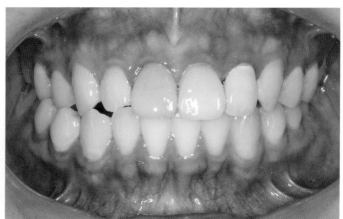

图 11-14 外伤后 9 年复诊根尖片及口内像

A. 根尖片　B. 11、21 烤瓷冠修复后口内像

A | B

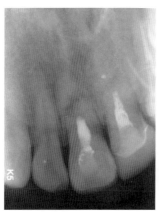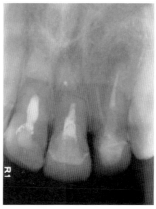

图 11-15 外伤后 14 年复查根尖片

A. 11、12 根尖片　B. 21、22 根尖片

A | B

【经验与体会】

这是一个多颗牙齿外伤的复杂病例，包含复杂冠折、复杂冠折伴根折、简单冠折伴根折、简单冠折。接诊这样的患者是对医师外伤牙诊疗能力的综合考验。患者在外院就诊时有医师建议其拔除左上颌中切牙。对本病例有以下几点和大家讨论：

1. 外伤牙预后的判断　外伤牙的预后取决于两个方面，一是牙体硬组织的留存，二是牙周组织的状况。随着各种修复材料在口腔科临床的使用，前者已经不再是影响预后的主要因素，而外伤牙是否有足够的牙周支持组织是决定其预后的主要因素。就目前的技术手段而言，相较于牙体硬组织的修复可供利用的手段很有限。

2. 21 术式的选择　在临床决策中说明了选择牙髓切断术的理由。从病情发展来看牙髓切断术是有效的，体现在以下方面：第一，盖髓剂下方有牙本质桥形成；第二，在后期改做根管治疗时基本没有糊剂外溢到根折线周围，说明该部位有硬组织愈合。患牙在外伤后 14 年得以保留。

3. 11 根尖周炎的原因　右上颌中切牙相比左上颌中切牙外伤的损伤似乎要轻一些，没有牙髓暴露，但该牙在外伤后 3.5 个月出现了根尖周炎的表现，分析其可能的原因是冠部牙体组织的位置移动比较大，导致根折线上部牙髓血运的中断，所以在外伤后较短的时间内出现了牙髓坏死根尖周炎的表现，这种病变通过根管治疗及几次根管换药后炎症得到控制，但在后续根管换药时可以发现根充药物并未能进入根尖段，说明根折线处的移位较大。因此在对外伤牙预后进行判断时，需要仔细综合分析临床表现与根尖片所见，对患牙的情况做出准确预判，并制订有针对性的诊疗计划。

4. 长期疗效　从外伤后 14 年的根尖片可以看出，11 与 21 一样其根尖段与上部完全分离，说明在长期随访的过程中这两颗牙的根尖段因缺少功能刺激与冠段相对位置发生了改变，虽然根尖段的有效牙周支持面积有丧失，但近冠段的牙周面积还是足以支持日常生活所需，能满足患者对美观和功能的需求。

外伤牙的固定也是影响预后的重要因素。良好的固定应该是"弹性"的，即在制动的同时能允许患牙有生理动度，在本病例中我们采用了钢丝＋树脂夹板的固定方式，这种方式的优点是可以通过调整钢丝的股数来提供所需要的固定力，能适用于牙列状况复杂的病例，临床操作简单。

【小结】

外伤牙治疗方法在遵从基本治疗原则的基础上，需综合考虑患牙的牙体牙周受损情况来综合进行选择，以获得最好的远期疗效。

【专家点评】

这是一例难得的、观察期长达 14 年的多颗牙齿外伤病例，包含复杂冠折、复杂冠折伴根折、简单冠折伴根折，以及简单冠折。观察期中，牙齿经历了从保存活髓到牙髓摘除的过程，最终取得了较好的临床治疗效果。

对于外伤根折的牙齿，理想的状态是保存活髓治疗，以促进根折向最接近于生理的方向愈合。在牙齿状态不适于牙髓切断治疗的情况下，用 MTA 充填至断端也是一个不错的选择，去除冠方因根折而无法恢复血供的牙髓，保留断端根方的生活组织。本病例在上颌中切牙保存活髓治疗不成功的情况下，通过反复的根管换药也达到了控制感染保留患牙的目的。该病例也提示我们外伤牙的修复预后是一个相对漫长的过程，需要我们有足够的耐心，长期追踪观察。

近年来 CBCT 的发展使得临床上对类似的复杂病例可以在早期观察到细微的变化，对于根尖片上发现可疑牙根吸收和可能副根管的病例可以早期拍摄 CBCT 来明确情况。

（刘　鹤）

参考文献

葛立宏 . 儿童口腔医学 .2 版 . 北京：北京大学医学出版社，2013.

病例 12

年轻恒前牙复杂冠根折行牙根保留及间隙保持

病例提供者：周志雄

【基本信息】

患儿，女，10岁。22小时前摔倒致上颌前牙折断，断片未保留。自觉冷刺激疼痛，否认自发痛。曾于北京大学口腔医院急诊就诊，未行治疗。否认既往外伤病史。受伤后无恶心、呕吐或意识丧失。

【临床检查】

前牙深覆盖Ⅰ°，深覆𬌗Ⅱ°（图12-1）。

21冠根折断，折断部分接近牙冠2/3，腭侧断面位于龈缘下2mm。牙髓暴露伴增生。叩痛（＋），Ⅰ°松动，牙龈轻度红肿。11牙冠完整，不松动，叩痛（±），冷测同对照牙。22牙冠折断，牙髓暴露伴增生。叩痛（＋），不松动，牙龈轻度红肿。根尖片显示：11、21、22根尖周膜增宽，未见明显牙根折断影像。牙根发育Nolla 9期（图12-2）。

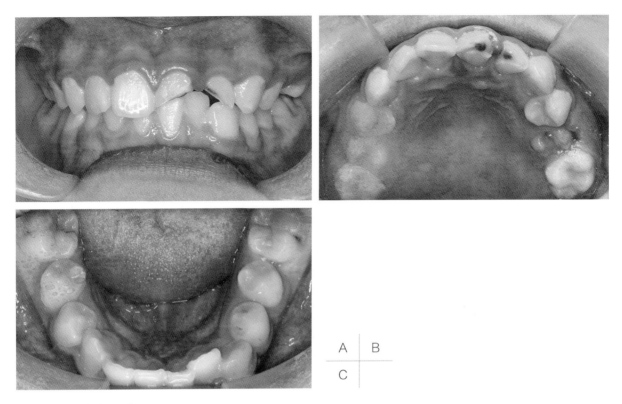

图 12-1 初诊时口内像

A. 正面殆像　B. 上颌殆面像　C. 下颌殆面像

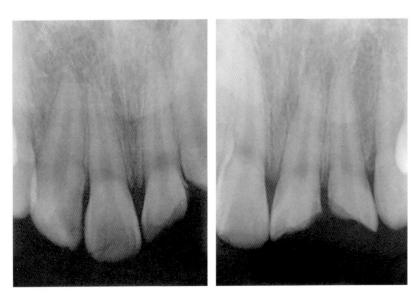

图 12-2 初诊时根尖片

A. 12、11、21 根尖片　B. 11、21、22 根尖周膜增宽，未见明显牙根折断影像

【诊断】

1. 21 复杂冠根折。
2. 22 复杂冠折。
3. 11 牙震荡。

【临床决策分析】

（一）术式选择依据

患儿外伤时间短（1 天内），21、22 断面清洁，存在活髓，计划行 21、22 牙髓切断术，利于牙髓的保存以及年轻恒牙牙根继续发育。

（二）术前评估

21、22 为年轻恒牙，牙根长度及根管壁厚度不足。牙齿折断面清洁、污染较少；牙髓增生明显，牙髓血运丰富，有利于活髓的保存。

患儿 10 岁，距最终修复年龄较长，间隙管理有一定难度；间隙缺损较大，邻牙及对颌牙容易倾斜或过长；21 腭侧断面于龈下 2mm。同时，患儿即将步入青春期，注重前牙美观需求。

（三）治疗方案

1. 21、22 牙髓切断术。
2. 11 观察。
3. 配戴上颌功能式间隙保持器。
4. 密切观察间隙变化及 21、11 牙根发育情况。

（四）术后注意事项

维护口腔卫生，定期复查。

【治疗过程】

1. 初诊治疗 21、22在4%阿替卡因肾上腺素局部麻醉下，上橡皮障，开灭菌包，行牙髓切断术，生理盐水冲洗后牙髓断面干净可止血，MTA盖髓，GIC垫底，光固化复合树脂充填。嘱2周后复诊。

2. 2周后复诊 21、22叩痛（−），Ⅰ°松动。11叩痛（−），生理动度。设计上颌功能式间隙保持器（图12-3），取模型，约日配戴（图12-4）。

3. 3个月后常规复诊 11、21、22叩痛（−），生理动度。

嘱患者每3个月定期复查。

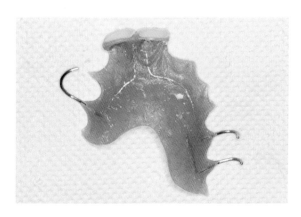

图12-3 上颌功能式间隙保持器

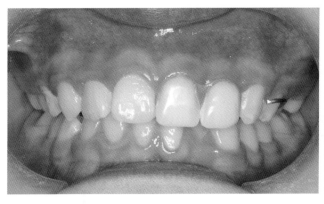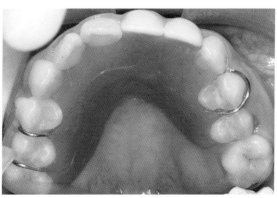

图12-4 保持器戴入后即刻口内像

A. 正面拾像 B. 上颌拾面像

A │ B

【术后复查与预后】

1. 患儿术后定期复查，21、22 行牙髓切断术后无冷热痛、自发痛等症状，3 个月及半年复查时无叩痛，生理动度；11 牙髓活力检测正常。可摘式间隙保持器戴用合适。邻牙未见倾斜，对颌牙未见过长现象（图 12-5）。根尖片示牙周膜清晰，未见根尖周病变（图 12-6）。

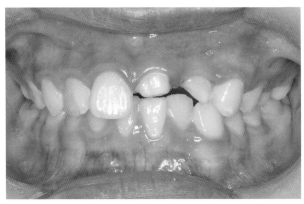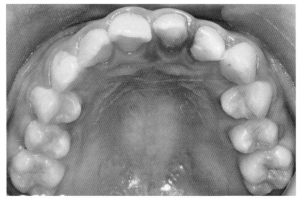

图 12-5　半年复查口内像，使用 MTA 盖髓后牙体颜色较暗

A. 正面骀像　B. 上颌骀面像

A ｜ B

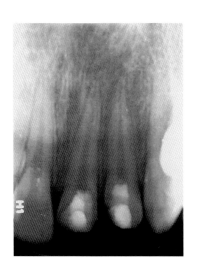

图 12-6　半年复查根尖片

牙周膜清晰，未见根尖周病变

2. 12个月后复查　复查时保持器松动，22近中近龈缘处出现继发龋坏（图12-7）。根尖片示21、22牙根基本发育完成（图12-8）。计划21、22行根管治疗术＋修复治疗。4%阿替卡因肾上腺素局麻下去除21、22充填体，打开后发现明显钙化桥形成（图12-9）。去除MTA并打通钙化桥后拔髓，可见牙髓成形，出血色鲜红（图12-10），常规行根管治疗术（图12-11）。2周后21、22行纤维桩及树脂冠修复（图12-12）。

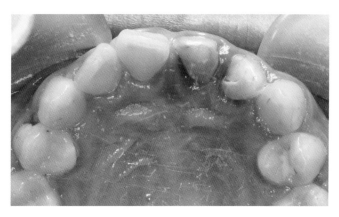

图12-7　12个月复查口内像
22近中龈缘处有继发龋坏

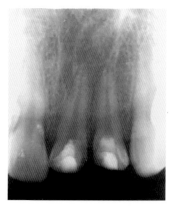

图12-8　12个月复查根尖片
21、22牙根发育基本完成

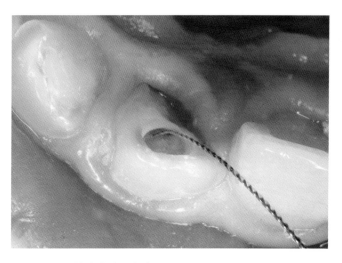

图12-9　根管治疗术口内像
肉眼可见钙化桥形成

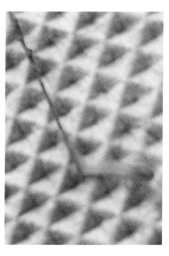

图12-10　拔髓时牙髓成形，
出血色鲜红

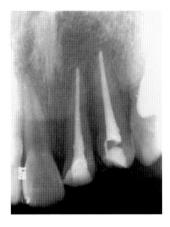
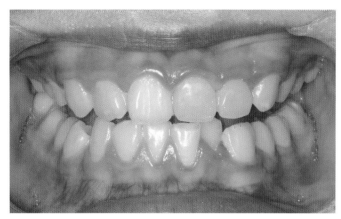

图12-11　根管充填后根尖片　　图12-12　完成纤维桩及树脂冠修复后效果

【经验与体会】

　　儿童年轻恒前牙外伤较成人复杂，变化大，预后不明确。由于牙根未发育完成，根管壁厚度不足，牙冠龈缘位置未固定，因此我们需要以发展的眼光来对待，对年轻恒前牙外伤需进行有效地序列治疗。

　　初诊时，患牙条件不佳，牙髓暴露，牙根未发育完成，腭侧断面位于龈下2mm，患儿10岁距离最终修复年龄尚有较长时间，邻牙及对颌牙容易倾斜或过长而占据修复空间，这些都是不利于成年后修复的因素。考虑到以下情况：①外伤时间短，断面清洁污染较少；②牙髓增生明显，牙髓血运丰富；③虽然根尖孔接近闭合，但患牙为年轻恒牙，保存活髓能够让患牙继续萌出以及增加根管壁厚度。因此，初诊治疗计划为21、22冠髓切断术，以控制牙髓感染。这是序列治疗的第一步。

　　考虑到邻牙及对颌牙都容易倾斜或过长占据修复空间，我们制作了可摘式间隙保持器，可有效维持三维间隙，同时满足患儿的美观要求。这是序列治疗的第二步。

　　在第12个月复查时，保持器松动、易脱落。考虑到根尖孔基本闭合以及存在继发龋，我们进行了根管治疗术。去除充填体后可见有钙化桥形成，拔髓成形。牙髓切断术的成功标准是：能够保存活髓，有钙化桥形成。这也直接说明了牙髓切断术是成功的。去除原充填体后，可见腭侧断面基本齐龈，说明牙龈炎症的消退以及伴随牙根发育的牙齿继续萌出，使得断面位置向龈缘方向移动。

术中使用MTA作为活髓保存剂。虽然前牙使用MTA会有变色的问题发生。但本病例中，患牙剩余牙冠短并近龈缘，因此变色带来的美观问题较小。此外，MTA与牙本质粘接能力、封闭性能以及材料稳定性能都优越于氢氧化钙制剂，在靠近龈缘的情况下MTA能更好地防止微渗漏的发生。

回顾整个病例，通过对外伤牙的序列治疗后，我们有效地控制了牙髓感染，使得年轻恒牙继续生长，患儿的美观要求得到满足，同时还有效地维持了间隙，为后续修复治疗创造了足够的便利条件。

【小结】

1. 对于年轻恒牙，应尽可能保存牙髓，使牙根继续发育。牙根长度增加和牙本质壁增厚均有利于后续修复。

2. 对于大面积的牙体缺损，根据不同情况可选择不同的修复方式，如可摘式间隙保持器、树脂冠等。

【专家点评】

年轻恒牙外伤的治疗原则是尽量保留生活牙髓、保留牙齿以促进牙齿和局部牙槽骨的正常发育，为成年后修复打好基础。本病例是3颗牙齿的外伤，其中21为复杂冠根折，22为复杂冠折，露髓时间不长，暴露的牙髓断面清洁无明显污染，此外，牙髓增生也提示患牙牙髓的修复能力较强，故术者采取了牙髓切断术。1年后复查牙根发育完成，行根管治疗术时拔髓成形，由此可见活髓保存治疗是成功的。

在活髓保存治疗的过程中，盖髓材料的选择对于治疗效果有至关重要的作用。本病例术者选用的盖髓剂为 MTA，MTA 与传统氢氧化钙类活髓保存剂相比更具优势，其生物相容性更好，并有优秀的边缘封闭性，缺点是有牙齿变色的问题，故前牙较少选择 MTA，而本病例患牙剩余牙冠较少，牙冠变色对美观影响不大，在此情况下选用 MTA 是可以的。近年来新的盖髓材料不断问世，例如 Biodentin 和 iRoot BP 等，这些材料具有与 MTA 类似效果且不变色，操作性能也更好，更适用于前牙牙髓切断术。

本病例的另一个要点是上颌前牙牙体组织缺损的修复问题，前牙外伤后牙冠缺损的修复既是为了维持三维间隙，也是为了患儿的美观需求。21、22 剩余的牙冠组织较少，粘接面积不足，不适合采用树脂修复牙冠缺损，因此在牙根发育完成之前，采用上颌功能性间隙保持器来保持 21、22 的三维间隙。一般情况下，牙髓切断术后即使年轻恒牙根尖已发育完成，也并不急于行牙髓摘除，因为牙根的根管壁还比较薄，钙化程度相对较低，我们还是希望继续保存活髓形成继发牙本质，以进一步增加牙根的强度，且牙髓摘除后，牙齿失去牙髓的营养供应组织变脆易折断。本病例术者考虑到可摘式间隙保持器长期戴用不适，患儿口腔卫生不好，牙龈红肿明显且患牙有继发龋坏等因素，因此决定行根管治疗术，之后通过纤维桩及树脂冠修复保持间隙和美观，患儿的舒适度明显增加，也有利于牙列发育。这个病例的缺陷是在外伤牙的治疗过程中忽略了口腔卫生的维护，因而出现了龋病和牙龈的炎症。

（赵玉鸣）

参考文献

DIANGELIS A J，ANDREASEN J O，EBELESEDER K A，et al. International Association of Dental Traumatology guidelines for the management of traumatic dental injuries：1. Fractures and luxations of permanent teeth. Dental Traumatology，2012，28（1）：2-12.

牙外伤牙髓再生术后改行 MTA 根尖封闭术

病例提供者：彭楚芳

【基本信息】

患儿，男，9 岁 1 个月。因上颌前牙外伤 2 个月，近 1 个月来牙龈反复起脓疱求治。7 天前患牙在北京大学口腔医院急诊科诊断为"21 冠折，慢性根尖周炎"，予脓肿切开冲洗处理。现无不适。

【临床检查】

替牙列，第一恒磨牙中性关系，前牙深覆𬌗、深覆盖Ⅰ°。

21 牙冠中 1/3 折断，断面可见充填体，叩痛(＋)，不松动，唇侧可见牙龈瘘管。11 牙冠完整，无叩痛，不松动，牙龈未见异常。22 未萌。根尖片显示：21 牙冠中 1/3 缺损，牙根发育 Nolla 8 期，根尖区弥散性骨质密度减低；11 未见缺损，根尖周未见异常，牙根发育 Nolla 8 期（图 13-1）。

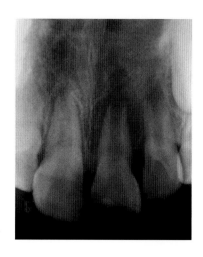

图 13-1　初诊时根尖片

【诊断】

1. 21 冠折。

2. 21 慢性根尖周炎。

【临床决策分析】

（一）术式选择依据

患儿左上颌前牙外伤导致牙髓坏死、根尖周炎，牙根发育 Nolla 8 期，根尖孔宽大呈平行状，这是行牙髓再生治疗、氢氧化钙根尖诱导成形术和 MTA 根尖封闭术的适应证。本病例因牙根发育期较早，希望牙根能进一步发育，首选牙髓再生治疗术。

（二）术前评估

患儿外伤后时间较短，根尖宽大，行牙髓再生治疗术可取得较好效果。采用牙髓再生术治疗根尖周炎时，对源于外伤的患牙治疗效果可能较源于畸形中央尖折断的患牙差，而且牙髓再生治疗术远期有牙根不发育、根管钙化和根管再感染等可能，因此定期复查很重要，需要及时发现问题并及时处理。

（三）治疗方案

21 行牙髓再生治疗术，如果失败可根据牙根发育程度不同选择根尖封闭术或根管治疗术。成年后冠修复。

（四）术后注意事项

维护口腔卫生，定期复查。

【治疗过程】

1. 首次治疗

处置：上橡皮障，21 开髓揭顶，冠髓已分解，有少量出血，呈暗红色，根管内距切端 10mm 处探诊有疼痛，2.5% 次氯酸钠溶液冲洗，擦干，封三联抗生素糊剂，玻璃离子暂封。

2. 1 周后复诊

检查: 21 无不适，暂封物完好，叩痛（＋），不松动，瘘管闭合，周围黏膜仍有红肿。

处置:打开根管后，氯己定溶液冲洗，超声荡洗后，生理盐水冲洗，再用 2.5% 次氯酸钠溶液冲洗，超声荡洗，擦干，封三联抗生素糊剂，玻璃离子暂封。

3. 4 周后复诊

检查: 21 无不适，暂封物完好，不松动，无叩痛，牙龈仍稍红肿。

处置:打开根管后，2.5% 次氯酸钠溶液、17%EDTA溶液各20mL 依次冲洗，超声荡洗后，生理盐水冲洗，擦干，封氢氧化钙糊剂，玻璃离子暂封。

4. 6 周后复诊

检查: 21 无不适，暂封物完好，不松动，无叩痛，牙龈无红肿。

处置: 打开根管后，2.5% 次氯酸钠溶液、17%EDTA 溶液和生理盐水各 20mL 按顺序依次冲洗，擦干，40# 锉刺根尖引出血至根管口下方，静置 10 分钟后，放 MTA 于根管口，上方放置湿润棉球，玻璃离子暂封。根尖片示: 21 根管口 MTA 厚度达 3mm，根尖周骨质密度有增加（图 13-2）。

5. 7 周后复诊

检查: 21 无不适，暂封物完好，不松动，无叩痛，牙龈无红肿。

处置:打开根管后，取出湿棉球，探 MTA 质硬，GIC 垫底，酸蚀后，粘接树脂修复。

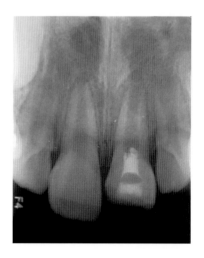

图 13-2　6 周后复诊根尖片

【术后复查与预后】

1. 治疗术后8个月复诊 21充填体完好，不松动，牙龈未见异常。根尖片示：21根尖周阴影消失，牙根增长，根壁增厚，根尖孔缩小（图13-3）。

2. 治疗术后10个月复诊 上颌前牙再次外伤，右上颌前牙牙冠折断。根尖片示：11未见根折，根尖周未见病变，近中切角折断至牙本质层（图13-4）。

诊断：11牙本质折断。

处置：GIC暂时充填修复，21无异常。

3. 治疗术后15个月复诊 21充填体完好，11充填体脱落，不松动，牙龈未见异常。根尖片示：21牙周膜清晰连续，根壁增厚，根尖接近闭合；11牙体缺损，牙周膜清晰连续（图13-5）。

诊断：11充填体脱落。

处置：11树脂修复。

4. 治疗术后28个月复诊 21充填体完好，11充填体脱落，不松动，牙龈未见异常。根尖片示：21根管影像较11窄细，髓腔充填体下方有明显钙化屏障形成；11根尖周未见异常（图13-6）。

诊断：11充填体脱落。

处置：11树脂修复。

5. 治疗术后33个月复诊 11、21充填体完好，不松动，牙龈未见异常。根尖片示：21根管影像较5个月前继续变窄细，髓腔充填体下方钙化屏障增厚，根尖孔闭合（图13-7）。

诊断：21根管钙化。

处置：口腔修复科医师会诊认为，根据21牙体剩余量，估计患儿成年后应行桩核冠修复，故应改行根管治疗。告知家长病情，家长要求考虑。

6. 治疗术后39个月复诊 11、21充填体完好，不松动，牙龈未见异常。CBCT示：充填体下方钙化屏障厚度为5~6mm，根尖唇舌径宽大。

处置：21行MTA根尖封闭术（图13-8）。

7. 治疗术后57个月复诊 11、21充填体完好，不松动，牙龈未见异常。根尖片示：21根尖周未见异常，根充物完好（图13-9）。

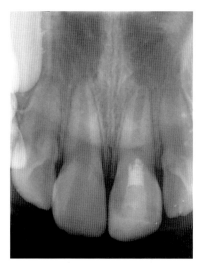

图 13-3 治疗术后 8 个月复诊根尖片

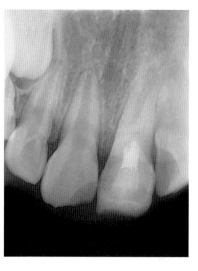

图 13-4 治疗术后 10 个月复诊根尖片

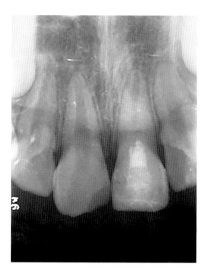

图 13-5 治疗术后 15 个月复诊根尖片

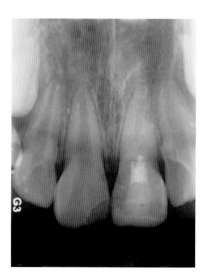

图 13-6 治疗术后 28 个月复诊根尖片

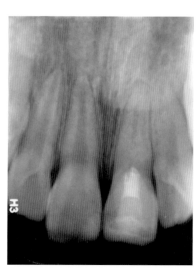

图 13-7 治疗术后 33 个月复诊根尖片

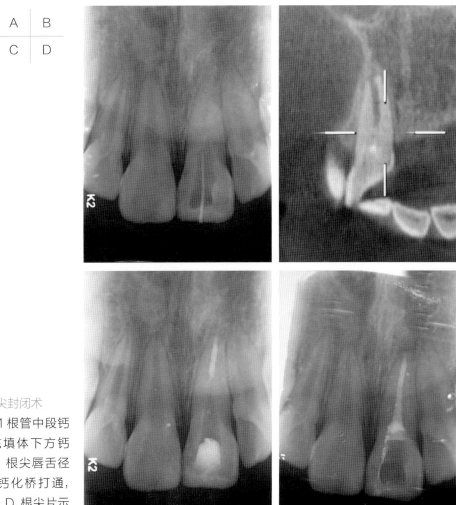

図 13-8 21 行 MTA 根尖封闭术

A. 插诊断丝根尖片示 21 根管中段钙化不通　B. CBCT 示充填体下方钙化屏障厚度为 5~6mm，根尖唇舌径宽大　C. 根尖片示 21 钙化桥打通，MTA 封闭根尖约 5mm　D. 根尖片示热牙胶充填根管中上部

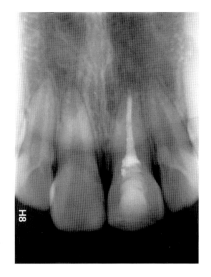

图 13-9　治疗术后 57 个月复诊根尖片

【经验与体会】

本病例是因左上颌前牙外伤牙本质折断引发慢性根尖周炎的年轻恒牙，经过牙髓再生治疗术后 3 年余，取得较好的效果，牙根增长，根壁增厚，根尖闭合，但发生了并发症——根管钙化。因远期修复需要改行了 MTA 根尖封闭术。在病例诊治中，有以下两个关键点的处理，值得与大家分享。

1. 对于牙髓坏死伴根尖周病变的年轻恒牙，治疗可选择牙髓再生治疗术、氢氧化钙根尖诱导成形术和 MTA 根尖封闭术。对于氢氧化钙根尖诱导成形术来说，治疗操作简便，材料易得，但有牙根不能继续发育、疗程长、患者依从性差，以及封药的强碱性导致根壁纤维蛋白变性易引起根折的缺点。对于 MTA 根尖封闭术来说，缩短了疗程，治疗效果好，但需要备有显微镜设备和 MTA 材料，而且牙根也不能继续发育。而牙髓再生治疗术最大的优点是可以在 X 线片上看到牙根继续发育的影像，对于牙根发育早、根壁薄的年轻恒牙具有一定优势，因此，我们选择了牙髓再生治疗术。

2. 在牙髓再生治疗术后 2 年多出现了根管部分钙化封闭的情况，这种并发症多有报道，甚至报道有长期随访病例根管会完全堵塞。因为本病例是牙冠折断到中部的左上颌前牙，考虑到要桩核冠修复此牙，所以在根管完全闭锁前需行根管治疗。通过 CBCT 可以看到钙化主要发生在根管中上部，下方根管唇舌向还是很宽的，根尖再预备时发现 70# 锉容易通过根尖，根据文献上对 MTA 根尖封闭术的适应证要求，60# 锉能顺利通过根尖则可行 MTA 根尖封闭术，故本病例我们选择了 MTA 根尖封闭术治疗。

【小结】

1. 对于牙髓坏死伴根尖周病变的牙根发育早期的年轻恒牙，治疗选择牙髓再生治疗术，可以促进牙根继续发育。

2. 如果根尖宽大，且大于 60# 锉能顺利通过根尖，则可选择 MTA 根尖封闭术封闭根尖。

【专家点评】

　　本病例是一例前牙外伤致根尖周炎通过牙髓再生治疗术、根尖封闭术治疗获得满意疗效的病例。通过详细的病史描述可以看到，本病例的诊疗过程完全是按照美国牙体牙髓病学会公布的牙髓再生治疗术诊疗指南进行的，这也是取得满意疗效的保证。在改行根管治疗时的根尖片显示根尖孔闭合，但 CBCT 上可以观察到唇舌向根尖孔依然很宽大，由此提示我们在面对复杂病例时 CBCT 可以为临床诊疗工作提供更多信息。

（夏　斌）

参考文献

1. THANAWAN J，JEERAPHAT J，KALLAYA Y，et al. Mahidol study 1：comparison of radiographic and survival outcomes of immature teeth treated with either regenerative endodontic or apexification methods：a retrospective study. J Endod，2012，38（10）：1330-1336.

2. ERIC B，AURÉLIE B，TCHILALO B，et al. MTA versus Ca（OH）2 in apexification of non-vital immature permanent teeth：a randomized clinical trial comparison. Clin Oral Investig，2015，19（6）：1381-1388.

3. SHE C M L，CHEUNG G S P，ZHANG C F. Long-Term Follow-Up of a Revascularized Immature Necrotic Tooth Evaluated by CBCT. Case Reports in Dentistry，2016：4982458.

近冠 1/3 根折钙化愈合

病例提供者：陈洁

【基本信息】

患儿，女，9 岁 5 个月。因上颌前牙外伤 1 周就诊。患儿 1 周前摔倒，致左上颌前牙松动，外伤后 1 小时在当地医院就诊，诊断为左上颌前牙外伤，并将两侧上颌中切牙固定。来北京大学口腔医院要求继续治疗。

【临床检查】

口腔卫生较差，上下颌前牙牙面有软垢，尤其见于牙颈部，龈缘轻度充血（图 14-2）。

11、21 树脂粘接固定，固定下 11、21 无松动，牙冠未见明显变色，叩诊（-），龈缘轻度充血，无咬合创伤（图 14-1）。冷测 21 较 11 迟钝；牙髓电活力测试：11 为 26，21 为 48，31 为 39（对照）。

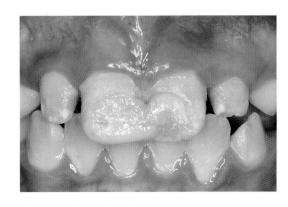

图 14-1　初诊时口内像

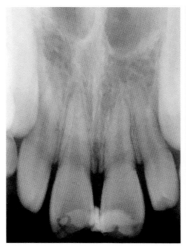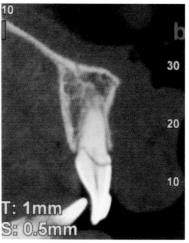

图 14-2 初诊时根尖片及 CBCT

A. 初诊时根尖片　B. 初诊时 CBCT

A ｜ B

根尖片及 CBCT 检查示：21 根折线唇侧在牙颈部，且达牙槽嵴顶冠方，腭侧在牙槽嵴顶根方，牙根基本发育完成，未见根尖病变。

【诊断】

21 根折（近冠 1/3 根折）。

【临床决策分析】

（一）术式选择依据

1. 近冠 1/3 根折，尤其是唇侧折断线在接近牙槽嵴顶处，根折线处钙化愈合的概率很低，治疗原则可按照冠根折考虑。如果考虑去除松动的冠部牙体组织，需要评估残留牙根长度是否可以做桩冠修复。

2. 本病例修复科会诊意见　残留牙根短，无法做桩冠修复。如果拔除冠部折断部分仅保留残根在牙槽骨内，需要行牙髓治疗并保持间隙。考虑患儿为替牙期，功能性间隙保持器需定期更换，至成年后做种植修复。这样的方案疗程长，费用高，且中间的不确定性高，如果患儿不能坚持配戴功能保持器，可能导致间隙丧失，后期可能需要正畸治疗。

3. 本病例是根折，折断线没有与口腔相通，没有外界感染进入。

（二）术前评估

本病例患儿外伤后 1 小时就诊，伤牙复位固定及时，为根折牙钙化愈合提供了希望。保守治疗疗程长，疗效不肯定，但患儿及家长强烈希望尝试保守治疗，依从性好。

术前交代：如果失败需拔除冠部折断片，需保持间隙，待成年后种植。

（三）治疗方案

长时间固定 + 定期复查。

（四）注意事项

治疗期间勿用伤牙咬东西，注意口腔卫生。

【治疗过程】

1. 首诊治疗　清洁牙面；保持目前固定，避免用伤牙咬东西；1 个月复诊，密切观察牙髓状态，不适随诊。

2. 首诊后 1 个月复诊　患儿自述上颌前牙固定树脂脱落 1 天。

检查：口腔卫生有所改进。11 与 21 原树脂固定脱落，21 呈Ⅱ°松动，叩诊不适，龈（－），冷测有感觉；牙髓电活力测试：11 为 17，21 为 46，31 为 46（对照）。

处置：牙面局部清洁，改用 12、11、21、22、63 钢丝 + 树脂固定。嘱 3 个月复诊。

3. 外伤后 4 个月复诊

检查：上颌前牙钢丝 + 树脂固定完好，口腔卫生良好。固定下 11 无松动，21 呈Ⅰ°松动。牙龈正常，叩诊（－）。11 和 21 冷测有感觉。牙髓电活力测试：11 为 19,21 为 38,31 为 33（对照）。根尖片示 21 根折线清晰，未见根尖病变，63 根吸收（图 14-3）。

处置：去除 63 的钢丝固定，保留 12、11、21、22 固定。嘱 3 个月复诊。

4. 外伤后 6 个月定期复诊

检查：口腔卫生良好。12、11、21、22 钢丝＋树脂固定完好。21 固定下无松动，牙龈正常，叩诊（－）。根尖片示 21 根折线仍明显，未见根尖病变（图 14-4）。

处置：局部清洁 21 牙面，嘱半年复诊，不适随诊。

5. 外伤后 11 个月复诊

检查：上颌前牙原固定完好，固定下 21 无松动，叩诊（－），牙龈正常（图 14-5）。21 冷测有感觉；牙髓电活力测试：11 为 37，21 为 23。根尖片示根折线处似有钙化影像，未见根尖病变及牙根吸收（图 14-6）。

处置：去除上颌前牙的固定（图 14-7）。去除固定后检查 21 无松动，叩诊（－）。去除固定后，CBCT 示根折线处钙化，未见根尖病变（图 14-8）。

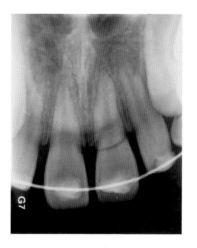 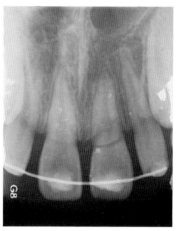

图 14-3 外伤后 4 个月根尖片　　　图 14-4 外伤后 6 个月根尖片

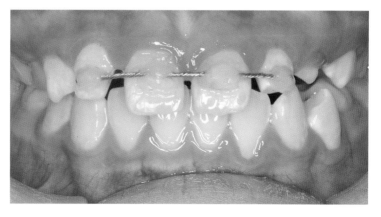

图 14-5 外伤后 11 个月去除固定前口内像

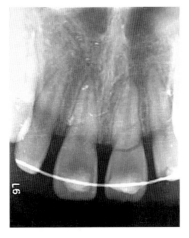
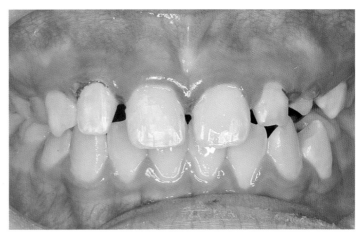

图 14-6 外伤后 11 个月根尖片 　　图 14-7 外伤后 11 个月去除固定后口内像

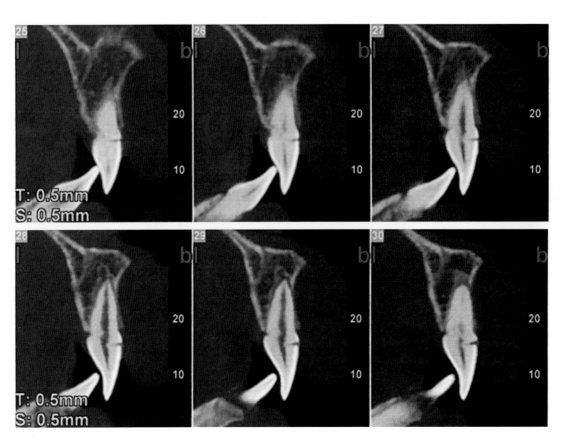

图 14-8 外伤后 11 个月去除固定后 CBCT

【术后复查与预后】

外伤后 42 个月复查，21 无松动，叩诊（－），牙龈正常，11、12、21、22 原散在间隙减小（图 14-9），21 冷测同对照牙。牙髓电活力测试：11 为 12，21 为 11。根尖片示根折线处似有钙化，未见根尖病变（图 14-10）。

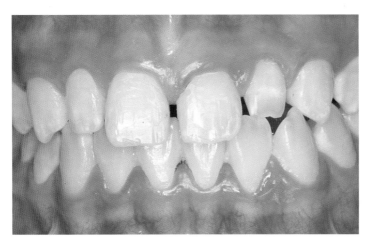

图 14-9 外伤后 42 个月正面𬌗像

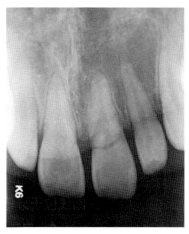

图 14-10 外伤后 42 个月根尖片

【经验与体会】

根中 1/3 折断的固定时间通常是 1 个月，而近冠 1/3 的牙根折断要延长固定时间，具体固定时间根据根折愈合情况而定，甚至要与邻牙永久固定。而本病例中的患牙虽然外伤时牙根已经发育完成，但患儿年龄较小（9 岁半），愈合能力较强，最终在固定约 1 年时间形成了钙化愈合。

牙髓感染坏死是影响根折牙齿预后的重要因素。该牙唇侧折断线在牙槽嵴顶冠方，龈沟和根折线处相联通，极易导致口腔内的细菌通过折断线引起牙髓感染。医嘱注意口腔卫生及每次就诊清洁牙面，是防治该牙牙髓感染的重要措施，而该牙保持的活髓对于其钙化愈合起到至关重要的作用。

替牙期患儿后牙萌出高度不足，前牙往往是深覆𬌗，要注意检查外伤牙是否有咬合创伤，本病例诊疗过程中一直在检查外伤牙的咬合状况，并嘱患儿在固定期间避免用伤牙咬东西，从而减少外力对患牙的影响。

外伤时患儿9岁半，上颌前部牙槽骨正在生长发育中，长时间的固定会影响局部牙槽骨发育和牙齿排列，治疗过程中要密切观察折断线处钙化状况，一旦钙化，及时去除固定，以利于局部牙槽骨发育及牙齿自行排列。本病例患儿在去除固定后出现了上颌前牙位置进一步排列，原来的前牙散在间隙减小。

【小结】

1. 根折在恒牙外伤中发生率较低，约占恒牙外伤的0.5%~7%。根折线位于牙槽嵴顶冠方的发生率更低。

2. 牙根折断位置越近根尖部，预后越好，越近牙冠部预后越差，尤其是折断线位于牙槽嵴顶冠方，折断线处发生钙化愈合的概率非常低。

3. 患牙根折线在牙槽嵴顶冠方，通过良好的固定治疗在折断线处形成钙化愈合，为临床提供了宝贵经验。

【专家点评】

根折的愈合始于折断处周围的牙髓和牙周膜，会出现牙髓愈合和牙周膜愈合两种类型的愈合反应，这些过程可分别发生。一方面，当根折处牙髓完整时，牙髓组织中未分化细胞分化成成牙本质细胞，并聚集起来形成硬组织桥，连接折断的冠端和根端，使折断处稳固。另一方面，来自牙周膜的成牙骨质细胞形成牙骨质沉积，在根折线附近形成硬组织桥，并从中间向两旁逐渐消除根折线。但上述根折愈合过程容易被外界因素打破。当根折部牙髓被严重拉伸，甚至断裂后，如果是无菌环境下，冠端牙髓的血管有可能重建，此时，来自牙周膜的细胞主导根折的愈合，通过插入结缔组织将这段的冠端和根端牙体"联合"起来。一旦细菌进入断裂的牙髓组织，如果感染不能控制，感染和坏死的牙髓组织使根折线处发生炎症吸收，导致治疗失败。

由此可见在根折愈合中，保存活的牙髓和健康的牙周膜是成功的关键。一般来说，对于靠近牙颈部的根折，龈沟和根折线处的交通感染是炎症反应的来源。本病例中唇侧根折线在牙槽嵴顶处，极易造成龈沟损伤，导致口腔微生物通过龈沟伤口进入折断线，造成牙髓感染。本病例就诊非常及时，外伤后1小时就对根折牙进行了树脂夹板固定，在后续的门诊治疗中，医师发现原固定脱落后又及时为患儿更换了更为可靠的固定方式，保证了冠端没有明显移位，没有造成龈沟损伤和牙髓断裂，为治疗成功打下了基础。考虑到本病例根折的部位，冠端松动移位会对预后产生严重不利影响，医师采用了超常规的固定时间，固定近1年。在X线片提示部分根折线处有"钙化"后，拆除固定，经过42个月观察，根折愈合效果满意。

（秦　满）

参考文献

1. ANDREASEN J O，ANDREASEN F M，ANDERSSON L. Textbook and color atlas of traumatic injuries to the teeth，4th ed. Copenhagen：Munksgaard，2007.

2. MAJORANA A，PASINI S，BARDELLINI E，et al. Clinical and epidemiological study of traumatic root fractures. Dent Traumatol，2002，18：77-80.

3. ANDREASEN J O，ANDREASEN F M，MEJÀRE I，ET AL. Healing of 400 intra-alveolar root fractures. 1. Effect of pre - injury and injury factors such as sex，age，stage of root development，fracture type，location of fracture and severity of dislocation. Dent Traumatol，2004，20：192-202.

4. CVEK M，ANDREASEN J O，BORUM M K. Healing of 208 intra - alveolar root fractures in patients aged 7-17 years. Dent Traumatol，2001，17：53-62.

5. ANDREASEN F M，ANDREASEN J O. Resorption and mineralization processes following root fracture of permanent incisors. Endod Dent Traumatol，1988，4：202-214.

恒切牙挫入及亚脱位的临床观察及管理

病例提供者：马文利

【基本信息】

患儿，男，7岁。于2018年2月就诊。3天前在高速公路服务站被铁丝绊倒，颏部着地，上颌前牙挫入，当时牙龈出血较多，下颌前牙松动。次日上唇肿胀，现已基本恢复正常。

【临床检查】

患儿神清合作，步入诊室。

11、21挫入，切端暴露约1mm（切端中点至龈缘弧形顶点），对照受伤前生活照片，估计挫入约3~4mm。11切端牙釉质缺损，探不敏感，叩痛（±），牙龈轻度肿胀。31、32、41、42牙冠完整，颜色正常，无明显移位，叩（±），Ⅱ°松动，无殆创伤，牙龈未见明显异常。根尖片示：11切端折断，11、21挫入，牙根发育Nolla 8期，根尖周膜间隙消失，未见明显根折影像；31、41牙根发育Nolla 9期，32、42牙根发育Nolla 8期，牙周膜间隙基本正常，未见牙齿折断，未见根尖周骨密度减低，无牙槽骨骨折影像（图15-1）。

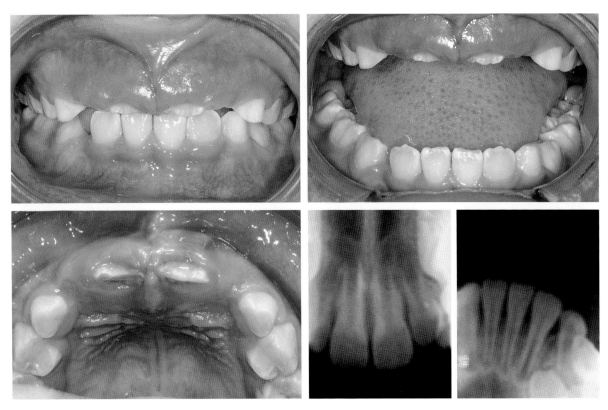

图 15-1 初诊时口内像及根尖片

A. 口内正中殆像　B. 唇侧张口状态口内正面像　C. 上颌殆面像
D. 上颌中切牙根尖片　E. 下颌切牙根尖片

A		B
C	D	E

【诊断】

1. 11 牙齿挫入 + 牙本质折断。

2. 21 牙齿挫入。

3. 31、32、41、42 牙齿亚脱位。

【临床决策分析】

（一）术式选择依据

术式选择主要是依据国际牙外伤学会（International Association of Dental Traumatology）推荐的挫入牙参考处理方法（表 15-1）。

表 15-1　国际牙外伤学会推荐挫入牙参考处理方法

牙根发育程度	挫入程度	复位方法		
		观察再萌出	正畸牵引	外科复位
根未发育完成	<7mm	√		
	>7mm		√	√
根发育完成	<3mm	√		
	3~7mm		√	√
	>7mm			√

（二）术前评估

本病例患儿受伤时年龄为 7 岁，11、21、32、42 发育程度低，仅为 Nolla 8 期；31、41 为 Nolla 9 期。参照受伤前生活照片，判断 11、21 挫入深度约为 3~4mm，是等待其自然萌出的适应证。患儿家在本市，具备较为密集定期复查的条件。

（三）治疗方案

1. 11 护髓，择期树脂修复外形。

2. 11、21 观察，如不能自行萌出，则考虑正畸牵引；如果牙髓坏死，则行牙髓血运重建术。

3. 31、32、41、42 观察，必要时行牙髓治疗。

（四）术后注意事项

在观察初期需密集复查，具体观察内容如下：

1. 牙髓状况　当发现牙髓坏死时，应及时行牙髓摘除术。

2. 牙根固连　如果观察 4 周，11、21 仍无自行萌出迹象，和 / 或叩诊出现高调金属音时则要作出决策，即是否要进行正畸牵引术？

3. 11 护髓材料是否完整？如脱落，及时护髓。

4. 强调做好口腔菌斑控制工作，教会家长具体方法。

【治疗过程】

初诊当日（受伤后3天），11清洁牙面，Fuji IX GIC覆盖于牙釉质断面，调𬌗、抛光（图15-2）。

嘱注意口腔清洁，如果11冠折断面护髓材料脱落，应及时复诊。

【术后复查与预后】

1. 受伤后3周（20天）复查 无明显不适，家长观察到上颌前牙有所萌出。

检查：11、21牙冠暴露约2.5mm，叩痛（±），轻微金属高调音。不松动，无𬌗创伤，牙龈未见明显异常。根尖片示11、21根尖周未见明显异常，未见明显牙根内外吸收（图15-3）。

处置：手法晃动11、21，适当松解至有生理动度。

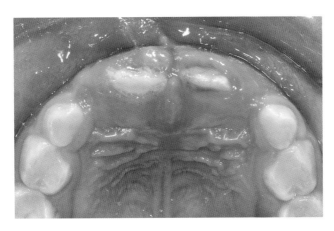

图15-2 11冠折断面护髓后口内像

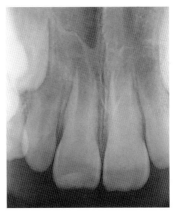

图15-3 11、21受伤后3周根尖片

2. 受伤后 8 周复查

检查：临床冠长度约为 4mm，叩痛（－），金属高调音，不松动，冷测无反应，12、22 萌出 1/3。根尖片示 11、21 根尖周未见明显异常，牙周膜窄，未见明显牙根内外吸收。31、32、41、42 牙冠完整，颜色正常，无明显移位，叩痛（－），松动度略大于生理动度，无𬌗创伤，牙龈未见明显异常。根尖片示 31、41 发育为 Nolla 9 期，牙周膜间隙正常，未见明显内外吸收（图 15-4）。

处置：手法晃动 11、21，但效果不明显。

3. 受伤后 13 周复查

检查：11、21 较 1 个月前有进一步萌出，牙尖交错𬌗时，上下颌前牙之间有 1.5mm 间隙，叩诊金属高调音，不松动，冷、热测有迟缓反应（图 15-5）。

处置：继续观察。

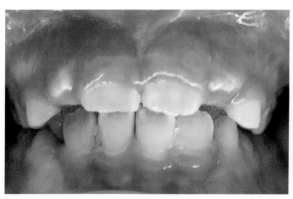
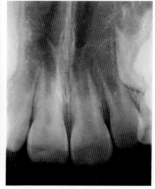

图 15-4 受伤后 8 周口内像及根尖片
A. 正面观　B. 上颌切牙根尖片　C. 下颌切牙根尖片

A ｜ B ｜ C

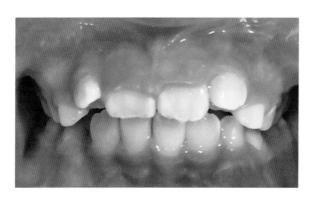

图 15-5 受伤后 13 周口内像

4. 受伤后 19 周复查

检查：11、21 萌出不同步，21 萌出显著，牙冠色正常，生理动度，叩痛（－）。11 较 21 短约 1mm，切端充填体完整，牙色正常，叩诊有金属高调音，不松动，龈缘轻微充血，根尖区牙龈正常。11 冷测无反应，21 冷测有反应。根尖片示 11、21 根尖周未见明显异常，21 远中侧牙根似有轻微表面吸收（图 15-6）。

5. 受伤后 24 周复查　家长发现 11 进一步萌出，牙冠表面有着色。

检查：11 仍较 21 短约 1mm，叩痛（－），高调金属音消失，11、21 均为生理动度，冷、热测均有反应（图 15-7）。

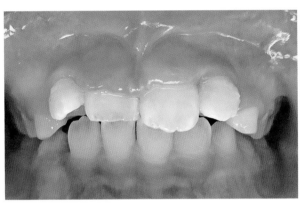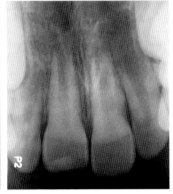

图 15-6　受伤后 19 周口内像及根尖片
A. 正面观　B. 上颌切牙根尖片

A　B

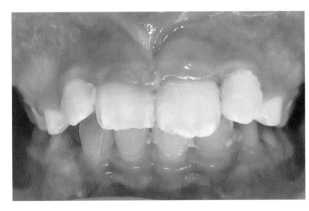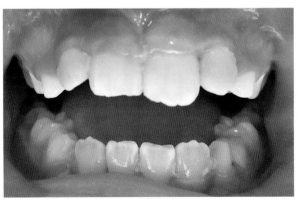

图 15-7　受伤后 24 周口内像
A. 牙尖交错位正面观　B. 唇侧张口状态

A　B

6. 受伤后 34 周复查

检查: 可见多颗牙牙面有明显色素沉着, 11、21、31、32、41、42 牙齿位置较前次复查无明显改变, 叩诊无金属高调音, 生理动度, 冷测反应略迟钝, 11 切端护髓材料基本完好。根尖片示 11、21 根长变化不明显, 根管整体密度增高, 怀疑髓腔有钙化趋势, 牙周膜比较均匀, 根尖周未见明显骨密度减低。31、32、41、42 牙根继续发育 (图 15-8)。

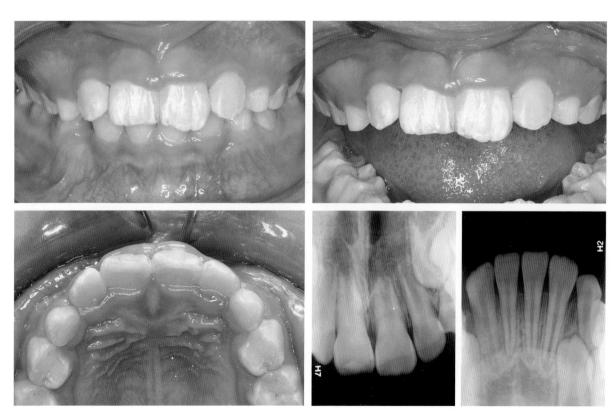

图 15-8 受伤后 34 周口内像及根尖片
A. 牙尖交错位正面观   B. 唇侧张口状态   C. 上颌𬌗面观   D. 上颌切牙根尖片
E. 下颌切牙根尖片

A		B
C	D	E

7. 受伤后 49 周复查

检查：11、21、31、32、41、42 牙齿位置较前次复查无明显改变，叩诊无金属高调音，生理动度，冷测反应略迟钝，11 切端护髓材料基本完好。根尖片示 11、21 牙根继续发育，21 牙根短于 11，根管整体密度增高，牙周膜均匀，根尖周未见明显骨密度减低。31、41 牙根发育基本完成，32、42 牙根继续发育。31、41、32、42 根尖周未见明显异常（图 15-9）。

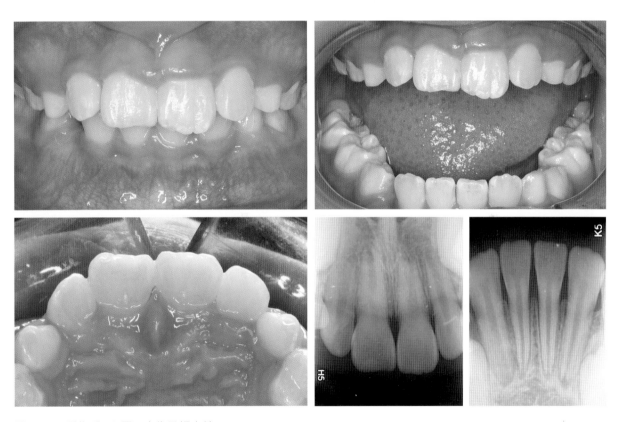

图 15-9　受伤后 49 周口内像及根尖片
A. 牙尖交错位正面观　B. 唇侧张口状态　C. 上颌𬌗面观　D. 上颌切牙根尖片
E. 下颌切牙根尖片

A	B	
C	D	E

8. 受伤后 14 个月复查

检查：11、21、31、32、41、42 牙齿颜色正常，有咬合接触，11、21 叩诊音正常，无不适，生理动度，冷测反应略迟钝，11 切端护髓材料基本完好。根尖片示 11、21 根长与前次复查比较变化不明显，21 牙根短于 11，根管整体密度增高，牙周膜比较均匀，根尖周未见明显骨密度减低（图 15-10 ）。

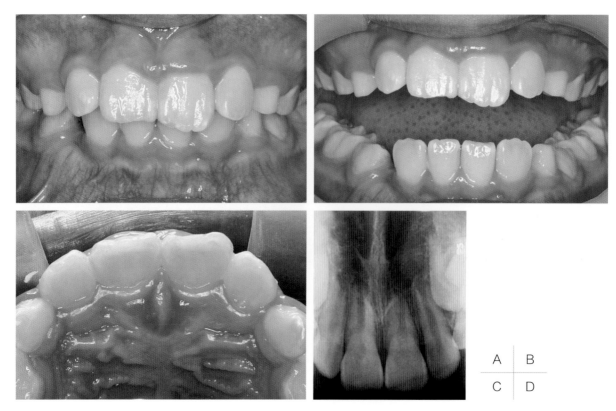

A	B
C	D

图 15-10 受伤后 14 个月口内像及根尖片

A. 牙尖交错位正面观　B. 唇侧张口状态　C. 上颌𬌗面观　D. 上颌切牙根尖片

9. 受伤后 18 个月复查

检查：11、21、31、32、41、42 牙齿颜色正常，有咬合接触，11、21 叩诊无金属高调音，生理动度，冷测反应略迟钝。根尖片示 11 根尖发育接近完成，而 21 牙根发育约为 Nolla 9 期，似为停滞状态。髓腔根管整体密度增高，牙周膜比较均匀，根尖周未见明显骨密度减低。31、41 牙根发育完成，32、42 牙根发育接近完成。31、41、32、42 根尖周未见明显异常（图 15-11）。

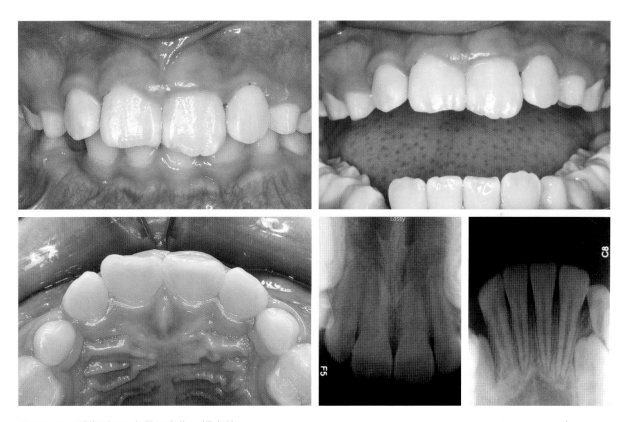

图 15-11　受伤后 18 个月口内像及根尖片
A. 牙尖交错位正面观　B. 唇侧张口状态　C. 上颌𬌗面观　D. 上颌切牙根尖片
E. 下颌切牙根尖片

A	B
C	D	E

【经验与体会】

牙齿挫入通常发生于 6~12 岁的儿童，占恒牙牙齿外伤的 0.3%~1.9%，是一种严重的牙齿外伤，牙齿沿牙长轴进入牙槽骨，伴有牙槽窝的压缩或牙槽窝壁骨折。

牙齿挫入后远期会出现较为严重的并发症，常见并发症包括：牙齿固连、牙髓坏死、牙根吸收及牙槽骨边缘吸收等。一些研究结果显示非复位治疗的病例并发症出现较少。牙齿亚脱位损伤相对较轻，但仍可能出现牙髓充血、出血、暂时性感觉丧失及牙髓坏死、牙髓纤维变性、牙髓钙化等近期及远期的并发症，因此，同样需要密切观察。

挫入性牙外伤预后相关最重要的三个因素是牙根发育程度、挫入深度和年龄。挫入的深度与牙根吸收的风险系数相关性最强；牙根发育未完成的牙齿出现牙根吸收的风险系数较低。牙根发育程度与牙髓存活有很高的相关性，挫入牙在患者年龄越小、根尖发育程度越低时，牙髓血运重建的概率越高。有研究发现，牙髓活力丧失后约 25% 的病例可能出现自发的再血管化，年轻恒牙能够发生牙根继续发育。牙髓坏死与牙根发育程度及挫入程度的关系较为密切，这两个因素决定了治疗方式的选择。采取口腔外科及正畸复位治疗措施的病例，恰恰是牙根发育完成、挫入程度重的牙，更多的牙齿会发生牙髓坏死。而发育程度低，挫入深度较浅的牙齿，不进行主动复位，等待其自行萌出更有利于促进牙髓再血管化。年龄和牙根发育程度的增加会提高牙根吸收及边缘骨吸收的风险。而且，侧切牙出现牙槽骨吸收的风险较高。不做复位处理的患牙，其牙槽骨边缘吸收程度明显好于正畸复位及外科复位的患牙。年龄与牙槽嵴边缘吸收的关系更为密切，年龄较大的患者更倾向于出现牙槽嵴边缘吸收，这可能是因为骨密度大，修复能力下降所致。

本病例患儿受伤时年龄为 7 岁，牙齿发育程度低，11、21、32、42 仅为 Nolla 8 期，31、41 为 Nolla 9 期。参照受伤前生活照片，判断 11、21 挫入深度约为 3~4mm，是等待其自然萌出的适应证。31、32、41、42 虽有Ⅱ°松动，但无殆创伤，因此也无需固定，只需进行密切观察。然而，观察不是被动等待，而是一个需要动态管理的过程。11 除挫入之外还伴有冠折，为复合型外伤，初

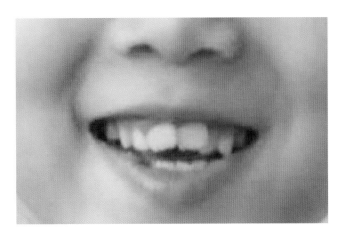

图 16-1　外伤前口内像

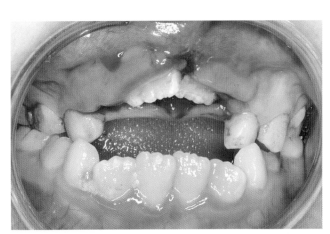

图 16-2　初诊时口内像及根尖片

A. 正面𬌗像

B. 上颌𬌗面像

C. 根尖片

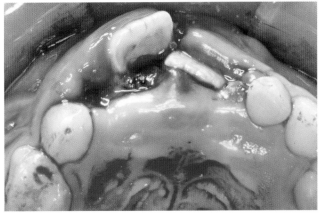

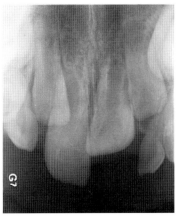

【诊断】

1. 11 挫入伴近中移位。

2. 21 挫入伴近中及舌侧移位。

3. 52 全脱出。

4. 上颌前牙牙龈撕裂。

【临床决策分析】

（一）术式选择依据

年轻恒牙外伤挫入的治疗方式包括：观察自发萌出、牵引复位和口腔外科复位。治疗方式的选择取决于牙齿挫入程度以及牙根发育情况，根据最新版国际牙外伤指南，对于牙根未发育完成、挫入量 <7mm 的牙齿，可以选择观察自发萌出。

（二）术前评估

口腔卫生状况较差；牙龈有撕裂；患儿配合。

（三）治疗方案

1. 对于 11、21 挫入，由于牙根未发育完成且挫入量 <7mm，因此试观察 2 周，若牙齿没有继续萌出趋势则开始行牵引复位。

2. 对于 52 全脱出，先进行观察。

3. 上颌前牙牙龈撕裂，需进行缝合。

（四）术后注意事项

1. 注意维护口腔卫生。

2. 勿用前牙咬硬物。

3. 定期复查，不排除成年后种植修复的可能。

1. 初诊（2016 年 4 月 5 日）

（1）11、21 及 52，先进行观察；

（2）上颌前牙牙龈撕裂，需进行缝合。

2. 外伤后 12 天复诊　11、21 无自发萌出，近中部分互相锁结，叩痛（－），无金属高调音，不松动，无殆创伤，牙龈伤口基本愈合（图 16-3）。

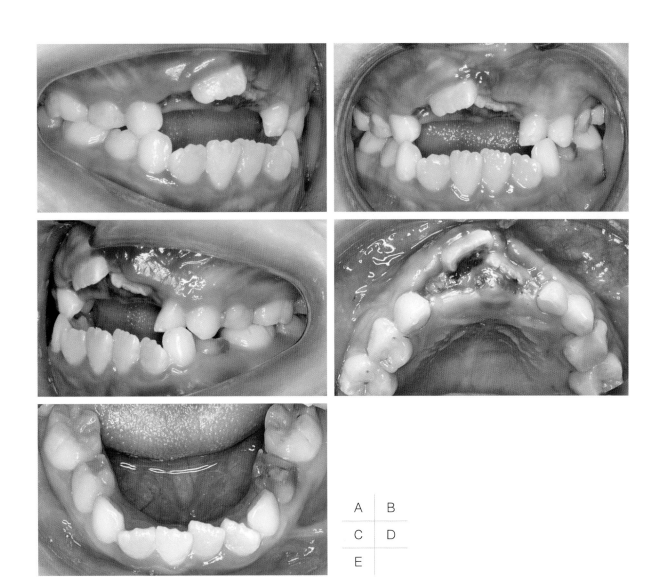

A	B
C	D
E	

图 16-3　外伤后 12 天口内像

A. 右侧殆像　B. 正面殆像　C. 左侧殆像　D. 上颌殆面像　E. 下颌殆面像

由于 11、21 没有任何继续萌出趋势，且两颗牙相互锁结，决定即刻行牵引复位。设计并制作双侧带环唇弓，11 唇面粘接舌侧扣，链状皮圈 + 结扎丝牵引，先牵引 11，解除锁结后牵引 21（图 16-4）。

3. 牵引持续 4 个月复诊　11、21 位置发生变化（图 16-5）。

4. 外伤后 4 个月复诊　结束牵引（图 16-6）。

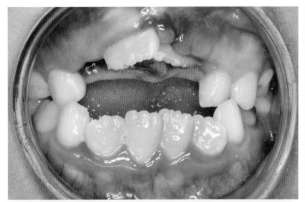
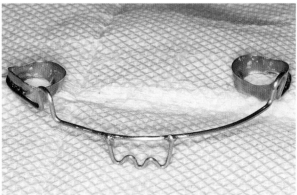
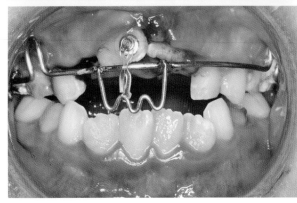

A	B
C	

图 16-4　11、12 行双侧带环唇弓牵引复位
A. 戴唇弓前　B. 双侧带环唇弓　C. 戴唇弓后配合链状皮圈 + 结扎丝牵引

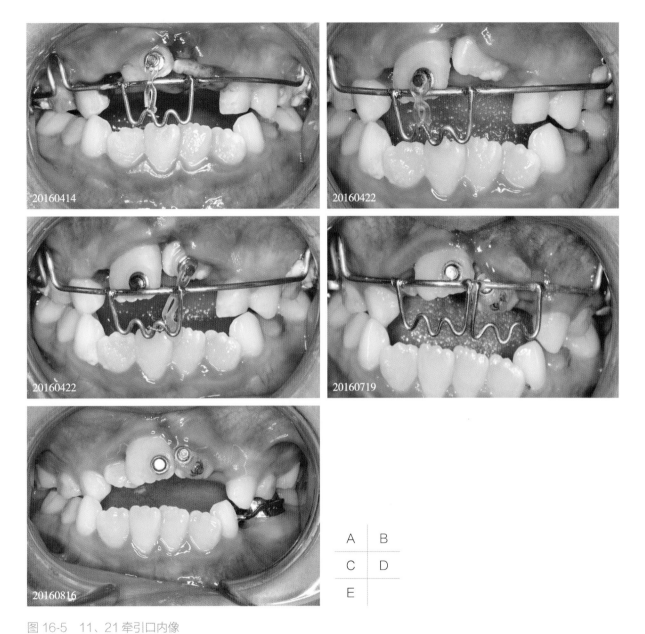

图 16-5　11、21 牵引口内像

A. 11 开始牵引　B. 11 锁结解除　C. 21 开始牵引　D. 21 锁结解除　E. 结束牵引

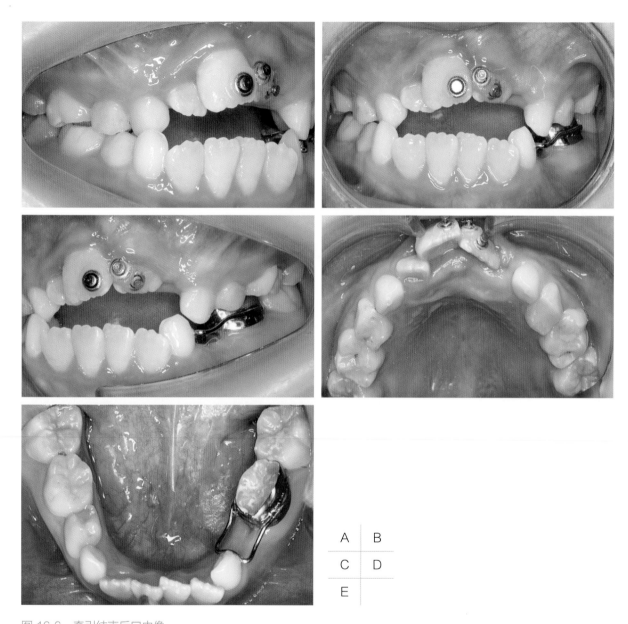

图 16-6 牵引结束后口内像

A. 右侧殆像　B. 正面殆像　C. 左侧殆像　D. 上颌殆面像　E. 下颌殆面像

A	B
C	D
E	

【术后复查与预后】

1. 1 个月复查

检查: 11、21 继续萌出, 牙冠无变色, 叩痛（-）, 无金属高调音, 略大于生理动度, 无殆创伤, 牙龈未见明显异常, 冷测无反应, 电活力测阴性（图 16-7）。

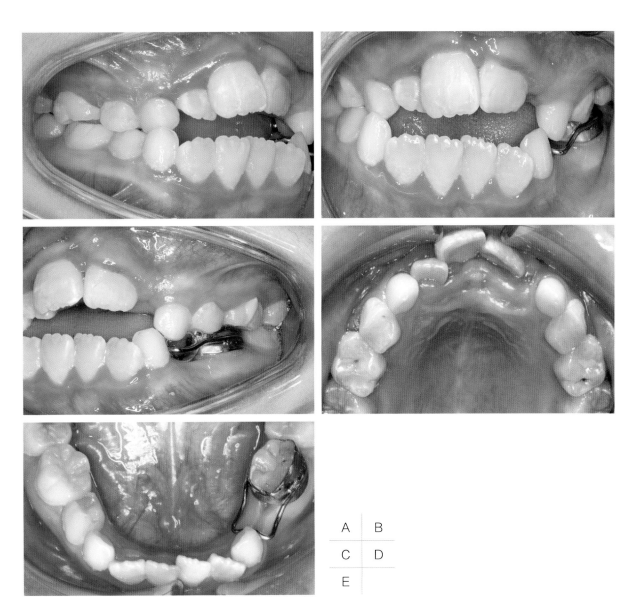

A	B
C	D
E	

图 16-7　1 个月复查口内像

A. 右侧殆像　B. 正面殆像　C. 左侧殆像　D. 上颌殆面像　E. 下颌殆面像

2. 3 个月复查

检查：11、21 继续萌出。根尖片示牙根长度变化不明显，根尖部变圆钝，牙周膜较连续，根尖周未见明显异常，根管内散在钙化影像（图 16-8）。

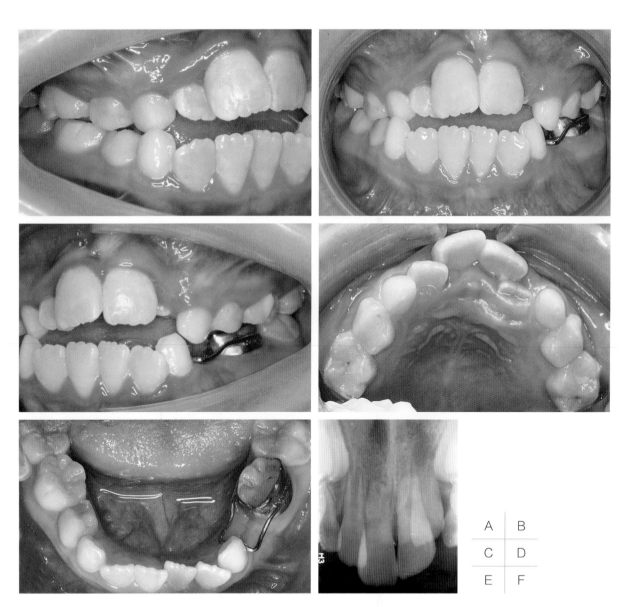

图 16-8　3 个月复查口内像及根尖片

A. 右侧𬌗像　B. 正面𬌗像　C. 左侧𬌗像　D. 上颌𬌗面像　E. 下颌𬌗面像　F. 根尖片

3. 7 个月复查

检查: 11、21 继续萌出。根尖片示根尖变圆钝，根尖周无明显异常，根管内明显钙化，两牙邻面边缘骨丧失约 2mm（图 16-9）。

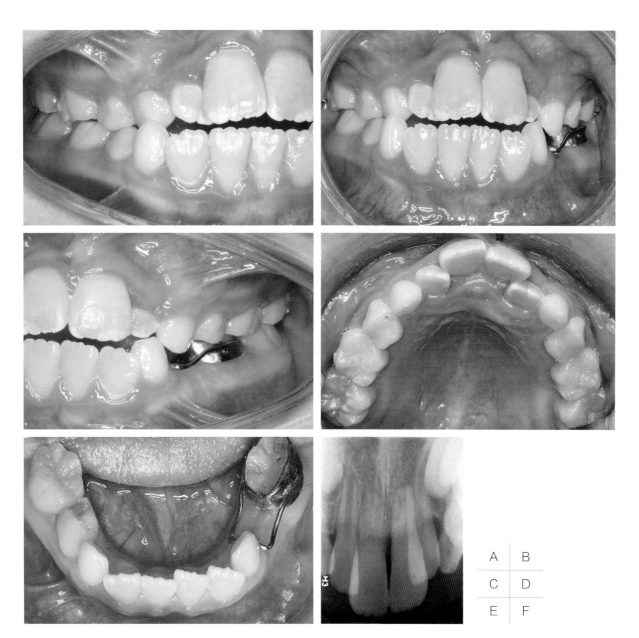

图 16-9　7 个月复查口内像及根尖片
A. 右侧殆像　B. 正面殆像　C. 左侧殆像　D. 上颌殆面像　E. 下颌殆面像　F. 根尖片

4. 11个月复查

检查: 11、21 完全萌出, 牙冠无变色, 叩痛 (-), 略大于生理动度, 无殆创伤, 牙龈未见明显异常, 冷测正常; 牙髓电活力测试: 11 为 13, 21 为 13, 31 为 26, 41 为 25。根尖片示牙周膜连续, 未见根尖周低密度影, 根尖圆钝, 根管内明显钙化, 两牙邻面边缘骨丧失未加重 (图 16-10)。

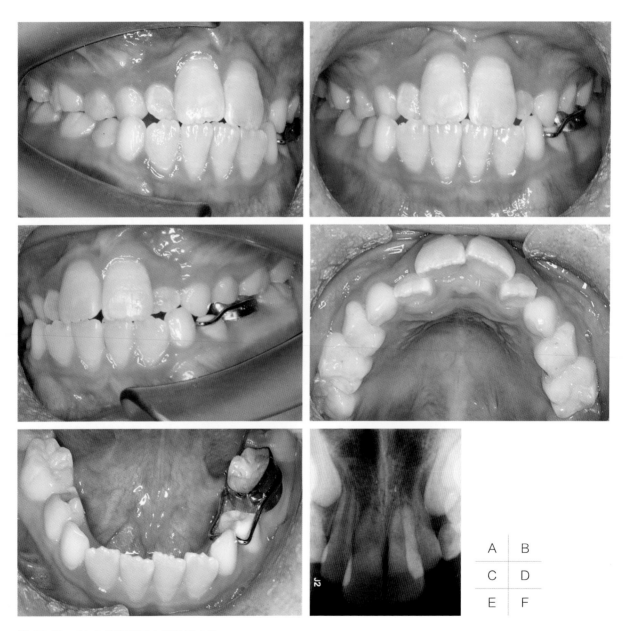

图 16-10 11 个月复查口内像及根尖片
A. 右侧殆像 B. 正面殆像 C. 左侧殆像 D. 上颌殆面像 E. 下颌殆面像 F. 根尖片

5. 24 个月复查

检查:11、21 位置更加理想，冷测正常;牙髓电活力测试:11 为 25，21 为 18，31 为 27，41 为 16。根尖片示未见根尖周低密度影，根管完全闭锁，两牙邻面边缘骨丧失未加重（图 16-11）。

6. 11、21 系列治疗和复查过程中的口内像及根尖片（图 16-12，图 16-13）。

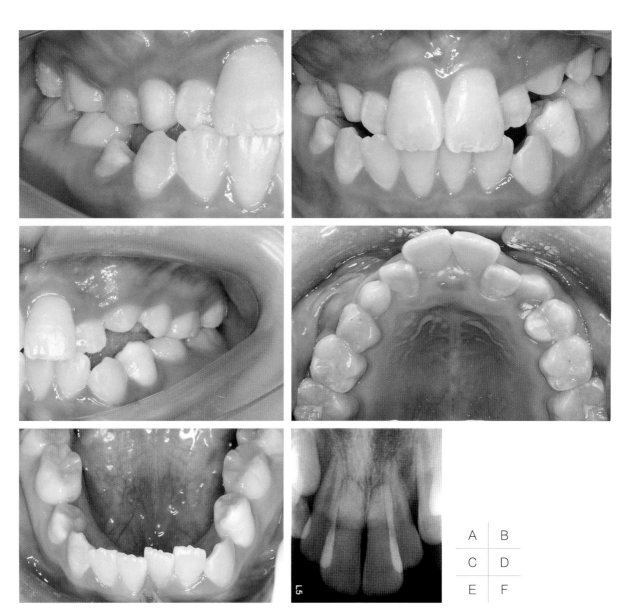

图 16-11　24 个月复查口内像及根尖片

A. 右侧殆像　B. 正面殆像　C. 左侧殆像　D. 上颌殆面像　E. 下颌殆面像　F. 根尖片

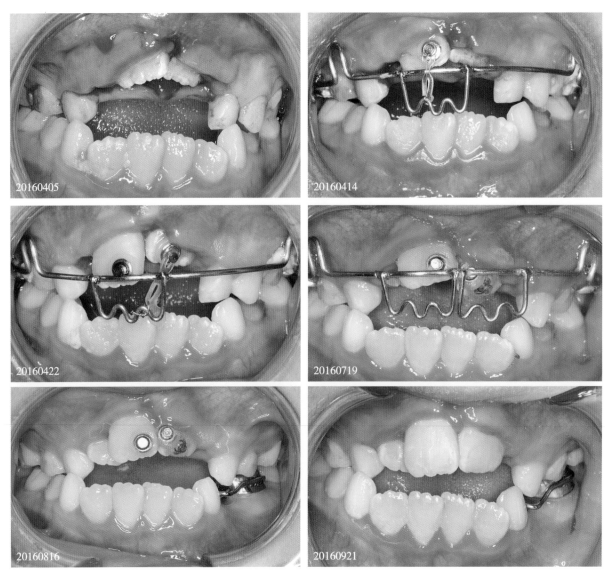

图 16-12　11、21 系列治疗和复查过程中口内像

A. 初诊　B~E. 牵引过程　F. 术后复查，11、21 逐渐萌出到位

A	B
C	D
E	F

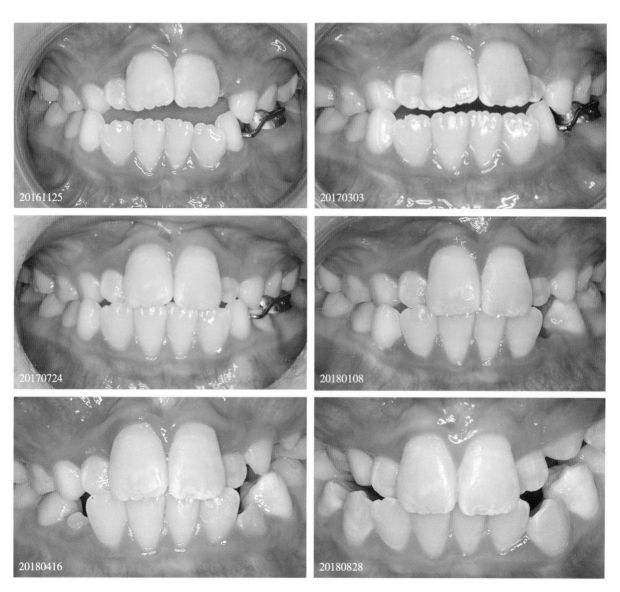

图 16-12（续）

G~L. 术后复查，11、21 逐渐萌出到位

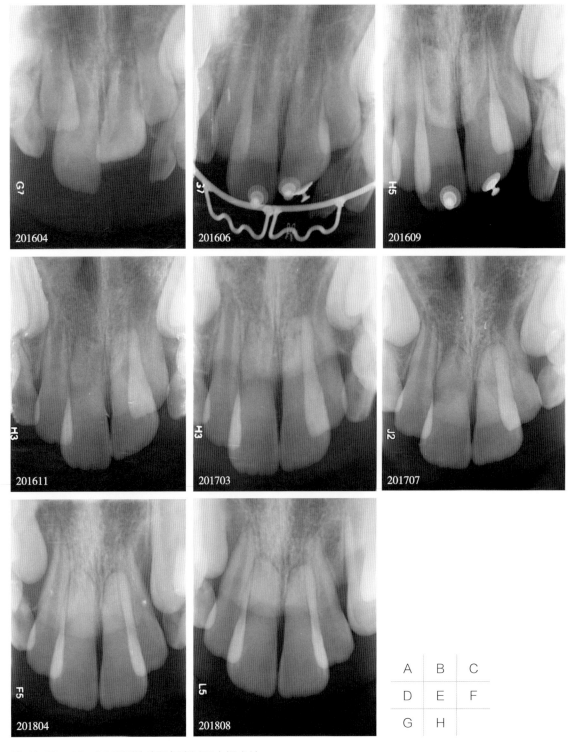

A	B	C
D	E	F
G	H	

图 16-13 11、21 系列治疗和复查过程中根尖片

A. 初诊 B、C. 牵引过程 D~H. 术后复查

【经验与体会】

对于牙根未发育完成、挫入量<7mm的牙齿，一般可以选择观察自发萌出，自发萌出的时间一般为3~12个月，观察2~4周，无萌出趋势即建议开始牵引复位。

挫入的牙齿如果同时伴有邻牙挫入，预后往往较差，需要多方面综合考虑。本病例11、21挫入，两颗牙齿牙根均未发育完成，且挫入量<7mm，但难点在于两颗牙齿同时挫入且互相锁结，因此试观察2周，在牙齿没有任何继续萌出趋势后，我们决定尽快开始行牵引复位，牵引的目的主要是解除两颗牙齿的锁结。牵引1周后两颗牙齿的锁结即解除，但后期又有复发趋势，因此将牵引时间延长到4个月，待牙齿周围新生骨组织形成后最终拆除牵引装置。后期随访过程中可以看到，在锁结解除后牙齿自发萌出并恢复到比较理想的位置。

挫入牙齿最常见的预后包括：牙髓坏死、边缘骨丧失、炎症性吸收、根管钙化及替代性吸收。本病例复查过程中出现了根管钙化及边缘骨丧失。根管钙化的形成是因为外伤导致牙髓血流流速改变，使牙齿的增龄性变化加快，硬组织加速沉积，牙根未发育完成的牙齿发生根管钙化的概率更高。文献报道，根管钙化后继发牙髓坏死并不常见，3年发生率为1%~7%，16年发生率为13%~16%，目前对于发生根管钙化的牙齿不建议常规行根管治疗，但需要密切观察牙髓状况。边缘骨丧失的出现与牙位有关，中切牙锥度大，对牙周组织损伤大，发生边缘骨丧失的可能性高于侧切牙；另外，伴邻牙挫入时，两颗挫入牙齿之间骨质的愈合能力差，易出现边缘骨丧失。本病例为两颗相邻中切牙挫入，复查过程中两牙之间也出现了较明显的边缘骨丧失，但后期并未加重，因此没有对预后造成太大影响。另外，由于本病例两颗牙齿都没有出现明显的炎症性或者替代性吸收的情况，并且在11个月复查时出现了牙髓活力，因此预后相对较好，但由于牙根较短，冠根比较差，牙齿略大于生理动度，应注意避免前牙咬食硬物，并且需要远期随访，不排除成年后种植修复的可能。

【小结】

对于牙根未发育完成，且挫入量 <7mm 的牙齿，一般可以选择观察自发萌出，而对于伴有邻牙挫入且相互锁结的情况，则应首先解除锁结，后酌情行观察或牵引复位。

【专家点评】

牙齿外伤后发生位置改变时，有时会嵌顿在某处，在牙齿半脱位复位治疗的过程中有时会感觉到这种嵌顿的存在。本病例中牙齿挫入后发生锁结，不排除同时有嵌顿的存在，对于牙齿的再萌出造成障碍。因此在病例中通过牵引的方法解除这种锁结或者嵌顿，就为牙齿的继续萌出创造了条件。本病例中的两颗牙齿在解除锁结，创造了有利条件后，自行萌出到了理想的位置。

本病例提示我们，对于比较年轻的恒牙，再萌出的潜力很大，可以选择相对更为保守的方法进行治疗。需要注意的是，牙齿垂直方向的牵引应保持一定的时间，等待牙周组织的改建，否则复发的概率很高。

（刘　鹤）

参考文献

1. DIANGELIS A J, ANDREASEN J O, EBELESEDER K A, et al.Guidelines for the Management of Traumatic Dental Injuries: 1. Fractures and Luxations of Permanent Teeth. Pediatr Dent, 2016, 38（6）: 358-368.

2. ANDREASEN J O, BAKLAND L K, ANDREASEN F M. Traumatic intrusion of permanent teeth. Part 2. A clinical study of the effect of preinjury and injury factors, such as sex, age, stage of root development, tooth location, and extent of injury including number of intruded teeth on 140 intruded permanent teeth. Dental Traumatology, 2006, 22（2）: 90-98.

3. ANDREASEN J O. Luxation of permanent teeth due to trauma.A clinical and radiographic follow-up study of 189 injured teeth. Scand J Dent Res, 1970, 78（3）: 273-286.

4. STALHANE L.Permanenta tander med reducerat pulpalumen som foljd av olycksfallsskada. Sven Tandlaek Tid, 1971, 64: 311-316.

5. JACOBSEN I, KEREKES K. Long-term prognosis of traumatized permanent anterior teeth showing calcifying processes in the pulp cavity. Scand J Dent Res,1977,85(7): 588-598.

6. ANDREASEN F M, ZHIJIE Y, THOMSEN B L, et al. Occurrence of pulp canal obliteration after luxation injuries in the permanent dentition. Endod Dent Traumatol, 1987, 3（3）: 103-115.

7. HUMPHREY J M, KENNY D J, BARRETT E J. Clinical outcomes for permanent incisor luxations in a pediatric population. I. Intrusions. Dent Traumatol, 2003, 19（5）: 266-273.

上颌恒切牙严重挫入伴牙槽窝壁骨折全身麻醉下治疗

病例提供者：马文利

【基本信息】

患儿，男，9岁。于2015年11月就诊，上颌前牙外伤挫入5天，当时牙龈出血较多，鼻孔出血，当即冰敷处理，肿胀不明显，曾于当地医院就诊，因患儿恐惧，极不合作，未予任何处置。今来北京大学口腔医院要求治疗。

【临床检查】

患儿神清，步入诊室。极度恐惧，合作度欠佳。

11完全挫入，口内观察不到牙冠，唇侧近中牙龈轻微撕裂、红肿，无活动出血。前庭沟处明显突出。右鼻孔未见出血。根尖片及CBCT显示：11严重挫入，挫入深度为9~10mm，切端1/3缺损，牙根发育Nolla 9期，未见明显根折影像，唇侧骨板缺损严重，鼻底骨板不连续，牙根突入鼻腔黏膜下（图17-1）。

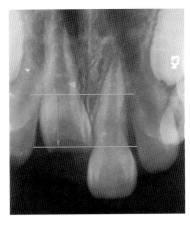 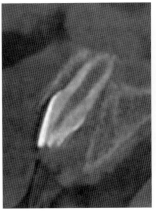 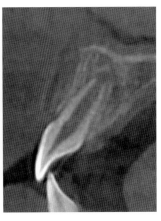

图 17-1 初诊时根尖片及 CBCT
A. 上颌切牙根尖片　B. 11 部位（CBCT 矢状位截图）
C. 21 部位（CBCT 矢状位截图）

A | B | C

胸部平片显示： 胸腺良性肥大，双肺心膈未见明显异常。

实验室检查： 肝功能、肾功能、血糖检测，全血细胞分析、出凝血时间、多种传染病免疫学检测以及尿常规等结果均未见明显异常。

【诊断】

1. 11 牙齿挫入。
2. 牙本质折断。
3. 牙龈撕裂伤。
4. 上颌前部牙槽突骨折。

【临床决策分析】

（一）术式选择依据

术式选择主要是依据国际牙外伤学会（International Association of Dental Traumatology）推荐的挫入牙参考处理方法（表 17-1）。

表 17-1 　国际牙外伤学会推荐挫入牙参考处理方法

根发育程度	挫入程度	复位方法		
		观察再萌出	正畸牵引	外科复位
根未发育完成	<7mm	√		
	>7mm		√	√
根发育完成	<3mm	√		
	3~7mm		√	√
	>7mm			√

（二）术前评估

　　本病例患儿由于偏于肥胖，摔倒时受伤较重，11 挫入程度深达 9~10mm，对牙齿支持骨组织造成较为严重的损伤，上颌骨前部及鼻底部骨折，唇侧骨板移位明显，牙根几乎突入鼻腔，鼻黏膜虽未穿通也出现了挫伤，在受伤当时有出血现象。另外，患儿极度恐惧，不能配合检查及治疗。因此，本病例是全身麻醉下对挫入牙及牙槽突骨折进行口腔外科复位的适应证。

（三）治疗方案

　　全身麻醉下进行治疗。

　　1. 11 口腔外科复位，牙槽突骨折复位，钢丝唇弓 - 树脂夹板固定。

　　2. 11 牙髓摘除，根尖诱导成形术，定期观察，待根尖孔钙化封闭后改行根管治疗术。

　　3. 由于损伤较重，11 预后不良，如果该牙早失，先行间隙保持，成年后进行义齿修复。

（四）术后注意事项

　　1. 口服抗生素 5~7 日，控制感染。

　　2. 注意口腔内菌斑控制。

　　3. 防止咬合创伤对于 11 及牙槽骨骨折片复位后愈合的影响。

【治疗过程】

　　手术治疗在初诊 3 日后进行，术前口内情况见**图 17-2A** 和**图 17-2B**。全身麻醉下，4% 阿替卡因肾上腺素行 11 唇舌侧牙槽突骨膜下局部浸润麻醉，探查 11 切端位于龈缘下约 3mm，唇侧骨板大范围缺失，挖匙撬动 11，轻松脱出，其过程中右侧鼻孔有渗血。牙槽突压迫复位，软组织伤口缝合 2 针，11 复位。55、53、11、21、22、64、65 树脂钢丝夹板固定（**图 17-2C**）。用玻璃离子水门汀在 16、55 及 65、26 表面做厚约 2mm 的临时𬌗垫（**图 17-2D**）。11 开髓，拔髓成形，10mL1.25%NaClO 溶液冲洗，擦干，充入 Vitapex 糊剂，FujiIX GIC 充填根管口。

　　嘱注意口腔清洁，口服阿莫西林 1 周。

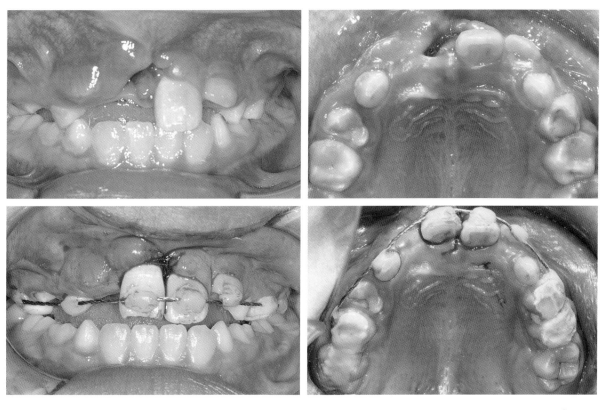

图 17-2　手术前后口内像

A. 术前正面𬌗像　B. 术前上颌𬌗面像　C. 术后正面𬌗像　D. 术后上颌𬌗面像

A	B
C	D

【术后复查与预后】

1. 术后 1 个月复查　55、53、11、21、22、64、65 树脂钢丝夹板固定体完好，临时性殆垫部分脱落；牙龈撕裂伤口愈合。根尖片示 11 牙根明显短于 21（图 17-3）。拆除固定体，11 呈 I°松动；磨除残留的临时殆垫。

2. 术后 3 个月复查　11 唇侧龈缘有退缩，生理动度。根尖片如图 17-4。

3. 术后 6 个月复查　11 龈缘充血，呈 I°松动；更换根管内 Vitapex 糊剂。根尖片如图 17-5。

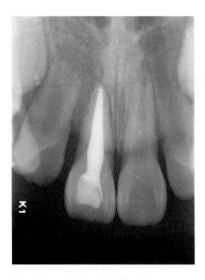 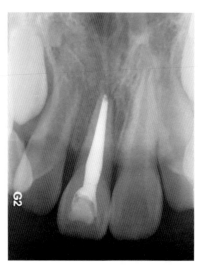 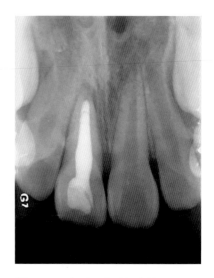

图 17-3　术后 1 个月根尖片　　　图 17-4　术后 3 个月根尖片　　　图 17-5　术后 6 个月根尖片

4. 术后 9 个月复查　上颌前牙牙龈缘普遍充血水肿，11 生理动度。根尖片如图 17-6。口腔卫生宣教。

5. 术后 15 个月复查　上颌前牙牙龈缘仍有充血水肿，11 生理动度；更换根管内 Vitapex 糊剂。根尖片如图 17-7。

6. 术后 22 个月复查　临床情况基本同前，根尖片示根尖钙化屏障进一步形成（图 17-8），计划半年后改行根管充填术。

由于家长健康因素，中断复查 1 年余。

7. 术后 3 年复查　出现较为严重的菌斑性龈炎，12、11、21 唇侧尤其明显（图 17-9-A，图 17-9-B）。CBCT 显示：11 唇侧骨板吸收严重，牙槽嵴边缘仅达到根中、根尖 1/3 交界处，鼻底及腭侧骨板修复较好，牙根较短，根尖孔基本钙化封闭，根尖周未见骨质吸收（图 17-9C~E）。改行根管治疗术（图 17-9F，图 17-9G）。针对菌斑性龈炎，进行初步龈上洁治，并进行口腔卫生宣教，加强菌斑控制。

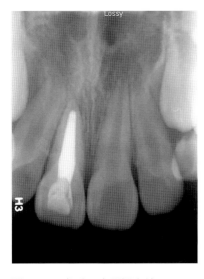
图 17-6　术后 9 个月根尖片

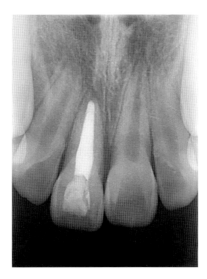
图 17-7　术后 15 个月根尖片

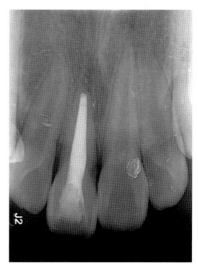
图 17-8　术后 22 个月根尖片

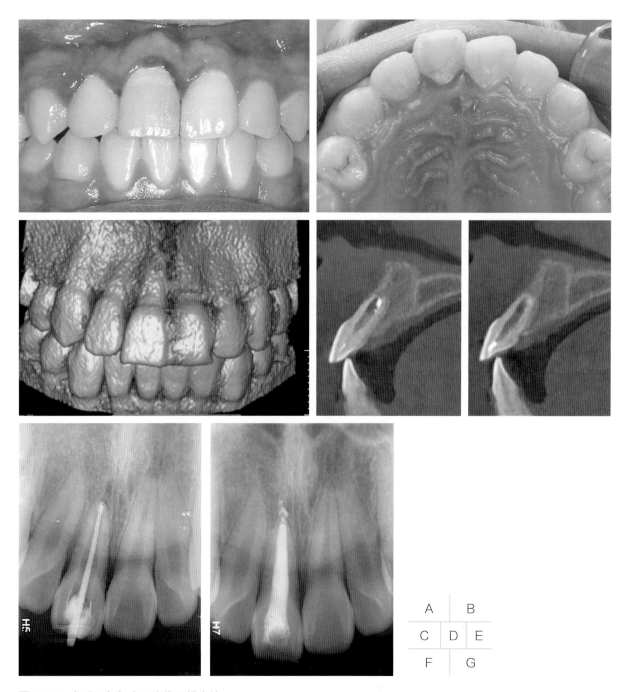

图 17-9　术后 3 年复查口内像及根尖片

A. 正面殆像　B. 上颌殆面像　C. 正面殆像（CBCT 三维成像）　D. 11 部位（CBCT 矢状位截图）　E. 21 部位（CBCT 矢状位截图）　F. 上颌切牙根尖片（插诊断丝）　G. 上颌切牙根尖片（根管治疗后）

【经验与体会】

牙齿挫入通常发生于 6~12 岁的儿童，占恒牙牙齿外伤的 0.3%~1.9%，是一种严重的牙齿外伤，牙齿沿牙长轴进入牙槽骨，伴有牙槽窝的压缩或牙槽窝壁骨折。

对于牙根未发育完成的挫入性外伤牙，如果挫入深度在 7mm 以下，可以观察等待其自行萌出。如果几周内不出现萌出迹象，则需开始正畸牵引复位。如果挫入深度 ≥ 7mm，则需口腔外科复位并用弹性夹板固定。多数病例需要进行牙髓处置，并密切观察牙髓状况，以决定何时开始治疗。对于牙根发育完成，完全挫入的牙齿（切端平齐或低于牙槽嵴高度）更倾向于口腔外科复位。因为等待自行萌出往往由于黏膜创口的闭合而受阻。多颗牙挫入，特别是同时有唇侧移位的牙，往往伴有牙槽突或牙槽窝唇侧骨板的骨折，建议口腔外科手术将牙齿和骨折片一并复位。完全挫入并且穿入鼻腔的牙齿，也需进行口腔外科复位。

本病例患儿由于偏肥胖，受伤较重，11 挫入程度深，对牙齿支持骨组织的损伤严重，上颌骨前部鼻底部骨折，唇侧骨板移位严重，牙根突入鼻腔黏膜下，鼻黏膜虽未穿通也出现了挫伤，在受伤当时有出血现象。牙齿严重挫入并伴有严重的牙槽突骨折是口腔外科复位的适应证。由于患儿高度紧张、恐惧，检查都难以配合，因此，选择全身麻醉的行为管理方式，确保了手术过程顺利。术中探查发现 11 挫入的位置很深，但由于牙槽突骨折，牙槽窝呈现"敞开"的状态，术中用挖匙在牙冠周围轻轻撬动，该牙就轻松"脱出"。同时，对应的鼻孔发生黏膜出血，即刻填塞棉球加压止血（约 5 分钟后取出棉球，观察到出血停止）。牙槽突手法整复后，将脱出的 11 再植回牙槽窝（该牙离体时间不超过 1 分钟），缝合牙龈撕裂伤口进行止血。随后，比照对侧同名牙位置，对 11 进行固定。固定方式采用的是多股结扎丝唇弓 + 复合树脂夹板，这是一种临床上弹性固定的常用方法，其优势是物美价廉，便于操作。由于有牙槽突骨折，采用了 8 股直径 0.25mm 的结扎丝扭结而成的唇弓，树脂粘接的范围较大，固定后 11 存在生理动度。为了防止殆创伤对于骨折线以及 11 牙周愈合产生不良影响，在上颌后牙区域堆置了约 2mm 厚的 GIC 作为临时殆垫，打开前牙咬合。固定装置保留 1 个月，这是有利于牙槽突骨折恢复的。对牙槽突骨折实施手法复位、只进行牙列固定，这种做法具有创伤小、无需二次手术拆除内固定、对颌骨生长发育限制小等优势；但是在非直视状态下，无法在术中确认骨折片整复是否精确到位。另外，本病例是受伤后 8 天才进行的复位固定治疗，受伤区域的"两端"，即口腔侧及鼻腔侧都是有菌的体腔，炎症及创伤本身都会造成牙槽骨嵴边缘及根尖周的骨质及牙根吸收。上述因素均使预后的不确定性增加。

牙根发育完成的挫入性外伤病例，多数会发生牙髓坏死。对于严重挫入的病例，不论选择早期复位或等待自行萌出哪种治疗路径，早期摘除缺血坏死的牙髓，进行氢氧化钙牙髓治疗都是使患牙获益的必要措施。本病例患儿 11 牙根发育虽为 Nolla 9 期，但其损伤过于严重，而且由于患儿不合作，未能及时治疗干预，错过了最佳的治疗时机。受伤 8 天后手术过程中发现，11 唇侧牙龈撕裂，牙齿严重挫入，牙根突入至鼻腔黏膜下，骨折片松动错位，故判断该牙出现自然的牙髓血运重建的可能性极低。由于患儿家在外地，难以保证频繁复诊观察；患儿依从性较差，不一定能及时配合治疗；牙髓坏死所致根尖周感染对于骨折及牙齿的愈合均有负面影响。综合考虑上述各方面客观条件，在术中将 11 复位固定后，即刻进行了牙髓摘除术，根管内充入以氢氧化钙和碘仿为主的制剂 Vitapex 糊剂，以达到控制根尖周炎症，促进根尖钙化封闭的目的。

术后 1 个月固定拆除后 11 呈 I°松动，3 个月后基本达到生理动度，术后 9 个月至 3 年间基本稳定。11 根管内封药 Vitapex 在术后 6 个月及 15 个月进行更换，根尖周情况一直比较稳定。由于患儿方面的原因中断复查，延迟到术后 3 年时改行根管治疗术。该患儿的口腔卫生状况不甚理想，受伤后 3、4 个月内患儿母亲坚持每日帮助其进行口腔清洁，牙龈的状况较好。后来改由患儿自己刷牙，菌斑控制效果明显下降，术后 6 个月复查时，龈缘充血明显，11 又出现轻微松动。菌斑性龈炎的问题一直未获得良好解决。在术后 2 年之后的一段时间，患儿母亲由于健康原因不能对患儿进行有效监督。患儿严重缺乏自觉意识，经常"忘记"刷牙，在术后 3 年复查时，牙龈水肿、充血非常严重，上下颌前牙均有牙石出现，一些区域还有龈下牙石。拍摄 CBCT 可见 11 根尖吸收显著，这是绝大多数挫入牙主动复位治疗（包括正畸牵引复位和外科手术复位）之后常见的并发症。11 唇侧骨板吸收明显，这种情况的出现初期与损伤程度较重、伤后未及时进行抗炎治疗、手术复位治疗延迟时间长（8 天）等因素有关；从长期来看，与牙龈、牙周的持续炎症状态也是密不可分的。11 腭侧及根尖方相对骨质愈合良好，但与健康对照牙 21 相比，骨皮质及骨松质的结构对比不清晰。

后续治疗计划如下：根据该病例 3 年以来的情况，11 可行使正常生理功能。患儿现已 12 岁，进入青春发育期，由于性激素水平的变化，对于持续存在并呈现进行性发展的牙龈及牙周炎症需进行积极治疗，除龈上洁治外，局部需要龈下刮治。另外，要加强口腔卫生宣教，提高患儿的自我管理意识和菌斑控制的能力。尽量延长 11 的保存年限，提高患儿的生活质量。

【小结】

1. 患儿 9 岁，上颌恒切牙严重挫入伴牙槽窝壁骨折，唇侧骨板缺损严重，牙根发育 Nolla 9 期，有比较严重的牙科恐惧症，选择全身麻醉的行为管理方式进行治疗。

2. 术中将挫入牙 11 复位，牙槽窝壁骨折进行间接压迫复位，牙龈撕裂伤口缝合，树脂牙弓夹板粘接固定，行 11 牙髓摘除术，封入碘仿 - 氢氧化钙制剂 Vitapex。

3. 术后随访 3 年半，11 可行使正常生理功能，术后 3 年 CBCT 显示 11 唇侧骨板吸收严重，牙槽嵴边缘仅达到根中、根尖 1/3 交界处，鼻底及腭侧骨板修复较好，牙根较短，根尖孔基本钙化封闭，改行根管充填治疗。

4. 针对上颌前牙区出现较为严重的菌斑性龈炎，之后一个阶段的治疗重点是定期进行全口牙龈上洁治，酌情进行局部龈下刮治。在家长的配合下，帮助患儿掌握有效的菌斑控制方法并长期坚持实施。

【专家点评】

　　牙齿挫入在各型牙外伤中发生率较低，但其病情和预后最复杂。这是一个重度挫入的年轻恒牙，11牙根发育Nolla 9期，完全挫入，根据国际牙外伤学会的指南，应行正畸牵引或口腔外科复位，由于患牙牙根嵌入鼻底骨板，且唇侧骨板缺损严重，结合患儿不配合治疗，选择全麻下口腔外科复位是合理的。

　　对于挫入牙临床资料的回顾研究显示，牙齿挫入的牙髓坏死发生率超过50%，且与挫入程度密切相关，挫入7mm以上的患牙发生牙髓坏死的风险是挫入3mm牙齿的6~7倍，如同时伴有简单冠折，则牙髓坏死的风险更高。本病例患牙重度挫入，且有牙本质折断，而治疗中又发生了全脱出，虽然进行了即刻再植，但创伤进一步加重是毋庸置疑的，因此及时进行牙髓摘除术是非常明智的选择，避免了后期牙髓坏死导致根尖周病变的可能性，对术后牙周组织的愈合起到积极作用。

　　无论是挫入还是全脱出，在各种牙外伤中的牙周预后都是最差的，而本病例是复合损伤加上牙槽突骨折及延迟治疗使得预后更不乐观，但对于生长发育期儿童，在可能的情况下应尽量保留患牙，以促进局部牙槽骨发育。本病例在外科复位后采用钢丝＋树脂弹性固定，并粘接临时𬌗垫避免咬合创伤，之后根据国际牙外伤学会建议的口腔外科复位挫入牙齿固定时间6~8周，在1个月时拆除了固定，患牙的早期功能刺激有效地预防了牙齿固连和替代性吸收。边缘牙槽嵴丧失是牙齿挫入后常发生的另一种牙周组织不良预后，文献报道发生率接近1/3，其发生与牙根发育程度、挫入程度、牙位（侧切牙）、牙数和牙龈撕裂密切相关。本病例患牙重度挫入，同时伴有牙龈撕裂和唇侧牙槽突骨折、缺损，因此患牙发生边缘牙槽嵴丧失是不可避免的，加之后期口腔卫生不良、菌斑性龈炎，进一步加重了唇侧骨板的吸收。目前患儿12岁，牙槽骨的生长潜力还是很大的，在牙周系统治疗后，如能保持良好的口腔卫生，唇侧牙槽骨板有可能部分恢复。

移位性牙外伤多伴有牙龈和牙槽骨的损伤，患儿和家长常不敢刷牙，担心刷牙会加重创伤，但往往不良的口腔卫生状况和局部的牙龈炎症会影响牙周组织的修复。从本病例可看出口腔卫生不良对外伤牙长期预后的影响，因此需打消患儿和家长的顾虑，强调口腔卫生维护的重要性，必要时可给予漱口水及口服抗生素。

（赵玉鸣）

参考文献

1. ANDREASEN J O, ANDREASEN F M, ANDREASEN L.Textbook and Color Atlas of Traumatic Injuries to the Tooth.4th ed.Copenhagen, Munksgaard: Blackwell Publishing Ltd., 2007.

2. ANDREASEN J O, BAKLAND L K, ANDREASEN F M.Traumatic intrusion of permanent teeth. Part 3. A clinical study of the effect of treatment variables such as treatment delay, method of repositioning, type of splint, length of splinting and antibiotics on 140 teeth. Dent Traumatol, 2006, 22（2）: 99-111.

3. TSILINGARIDIS G, MALMGREN B, ANDREASEN J O, et al. Scandinavian multicenter study on the treatment of 168 patients with 230 intruded permanent teeth-a retrospective cohort study. Dent Traumatol, 2016, 32（5）: 353-360.

全脱出牙再植术伴正畸治疗

病例提供者：秦满

【基本信息】

患儿，女，6岁7个月。不慎跌倒造成上颌前牙外伤。左上颌前牙脱落，拾起后自来水冲洗，并放于自来水中保存，40分钟后到达医院就诊。受伤后无恶心、呕吐和意识丧失，自主肢体活动。

【临床检查】

上下颌前牙拥挤，前牙区牙尖交错𬌗时无明显咬合创伤；双侧第二乳磨牙末端平面平齐关系，第一恒磨牙尚未建立咬合关系。

21全脱出，离体牙牙根表面有污物，根尖孔大，未见根尖牙乳头；21牙槽窝内有血凝块，牙槽骨壁完整，未见骨折迹象。21与62间牙龈撕裂约1.5cm。11松动明显，部分脱出牙槽窝，可手法推回牙槽窝；龈沟内有渗血。

【诊断】

1. 21全脱出。
2. 11部分脱出。
3. 牙龈撕裂伤。

【临床决策分析】

（一）术式选择依据

患儿就诊时间较为及时（40分钟），21离体牙自来水保存时间不长，有可能存留有活的牙周膜细胞，有牙周膜愈合的可能；且牙根发育Nolla 7期，有牙髓血运重建的可能。

（二）术前评估

21牙根表面污染物，再植后可能引发感染；牙槽窝内有血凝块，无牙槽骨骨折，牙槽窝条件尚好，有利于再植术；11可手法推回牙槽窝，有利于复位；牙龈有撕裂。

（三）治疗方案

1. 21行再植术。

2. 11复位固定。

3. 撕裂牙龈缝合。

4. 口服抗生素，氯己定漱口液含漱，预防感染。

5. 密切观察21、11牙髓和牙周愈合情况。

（四）术后注意事项

维护口腔卫生，定期复查。

【治疗过程】

1. 急诊治疗　21生理盐水冲洗表面污物，可见牙根表面牙周膜较好，未见有牙乳头。4%阿替卡因肾上腺素局麻下，生理盐水冲洗牙槽窝，无血块后，行21再植复位，11手法复位，11、21悬吊缝合，并用光固化复合树脂固定，上牙周塞治剂，牙龈对位缝合（图18-1）。

处方：复方氯己定200mL×2，每次10mL含漱，4次/d。

阿莫西林干糖浆0.125mg×12袋，每次1袋口服，4次/d。

2. 次日门诊复诊　悬吊11、21缝合局部脱落，52、62呈I°松动。取上颌牙列模型，双侧上颌第二乳磨牙放带环，用1.0mm钢丝弯制唇弓，制作55—65唇弓固定装置。使用玻璃离子水门汀将55、65带环固定于双侧上颌第二乳磨牙，使用光固化树脂将11、21固定于唇弓上（图18-2）。

3. 4周后复诊　拆除55—65唇弓＋树脂固定，牙齿呈Ⅱ°松动，牙龈撕裂伤已完全愈合。改行全牙列𬌗垫固定（**图18-3**）。

4. 3个月后复诊　11、21呈Ⅰ°松动，无叩痛，叩诊音调基本正常，牙龈未见异常。11、21冷测无反应，11、21热测有"温热感"（**图18-4**）。嘱患儿停戴全牙列𬌗垫，每3个月定期复查。

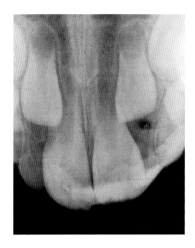 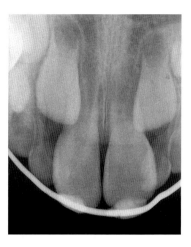

图18-1　急诊复位固定后根尖片　11、21复位尚好，牙根短，牙根发育Nolla 7期

图18-2　次日门诊复诊根尖片　11、21复位尚好，由于牙列拥挤，加之12、22牙胚与11、21根部影响重叠，11、21牙周间隙显示不佳

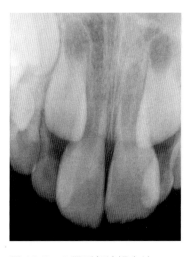 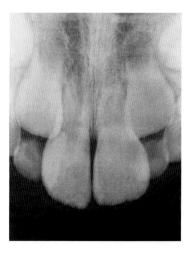

图18-3　4周后复诊根尖片　12、22牙胚与11、21根部影响重叠，11、21牙周膜显示不清，未见明显根内外吸收和根尖病变

图18-4　3个月后复诊根尖片　11、21牙周膜显示不清，未见明显根内外吸收和根尖病变，根长似有增加

【术后复查与预后】

患儿自觉每月来院复查。

1. 外伤后4个月 11不松动,热测有反应,21呈Ⅰ°松动,热测反应迟钝微弱。

2. 外伤后6个月 患儿因21肿痛2天前来就诊。检查可见21呈Ⅱ°松动,叩痛(+),根尖部牙龈稍充血,有轻度扪痛。诊断为21急性根尖周炎,拟行根尖诱导成形术。开髓后出血多,冠髓基本分解,根髓探疼明显为活髓,3%H_2O_2反复冲洗不能止血,CP开放。5天后患儿复诊,自述21肿痛消失。检查可见21呈Ⅱ°松动,叩痛(+),牙龈轻度充血。清理21冠部和根管上段坏死牙髓,2%氯胺-T溶液反复冲洗,Vitapex充填上段根管,GIC充填。

3. 根尖诱导成形术后3个月 检查可见11、21无异常松动,无叩痛,叩诊音基本正常,牙龈基本正常。21行根管内Vitapex换药,GIC垫底,光固化复合树脂修复(图18-5~图18-7)。

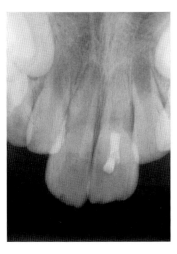 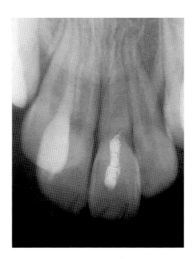 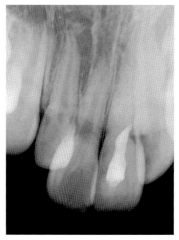

图18-5 根尖诱导成形术后即刻根尖片
11、21根尖未见明显病变,未见根内外吸收;根长较前有所增加,但牙周间隙显示不佳

图18-6 根尖诱导成形术后34个月(外伤后40个月)根尖片
11、21根尖未见明显病变,未见根内外吸收;牙根基本发育完成,但牙周间隙显示不佳

图18-7 根尖诱导成形术后41个月(外伤后47个月)根尖片
11、21根尖未见明显病变,牙根发育完成,但牙周间隙显示不佳

患儿后来每3个月复查。

由于患儿上下颌前牙拥挤严重，考虑正畸治疗。术前检查时发现多颗恒牙先天缺失，且15牙胚位置异常，发育迟缓（图18-8，图18-9）。正畸治疗过程见图18-10~图18-13。

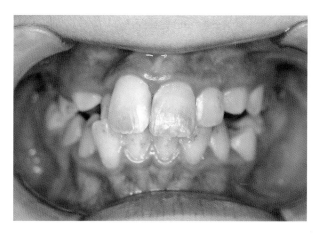

图 18-8　正畸治疗前口内像
11、21牙冠颜色基本正常，牙列拥挤，考虑正畸治疗

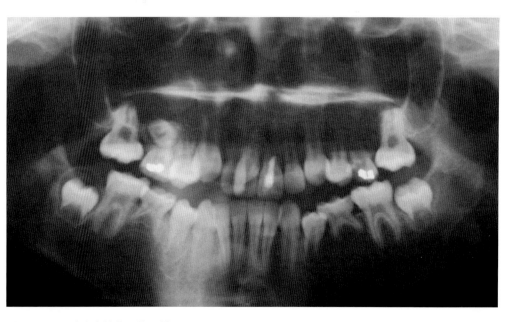

图 18-9　正畸治疗前曲面体层片
17、25、27、35、45恒牙胚先天缺失；15牙胚发育迟缓，位置异常

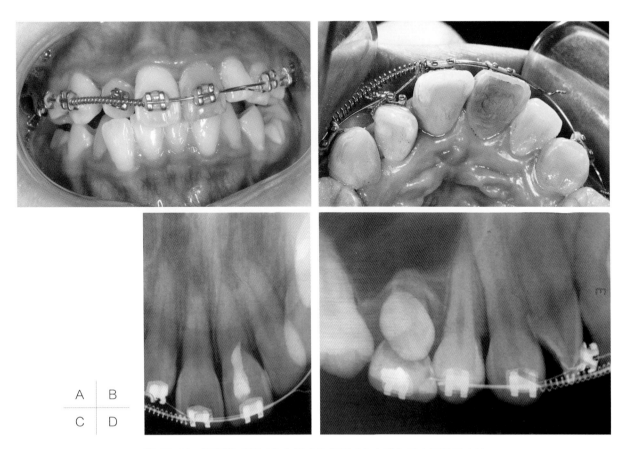

图 18-10 正畸治疗后 15 个月（外伤后 86 个月）口内像及根尖片

A. 正面殆像示 21 牙冠唇侧变色　B. 上颌殆面像示 21 牙冠舌侧变色　C. 根尖片示 11—21 根尖周膜均匀，未见明显根吸收　D. 15 牙胚继续发育，位置改善

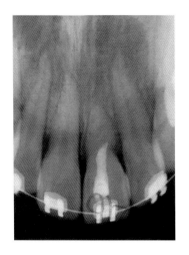

图 18-11 正畸治疗后 26 个月（外伤后 101 个月）根尖片

21 根变短，根吸收 1/3 左右，牙周膜尚均匀、清楚；11 根未见明显吸收，牙周膜均匀。此后正畸停止 11、21 加力

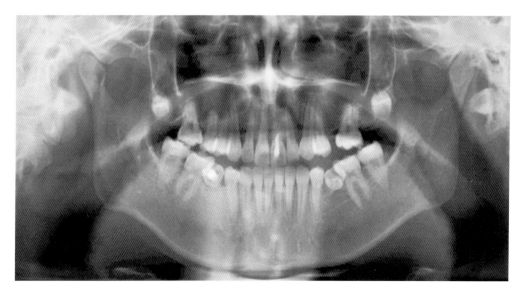

图 18-12 正畸治疗后 42 个月（外伤后 113 个月）曲面体层片

12 根长较前没有明显变化，15 排入牙列，18、28 牙根发育 Nolla 3 期，倒置生长

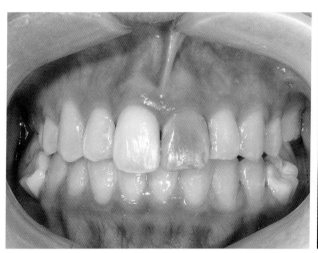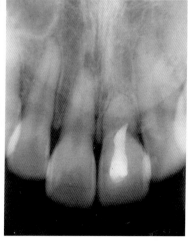

图 18-13 正畸结束（外伤后 121 个月）时口内像及根尖片

（本病例正畸治疗由北京大学口腔医院正畸科孙燕楠医师提供）

A. 21 牙冠变色，11 牙冠颜色正常 B. 21 根长缩短 1/2，根尖变圆钝，牙周膜尚均匀清晰；11 轻度根吸收，牙周膜均匀

A | B

【经验与体会】

这是一个历时 10 年追踪较为曲折的病例，11 为部分脱出，复位固定治疗后预后良好，这里我们主要讨论 21 再植牙。对再植的年轻恒牙来说，经历了急性根尖周炎后，牙根仍继续发育，对于体外时间约 40 分钟的年轻恒牙，再植后获得了牙周膜愈合，且经受正畸治疗，取得了较好的效果，这种病例鲜有报道，让我们看到年轻恒牙的再生潜力。在病例诊治中，有以下几个关键点的处理，值得与大家分享。

1. 由于患儿初诊时只有 6 岁 7 个月，上颌前牙刚刚萌出，且均为外伤牙需要复位，52、62 呈 I° 松动，如何获得可靠的固定，是此类病例常遇到的难题。常规建议使用的弹性钢丝 + 复合树脂固定或弹性玻璃纤维固定，在缺乏稳固的邻牙作为基牙时可能无法实现。此时，本病例采取的是将外伤牙固定到带环 - 唇弓上的方法，为临床医师提供了一个备选方案。其优点为：①同颌只要各侧均有稳固，且相对健康的磨牙(乳磨牙或恒磨牙)即可实现此种固位，适合替牙期儿童；② 1.0mm 的扁钢丝，有一定的钢性，能满足外伤复位固定要求，由于唇弓较长，又存在一定弹性，亦能满足外伤牙弹性固定的要求，固定后牙齿有一定生理动度。其技术难点是临床制取印模时，如何不把刚刚再植的牙带出牙槽窝，解决的方法有：①将复位外伤牙进行简单固定后再取印模（ 如悬吊缝合固定）；②取下印模前去除边缘多余印模材，可使用冲洗器从印模边缘注入清水，待印模解除负压后，轻柔取下。另外，在不影响印模质量的前提下，在印模材固化后尽快取下印模，否则，印模材越硬取下来时阻力越大。

2. 对于牙根发育 Nolla 7 期的再植较为及时的年轻恒牙，有牙髓血运重建的可能。术者在最初制订治疗方案时就考虑到了这点，所以没有摘除牙髓，为牙髓血运重建留出充足时间。本病例患儿依从性好，按时定期复查，在出现急性根尖炎后就诊及时。由于在观察中术者已经看到 11、21 牙根继续发育，在21 急性根尖周炎治疗中，开髓后发现根髓为活髓时，术者没有放弃年轻恒牙牙髓血运重建的希望，在治疗中保留了部分根髓，成功地使牙根继续发育至完全形成。

3. 由于患儿存在明显牙列拥挤，有明确正畸治疗需要，但患儿和家长一直没有下决心承担正畸治疗中外伤牙出现根吸收而脱落的风险。此时，术者的态度往往起到关键的作用。帮助患儿决策是建立在全面检查和评估患儿口腔健康的基础上的，通过全面检查，我们发现更为严重的口腔生长发育问题，多颗恒牙先天缺失和 15 牙胚发育及位置异常。此时，通过正畸治疗获得更好的口腔健康状况比单纯保留 21 再植牙更为重要。当然，恰当的会诊和转诊制，保证了该病例诊治的连续性，也使正畸医师对 11、21 保持高度谨慎。当发现 21 根变短时及时调整正畸治疗方法，使问题得到有效控制。

本病例在正畸中有两点"小意外"，其一是随着正畸治疗推进，基本排齐牙列，15 牙胚获得足够"生存空间"，15 牙胚逐渐向正确的位置调整，最终发育良好排入牙列。另一个是 21 正畸治疗 15 个月后出现牙齿变色。分析原因可能是 21 受力导致牙髓（根髓）内出血，渗入至髓腔内牙本质小管导致牙冠变色。该患儿在正畸保持期后 1 年进行了冠修复。

4. 本病例初诊时间是 2001 年 4 月，18 年前术者对年轻恒牙牙髓血运重建的认识尚浅，加上当时医疗条件所限，也为本病例留下了一些遗憾。首先是按照现在的诊疗规范，为避免对根髓的污染，对年轻恒牙急性根尖炎尽量不使用开髓开放，即使开放也应该尽量短，一般开放 1~2 天，本病例开放时间过长。其次，当时没有 MTA 或 iRoot BP plus 等材料可用于严密封闭根髓断面，这是导致正畸治疗中出现根髓出血后，血运渗入髓腔牙本质小管，致使牙齿变色。再者，由于当时医院条件所限，拍摄的所有 X 线片均为胶片，年代久远的胶片扫描后图像质量欠佳；同时因条件所限，当时科室没有临床拍摄口内像的相机，病例中再植牙过程没有图像呈现。

【小结】

1. 牙根发育 Nolla 3 期的年轻恒牙全脱出，按照牙髓血运重建的理念应尽量保存牙髓，即使在再植后 6 个月出现急性根尖周炎的情况下，仍保存了部分根髓，使牙根继续发育完成。

2. 该牙为体外保存 40 分钟后再植，追踪观察，证明该牙为牙周膜愈合。

3. 牙周膜愈合的全脱出再植牙，稳定后有可能承受正畸治疗。

【专家点评】

全脱出是牙外伤中最严重的一种类型，对年轻恒牙全脱位治疗是对儿童口腔专科医师临床能力的考验，具体体现在以下几个方面：①是否能准确判断病情；②根据病情采用恰当的治疗方式；③后期诊疗中根据病情变化及时调整治疗方案。在本病例中充分体现了这几个要点。首先是初诊时对牙周膜状态的判断，选择了并非常用的在双侧第二乳磨牙上放置带环，在其上加钢丝用树脂将患牙固定在钢丝上的方式，在 2001 年时钢丝加树脂的固定方式还未在临床推广应用，带环加钢丝的固定方法是钢丝加树脂固定方式的雏形；在固定 4 周后改行全牙列殆垫的固定，这一改变有如下考虑，钢丝固定的方式不利于局部口腔的清洁卫生，另外，经过 4 周的时间牙周膜已经完成组织学愈合，对固定的要求降低，但该牙牙根长度短，在进食时伴随咀嚼而来的咬合压力有可能超过生理耐受范围，全牙列殆垫可以起到有效缓冲咀嚼压力的目的。一般认为离体 30 分钟是再植牙周膜存活与否的关键时间节点，本病例外伤牙离体后约 40 分钟在自来水保存后再植，在关注牙周愈合的同时对年轻恒牙我们还需要关注牙髓尤其是牙乳头的状况，关注牙根是否能继续发育。对根尖发育完成的再植牙或确认牙髓不能保留者多在固定后 1 周，拆除固定前将牙髓摘除，本病例虽然离体时间稍长，但其根尖为大喇叭口状，为牙髓血运的恢复提供了组织学基础。患牙在伤后 6 个月时出现了急性根尖周炎的症状，术者在按照操作常规进行根尖诱导成形术时，在打开髓腔后发现根髓为活髓后没有进行拔髓操作，而是保留了根尖的牙髓组织，为其后的牙根继续发育打下了基础。

（夏　斌）

参考文献

1. WANG G Y，WANG C，QIN M.A retrospective study of survival of 196 replanted permanent teeth in children. Dent Traumatol，2019，35（4-5）：251-258.

2. 杨媛，彭楚芳，秦满 . 牙髓血运重建术治疗年轻恒牙根尖周病变的临床效果观察 . 中华口腔医学杂志，2013，48（2）：81-85.

上颌前牙全脱出伴根折

病例提供者：周琼

【基本信息】

患儿，男，7 岁。因在家中高低床摔下致左上颌前牙外伤脱出后 14 小时（脱落牙齿干燥保存 1 小时，生理盐水浸泡 13 小时），于北京大学口腔医院急诊科行钢丝＋树脂夹板固定（急诊病历描述：21 牙槽窝空虚，颊侧骨壁触诊缺失），现已固定 1 周，否认自发疼痛。

【临床检查】

53、21、63 树脂＋钢丝夹板，63 固定树脂脱离牙面。21 牙冠完整，冷测无反应，牙尖交错位𬌗创伤明显，唇侧牙龈偏远中方向可见瘘管口。51 残根，52、62 脱落，12、22 未萌。根尖片显示：21 牙槽窝内可见根尖 1/3 离断，根尖孔呈大喇叭口状（图 19-1）。

A | B

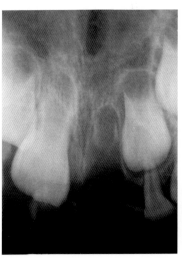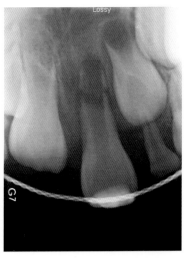

图 19-1　21 根尖片
A. 21 复位固定前，可见牙槽窝内根尖断端成大喇叭口状；61 残根，11 将萌　B. 急诊 21 复位固定后即刻，断端对位尚可

【诊断】

1. 21 根折 + 全脱出（复位固定术后）。

2. 51 残根。

【临床决策分析】

（一）术式选择依据

21 是严重的复合牙外伤，全脱出并发根折，且牙根发育为总长度的 1/2，修复潜力大，且牙根若不能继续发育远期预后不佳，选择的治疗方法希望能尽可能地促进牙根的发育，保证其存留更长的时间。

患儿处于上颌前牙替换期，21 邻牙未萌，缺少有效的固位支抗，急诊进行的钢丝 + 树脂夹板固定在 63 已发生松动，且牙尖交错位咬合缺乏其他牙齿对咬合力的分担，殆创伤尤为明显，需要加强固定和解除殆创伤。

11 将萌，需要将 51 残根尽快拔除，解除 11 冠方阻力，消除感染源。

（二）术前评估

21 全脱出的同时伴有根折，离体时间长，牙周膜愈合的希望基本为零。但是从影像学观察复位尚好，牙根发育特别不足，根据国际牙外伤学会 IADT 指南对根尖孔未闭合年轻恒牙全脱位的牙髓处理的原则，术者对牙髓的预后持谨慎态度，考虑暂行观察，密切随诊。

（三）治疗方案

1. 上颌全牙列殆垫固定，解除殆创伤。

2. 全身服用抗生素 1 周，复方氯己定溶液含漱。

3. 21 密切观察牙髓及牙周愈合情况，若出现牙髓坏死或牙根吸收则试行牙髓血运重建术；如失败，改行根尖诱导成形术。

（四）术后注意事项

配戴𬌗垫，注意口腔卫生，避免继发感染。

【治疗过程】

初诊时行上颌全牙列𬌗垫固定，解除𬌗创伤（图 19-2），拔除 51。

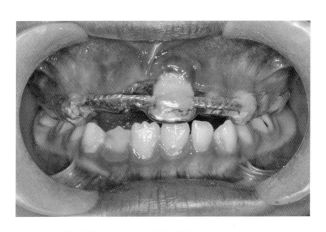

图 19-2　行𬌗垫固定解除咬合创伤

【术后复查与预后】

1. 3 周后复查　21 无明显变色，叩痛（＋），Ⅱ°松动，龈颊沟略充血，扪诊不适，冷测迟钝，根尖片示 21 根折线冠方出现明显牙根吸收，根尖周膜增宽（图 19-3）。21 试行牙髓血运重建术，21 开髓，牙髓坏死，5.25% 次氯酸钠溶液冲洗，三联抗生素糊剂根充，GIC 暂封。

2. 6 周后复查　患儿述𬌗垫固定不佳，易脱落。检查可见 11 开始临床萌出，21 暂封物完好，Ⅱ°松动，叩诊不适，牙龈瘘管口闭合，无红肿。将 11 相应𬌗垫位置进行了缓冲，增强固位；同时进行了 21 三联抗生素糊剂的换药。

3. 7 周后复查　𬌗垫固位不佳，基本不配戴。检查可见 21 松动度及牙龈情况基本同前，11 继续萌出，16、26 萌出中，牙尖顶在𬌗垫远中端。根尖片示 21 根吸收加重。对 21 改行根尖诱导成形术，予以 Vitapex 根管封药。去除钢丝＋树脂夹板，停止配戴𬌗垫（图 19-4）。

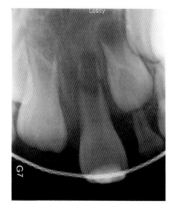

图 19-3　3 周后复查根尖片
21 根折线冠方出现明显牙根吸收，牙周膜增宽

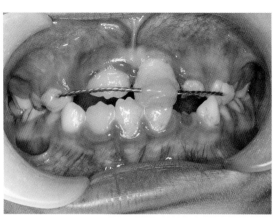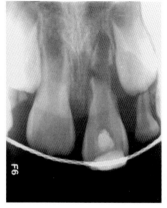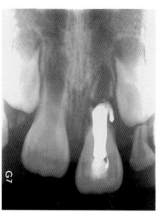

图 19-4　7 周后复查口内像及根尖片

A. 正面殆像可见 21 牙冠略变色，唇侧瘘管愈合形成瘢痕，11、16、26 临床萌出中　B. 根尖片示 21 根吸收加重，根管外侧壁可见明显的吸收影像，根尖 1/3 继续发育　C. 21 行 Vitapex 根充术后，根尖片示少量糊剂从根折断端溢出根管外

A ｜ B ｜ C

　　患儿在 11 周、4 个月、7 个月、13 个月进行了复查，检查可见 21 呈Ⅱ°左右的松动，牙尖交错位及前伸颌位有早接触，牙龈无明显异常。根尖片示 21 根吸收进一步被控制，基本停止，牙槽窝内的根尖 1/3 继续发育，根尖孔闭合。在第 4 个月时进行了 21 的根管换药，并少量调殆。

　　后续在 27 个月、51 个月、64 个月复查时，随着上颌侧切牙和尖牙的陆续萌出，21 的殆创伤逐渐消失，牙齿呈Ⅰ°~Ⅱ°松动，牙龈无红肿异常。根尖片可见 21 冠方断端折断线处形成钙化屏障，原吸收根管壁出现钙化物的沉积，根尖 1/3 上移至与 11 根尖相当的位置（图 19-5，图 19-6）。

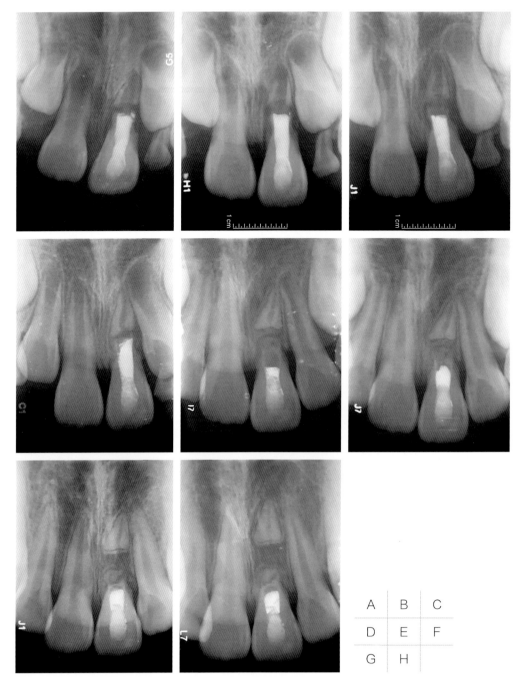

图 19-5　术后 11 周、4 个月、7 个月、13 个月、27 个月、51 个月、64 个月复查根尖片

A. 11 周复查根尖片示超充糊剂吸收，牙周膜间隙增宽　B. 4 个月复查根尖片示牙周膜间隙增宽，根尖 1/3 继续发育　C. 7 个月复查根尖片示根折线处开始有钙化物沉积，根吸收停止，牙周膜间隙变窄　D. 13 个月复查根尖片示根尖 1/3 继续发育，根尖孔接近闭合　E. 27 月复查根尖片示根充物明显吸收，折断线处形成较厚的钙化屏障，根尖孔闭合，牙周膜清晰连续　F. 27 个月复查时 Vitapex 换药后根尖片　G. 51 个月复查根尖片示折断线处钙化屏障越发清晰　H. 64 个月复查根尖片示与 51 个月复查无明显变化

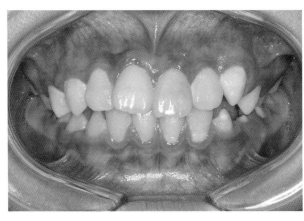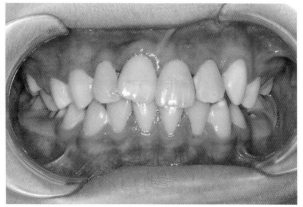

图 19-6　术后 51 个月、64 个月复查口内像

A.51 个月复查口内像：21 牙冠略暗，切端较 11 殆向长约 1mm；11、21、12、22、31、32、41、42 建殆，23、33 临床萌出中，尚未建殆　B.64 个月复查口内像：11 略外翻，前牙均建殆

A | B

【经验与体会】

大多数情况下，因为儿童的牙槽骨相对较为疏松，牙周膜有弹性，牙齿受伤后全脱位于牙槽窝外，往往牙根是完整的。本病例较为特殊，发生根折后，冠方部分完全脱出于口腔外，是根折 + 全脱出的复合型外伤，同时伴有牙槽窝骨壁的骨折，其处理更为棘手。

众所周知，对于全脱出牙齿的牙周及牙髓愈合，最显著的影响因素是牙根发育的状态和牙齿离体的时间以及储存方式。该病例全脱出的是左上颌中切牙，牙齿非常"年轻"，根尖孔呈大喇叭口状，离体时间长达 14 小时，且外伤后 1 个小时内为干燥保存，为延迟再植。根据 IADT 的指南及一些相关的病例报告文献，延迟再植的患者，即使根尖孔开放，也需要对牙周膜进行处理，即去除坏死的牙周膜组织，并推荐使用 2% 氟化钠溶液浸泡 20 分钟，但对发育特别不足的年轻恒牙的牙髓需要持谨慎态度，只有在临床或根尖片上观察到牙髓坏死或根尖病变、牙根吸收的指征，才采取相应的牙髓治疗。该病例急诊处置的病历上未描述对牙根的处理，可理解为未采取相关的干预措施，这对于延迟再植的牙齿来说增加了牙根吸收的概率。3 周复查时观察到牙根有外吸收的影像，鉴于牙根过短，试行牙髓血运重建术。7 周复查时发现牙根吸收加重，改成用氢氧化钙糊剂封药，行根尖诱导成形术，根吸收得到了有效的控制，同时根尖断端继续发育，根尖孔闭合。有趣的是根尖不仅继续发育，而且向根方移动，最终的位置与右上颌中切牙根尖的位置相一致。

一般情况下，全脱出牙齿的延迟再植建议固定时间为 4 周，但是该病例因为同时伴有水平根折，延长了固定时间，8 周复查时拆除了固定。右上颌中切牙尚未萌出，全脱出的左上颌中切牙与对颌牙存在咬合创伤，虽然进行了𬌗垫的制作，但是因为 11 以及 16、26 陆续临床萌出，𬌗垫的固位不佳，患者有效配戴时间有限，这些都是影响愈合的不利条件。术者在每次就诊时都对𬌗创伤进行了少量调𬌗处理。随着上颌侧切牙及尖牙的萌出，21 的𬌗创伤逐渐消失，牙根吸收停止，炎症得到了有效的控制。

该病例因为牙根发育很"年轻"，术者高估了年轻恒牙丰富血运所带来的抗感染能力，同时也奢望能有一线希望使受伤牙齿继续发育，利于其远期预后，最终出现了牙根吸收的结果，这是在预料之中的。意料之外的是，这样条件的一颗牙齿居然"超长待机"了这么久的时间，距离外伤已经 5 年多的时间，除了因为牙根短所致的牙齿松动，其余皆无明显不适，很好地发挥了美观、发音和保持间隙、维持牙槽骨丰满度的功能，便于保持患儿的身心健康和良好的社会交往能力。

【专家点评】

这是一个严重的复合型牙外伤病例，年轻恒牙发生了全脱出和根折，经过系统治疗患牙在观察的 5 年时间内能保留在牙列中，并较好地继续行使发挥功能，从这个意义上可以说是一个治疗成功的病例。

面对年轻恒牙外伤的治疗时，医师出于获得远期良好预后的考虑，希望能尽可能保留活髓和足够的牙周支持组织。在实际诊疗过程中过于保守，这种思想也体现在本病例的治疗中，对一个离体时间长达 14 个小时的患牙，除特殊情况外没有保留活髓的希望，故本病例应在再植后 1 周按常规摘除牙髓，这样可以更好地控制炎症，减少牙根吸收的量，有利于远期预后。

本病例根折线下方的根尖段表现出强大的生命力，该部位在外伤过程中没有血液供应的断绝，牙乳头的活力得到了很好的保存，这也是这个部分牙根能继续生长发育的根本原因，有意思的是所形成的根尖位置在一段时间内与同名牙不同，但当牙根发育完成后两颗中切牙根尖的位置完全一致，这其中的原因还有待我们去探索发现。

（夏　斌）

参考文献

1. ASHRAF F F，PAUL V A，GEORGIOS T，et al. International Association of Dental Traumatology guidelines for the management of traumatic dental injuries：2. Avulsion of permanent teeth. Practice Guideline，2020，36：331-342.

2. NIMA M M，HEIDAR Z，ALIREZA D，ET AL. Continued root formation after delayed replantation of an avulsed immature permanent tooth. Case Rep Dent，2014，2014：1-5.

3. MARÍLIA P L，PAULO NELSON-FILHO，LEA A B S，et al. Apical Revascularization after Delayed Tooth Replantation：An Unusual Case. Case Rep Dent，2016，2016：2651643.

4. AHMED AL-KAHTANI. Avulsed immature permanent central incisors obturated with mineral trioxide aggregate：a case report. J Int Oral Health，2013，5（3）：88-96.

5. ANDREASEN J O，BORUM M K，JACOBSEN H L，et al. Replantation of 400 avulsed permanent incisors. 2. Factors related to pulpal healing. Endod Dent Traumatol，1995，11（2）：59-68.

全脱出牙 40 小时延迟再植

病例提供者：贾维茜

【基本信息】

患儿，男，8 岁。因"左上颌前牙外伤脱出 40 小时"来院就诊。40 小时前于学校摔倒，左上颌前牙完全脱出，全脱出牙齿干燥保存 10 小时，而后家长将牙置于生理盐水中保存。外伤后无头晕、恶心、呕吐、意识丧失等情况。

【临床检查】

神志清楚，步入诊室，检查合作。

开口度 3 指，开口型"↓"。

全脱出牙 21 冠根完整，根尖孔未闭合（牙根发育 Nolla 9 期），牙根表面轻度污染。21 牙槽窝内探及血凝块及异物，骨壁连续、完整；牙龈无明显红肿。11 近中切角折断，牙本质暴露，近中舌侧可见一残片至龈下约 1mm（未及牙骨质），叩痛（－），不松动，牙龈无红肿。12、22 牙冠完整，叩痛（－），不松动。根尖片显示：21 牙槽窝空虚，牙槽窝骨壁连续，无明显骨折影像；11 未见明显根折影像，牙周膜连续，牙根发育 Nolla 9 期；12、22 未见异常（图 20-1）。

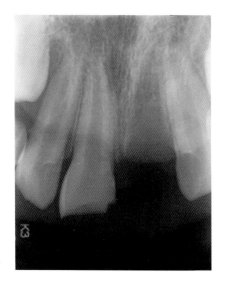

图20-1 初诊时根尖片

【诊断】

1. 21全脱出。

2. 11牙本质折断。

【临床决策分析】

（一）术式选择依据

1. 患儿外伤牙已脱出40小时，且保存条件不佳。但患儿及家长强烈要求再植治疗，故在患儿及家长知情同意的前提下，21试行再植术。

2. 因21牙周膜细胞坏死，再植前应去除牙周膜。

3. 由于21牙髓坏死且污染，应考虑行体外牙髓摘除术；并使用氢氧化钙制剂充填根管，避免牙根外吸收。

4. 11牙本质折断，需要护髓充填处理。

（二）术前评估

患儿就诊时外伤牙已脱出40小时，远远错过了最佳再植时间（0.5小时），并且脱出牙曾干燥保存10小时，可明确牙齿的牙髓和牙周膜组织已发生坏死，就再植而言预后存在极大的不确定性。从牙根发育程度来看，年轻恒牙再植较成熟恒牙来说更易出现固连的情况。

（三）治疗方案

1. 21 首选治疗方案为延迟再植术。再植前需要体外处理牙髓，去除根面牙周膜组织，清创牙槽窝；再植后弹性固定 4 周。

2. 11 治疗方案为护髓充填。

（四）术后注意事项

1. 患儿初诊进行再植术和护髓充填后，术后医嘱为口服抗生素，破伤风抗毒素的注射（如需要），患牙应避免进食过硬食物，减少咬合创伤。

2. 维护口腔卫生，定期复查。

【治疗过程】

首诊当日治疗如下：

1. 11 行光固化玻璃离子水门汀护髓 + 光固化复合树脂充填修复外形。

2. 21 延迟再植术

（1）离体牙处理：21 开髓，拔髓，扩大根管；去除牙周膜组织至根尖平滑；将离体牙置于 5.25% NaClO 溶液中 5 分钟，超声荡洗 5 分钟，用于清除根面牙周膜和根管内污染物。生理盐水反复冲洗，浸泡 15 分钟，清除 NaClO 溶液残留。擦干根管，氢氧化钙制剂暂时充填根管，玻璃离子水门汀充填。氟凝胶反复涂布并浸泡牙根 30 分钟。

（2）牙槽窝处理：清除牙槽窝内血凝块及异物，大量生理盐水冲洗至冲洗液清亮、出血新鲜。

（3）再植：将处理好的离体牙轻柔地放回牙槽窝，检查无咬合创伤，行 12、11、21、22 钢丝 + 树脂夹板固定，再次确认咬合关系。

3. 拍根尖片检查复位情况，根尖片示 21 复位良好（图 20-2）。

4. 嘱患儿口服抗生素 1 周（甲硝唑，患儿家长自备）。

5. 勿用前牙咬物，认真刷牙维护口腔卫生。

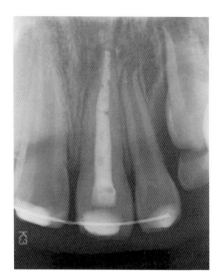

图 20-2　再植即刻根尖片确定复位完好

【术后复查与预后】

1. 6 周后复查

检查：21 叩诊音高，不松动。

处置：拆除钢丝 + 树脂夹板固定。取出 21 根管内氢氧化钙糊剂，2% 氯胺 -T 溶液冲洗，确定工作长度为 26mm，有探痛。擦干，Vitapex 根管充填，Fuji IX 玻璃离子水门汀充填。拍根尖片确认根充恰填且致密（**图 20-3**）。

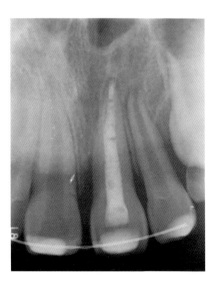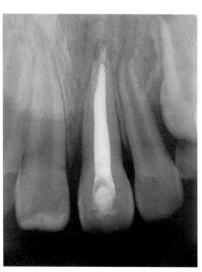

图 20-3　6 周后复查根尖片

A. 未拆除钢丝 + 树脂夹板固定　B. 换药根充后

A ｜ B

2. 5 个月后复查　患儿自觉右上颌前牙有胀感。

检查：11 叩痛（-），Ⅰ°松动，龈缘肿胀，根尖区扪诊膨隆（图 20-4A）。根尖片示 11 根尖可见骨密度减低区，牙根未发育完成（图 20-4B）。21 充填体完好，叩诊音高，无动度，牙龈位置低于 11 约 0.5mm。根尖片示 21 牙周间隙消失，以远中侧明显（图 20-4B）。

处置：明确 11（外伤时诊断为牙本质折断，行护髓外形修复）出现了常见的外伤并发症，添加诊断为 11 慢性根尖周炎，行根尖诱导成形术。处理过程中 11 开髓，根管内有腐臭味（图 20-4C），拔髓为灰黑色。2.5% NaClO 溶液冲洗，根管内氢氧化钙糊剂封药。1 周后肿胀消失，取出根管内氢氧化钙糊剂，2% 氯胺-T 溶液冲洗，Vitapex 糊剂根管充填（图 20-4-D），Fuji Ⅸ玻璃离子水门汀充填。

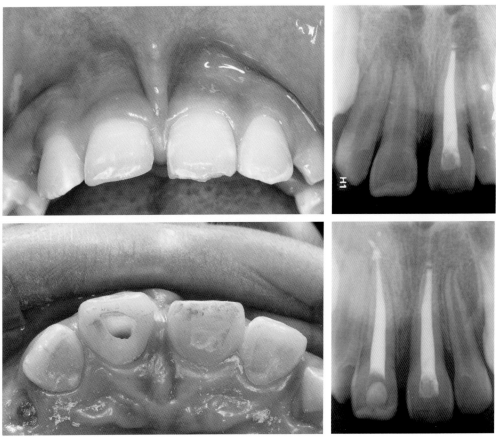

图 20-4　5 个月后复查口内像及根尖片
A. 口内像可见 11 根尖区膨隆　B. 根尖片示 11 根尖周低密度影
C. 11 开髓后，根管内空虚　D. Vitapex 封药后再次拍根尖片

A	B
C	D

3. 11 个月后复查

检查：21 龈缘处可见 6mm×6mm 肿胀隆起，上有瘘管（图 20-5A），挤压有脓液溢出，与牙周袋相通，牙周探诊：$\frac{4}{3}\Big|\frac{5}{3}\Big|\frac{3}{3}$。CBCT 示 21 根尖区及牙槽骨骨质未见炎症改变，唇侧牙槽骨位于牙根中部，腭侧牙槽骨位于牙根中下 1/3 处，根尖少量外吸收表现（图 20-5B，图 20-5C）。

牙周科会诊结果：考虑 21 根面污染导致牙周脓肿，建议行龈下刮治术，3 个月后复查牙周情况。

处置：4% 阿替卡因肾上腺素局部麻醉下，牙周刮治器于龈袋内进行龈下刮治，刮出肉芽组织，牙龈为易出血状态。3% 过氧化氢溶液充分冲洗，龈袋内上复方碘甘油。

3 个月后复查，21 无叩痛及松动度，牙龈无异常，肿胀、瘘管均消失。

4. 20 个月后复查

检查：21 位于牙弓偏腭侧，11、21 叩痛（-），不松动，牙龈无肿胀瘘管（图 20-6A）。根尖片示 21 牙根表面与牙槽骨分界不清；11 根管内有充填体影像，根尖可见钙化屏障（图 20-6B）。提示 11 根尖诱导成形术已完成，可以进行根管永久充填。

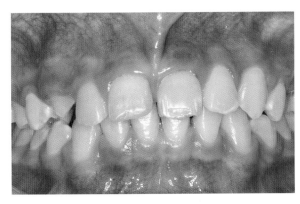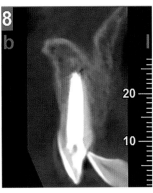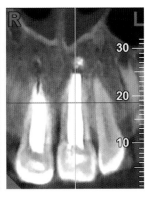

图 20-5　11 个月后复查口内像及 CBCT

A. 可见 21 龈缘肿胀，上可见瘘管　B. CBCT 显示无根尖区低密度影（矢状面截图）
C. CBCT 显示牙槽骨吸收，无根尖区低密度影（冠状面截图）

A ｜ B ｜ C

处置：11 开髓，去除原根管内封药，2% 氯胺 -T 溶液冲洗，超声荡洗，探根尖有硬组织屏障，无探痛，WL 为 24mm。纸尖擦干，糊剂 + 牙胶尖冷侧压根充。拍根尖片示恰填（图 20-6C）。玻璃离子水门汀垫底，光固化复合树脂充填，调𬌗，抛光。

5. 20~45 个月复查期间

检查：11 牙冠充填体完好，叩痛（－），不松动，牙龈无异常。根尖片示 11 根充完好，无根尖周低密度影。21 充填体完好，切端和龈缘位置均向龈方缩短，叩痛（－），叩诊金属高调音，不松动，牙龈无肿胀瘘管。根尖片示 21 牙周伴随垂直骨丧失，逐渐进展至根中部，可见牙根形态，无清晰牙周膜影像（图 20-7）。

处置：21 每半年重新进行一次 Vitapex 根管换药。32 个月复查时，因 21 出现明显牙齿下沉表现（图 20-7A），建议行截冠术保存骨量和预防进一步下沉，但此时患儿及家长对再植效果尚满意，能够接受牙齿垂直向不齐的现实，不考虑行截冠术。

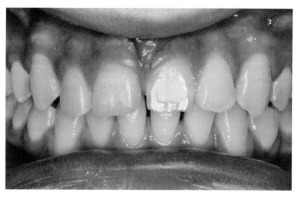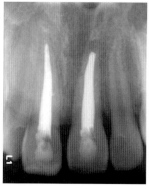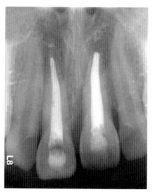

图 20-6 20 个月后复查口内像及根尖片

A. 口内正面𬌗像，切端、龈缘位置基本平齐 B 和 C. 11 根尖诱导完成，进行冷牙胶侧压充填后

A | B | C

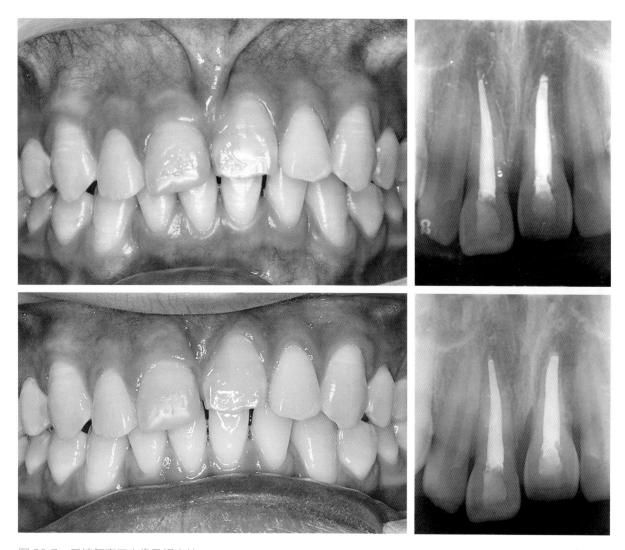

图 20-7　后续复查口内像及根尖片

A. 32 个月复查时，正面𬌗像可见切端和龈缘位置逐渐出现下沉　B. 32 个月复查时，根尖片示进行性垂直骨吸收　C. 45 个月复查，正面𬌗像可见切端和龈缘位置下沉逐渐加重　D. 45 个月复查，根尖片示进行性垂直骨吸收加重

A	B
C	D

6. 50 个月后复查

检查：21 牙龈进一步缩短约 4~5mm（图 20-8A，图 20-8B），叩诊金属音，不松，牙龈无异常。根尖片示 21 牙槽骨垂直吸收至根中部，牙周膜影像消失（图 20-8C）。请口腔种植科会诊，因骨量丧失，建议拔除 21，缺牙空隙行间隙保持，待成年后种植修复。

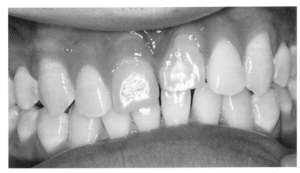
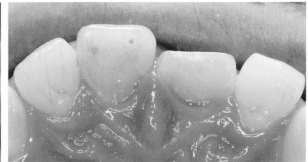
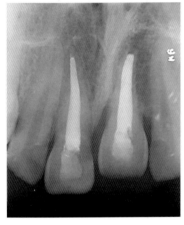

图 20-8　50 个月后复查口内像及根尖片

A. 正面𬌗像　B. 部分上颌𬌗像　C. 根尖片示 21 牙齿固连，明显低𬌗，垂直骨吸收明显，牙周膜影像不清晰

【经验与体会】

1. 牙齿全脱出的治疗方案　国际牙外伤协会（IADT）明确指出了全脱出牙齿的治疗方案，列出了牙根有无发育完成、再植时间、离体牙的状态等不同情况的相应治疗方法。此病例符合未发育完成的年轻恒牙延迟再植的情况。延迟再植是指外伤后半小时之后的再植入。其预后往往要差于即刻再植（外伤后半小时之内的再植）。本病例处理的特殊之处包括：①脱出牙牙髓已经失去活力，可以在体外进行根管治疗；又因为是年轻恒牙根尖孔开放，体外根管治疗进行了拔髓、根管预备、荡洗和氢氧化钙糊剂封药的操作。②全脱出时间长，牙周膜已经完全坏死，需要在体外刮除牙周膜。刮除的方法可以选择用纱布擦除，或者用刀片来刮除牙齿的根面。为了延缓牙齿的固连和吸收，可以在再植之前采用氟化物处理，如 2% 的氟化钠凝胶涂抹 20 分钟，指南同时指出氟化钠的处理并不作为绝对的推荐。本病例采用了氟凝胶反复涂布牙根 30 分钟的方法，同时进行了牙槽窝的清创冲洗，在轻柔地进行再植之后弹性固定 4 周。

由于此类延迟再植操作步骤繁多，且同时伴随其他牙齿外伤，故可由多位医师协力完成。

2. 复查要点，可能并发症与预后 延期再植后不可避免地发生替代性吸收。替代性吸收又称骨性愈合或牙齿固连，临床表现为牙齿生理动度消失，叩诊呈高调金属音；X线片检查可见牙周膜间隙消失，牙根与牙槽骨粘连结合。研究显示，受伤年龄与延期再植后替代性吸收的发生率相关，青少年延期再植牙替代性吸收的比率及吸收速度显著高于成人。牙根出现明显吸收则预示着再植失败，需要拔除牙齿。

本病例在复查中，从 6 个月开始，即出现叩诊金属高调音，提示固连的存在。约 20 个月开始，出现牙齿位置缩短，龈缘位置上升的表现，影像学检查可见牙根与牙槽骨边界不清。证据显示氢氧化钙封药能够有效预防或延缓牙根吸收，这个病例每半年进行一次 Vitapex 换药，后续复查中牙槽骨出现垂直丧失，而牙根并没有进行性吸收，为保留牙齿提供了可能。

3. 发现潜在感染可能及时清除 再植 12 个月时，患儿出现了牙周肿胀、溢脓的情况，经过牙周探诊、根尖片与 CBCT 检查，发现患牙出现了牙槽骨吸收的情况，初步明确感染的来源在于牙周组织，可能与外伤后牙根的污染有关。进行牙周刮治、冲洗和上药等操作后，脓肿消失，提示感染物得到了控制。这种牙周脓肿应该与根尖脓肿相鉴别。根尖脓肿表现为，牙齿根尖区域的牙龈瘘管，影像学表现为牙齿根尖部有低密度影像，瘘管处插诊断丝可到达根尖处。通过鉴别诊断，明确感染来源有助于对因治疗。

4. 对生长发育的影响 患儿外伤时为混合牙列，尖牙和前磨牙尚未萌出，牙槽骨有纵向和水平向的发育潜力。而牙槽骨发育有赖于牙齿萌出，若发生固连和替代性吸收，牙齿萌出受阻，牙槽骨生长受限，从而导致患牙𬌗平面降低，不仅影响美观及功能，也为成年后的修复带来困难。本病例牙齿固连后，患牙牙槽骨在𬌗龈向和水平向的发育停止，出现了低𬌗和偏腭向的典型特征。邻牙区域也出现了一定程度的牙槽骨发育滞后。临床上尚无有效的方法可阻止或逆转延期再植牙替代性吸收的进展。

5. 出现替代性吸收的补救方法——截冠术 如果牙齿下沉大于 1mm，推荐采用截冠术（decoronation）来防止牙槽骨的进一步缩短。截冠术是指用手术的方法将低的牙冠及根充物清除，将牙根留在牙槽骨内，用黏骨膜瓣覆盖断面。此法适用于儿童及青少年患者，可以保存牙槽骨宽度及高度，特别是生长发育高峰期前截冠，邻牙的萌出可促进缺牙区牙槽骨垂直向的生长，减少或避免后期修复过程中的植骨。在截冠术施行后通常采用功能性间隙保持器保持前牙的间隙。本病例因患儿家属对再植效果满意，能够接受牙齿垂直向不齐的缺陷，所以未考虑行截冠术。

【小结】

全脱出患牙 0.5 小时后再植为延迟再植，牙齿往往发生牙根吸收、固连等不良预后。本病例全脱出患牙离体并干燥保存时间长达 40 小时，经治疗后，牙齿出现固连和边缘骨丧失，在后续 50 个月复查期内，牙根无进行吸收，维持了功能与美观，效果满意。

1. 全脱出牙齿的首选治疗方案为再植。本病例为一个牙髓和牙周膜全部坏死的延迟再植病例，通过参照 IADT 未发育完成恒牙延迟再植的治疗方案，在后续 50 个月的复查过程中，出现了牙齿固连（牙齿下沉）的表现，但是未见牙齿进行性吸收，在替牙期维持了功能和美观，获得了比较满意的治疗效果。

2. 延迟再植病例术后复查的要点是通过临床和影像学检查，观察牙齿位置变化，并通过 X 线片观察牙齿固连以及牙根吸收的影像学变化。定期进行根管内氢氧化钙类药物换药，可以有效地预防或延缓牙根吸收。

3. 如果牙齿下沉大于 1mm，推荐采用截冠术来防止牙槽骨的进一步缩短。术前需向家属沟通治疗的收益以及去除牙冠所带来的损失。截冠术建议在青春发育前期进行。

【专家点评】

延迟再植通常的意思是指那些牙周膜坏死的全脱出牙的再植。大量体内体外研究表明，体外非生理介质保存超过 30 分钟，牙周膜就会受到严重的不可逆损伤。目前国际牙外伤定义的延迟再植是体外非生理介质保存超过 60 分钟的再植术。受医学发展水平所限，目前国内外还没有临床可应用的牙周膜再生技术，延迟再植牙的转归为牙固连或炎性吸收，从这个角度来说，延迟再生术没有成功可言。

牙根炎性吸收常导致牙齿短期内脱落，甚至治疗失败，临床医师应力求避免。牙齿固连常是一个慢性过程，固连的牙齿可以几年甚至更长的时间留在牙列中，目前是临床医师们力求达到的治疗目标。但对于牙、颌骨处于生长发育期的少年（特别是14岁以下），牙-牙槽骨固连常会影响该处的颌骨发育，造成局部颌骨不发育，好像"牙缩进颌骨"一样，龈缘线位置也异常，如果不能及时纠正，会造成不可逆过程。一般来说，国际上通行的治疗方法是"截冠术"，即去除牙齿不可吸收的牙釉质（冠部），保留可吸收的牙骨质、牙本质（根部），这样，生长发育期的少年可使颌骨恢复发育。至于保留的牙根可部分吸收或成年种植术时取出。由此可见，临床上尝试延迟再植之前有必要向患儿和家长明确，延迟再植是暂时性姑息疗法，如果出现严重牙固连影响颌骨发育时，应拔除患牙或行截冠术。另外，临床医师要注意不要使用牙胶等不可吸收的材料充填根管，否则在之后的截冠术和拔牙根时，必须将不可吸收的根充材料清理干净。

尽管有上述不足，但是延迟再植术应用合适的话，在牙列发育期的儿童还是有一定意义的，包括：①维持牙齿三维间隙，避免替牙期使用功能保持器不得不反复调改或重做带来的困扰，避免继发错𬌗畸形，为成年永久修复创造条件；②维持牙槽骨丰满度，为种植牙创造条件；③保留牙齿，减少外伤对患儿美观所造成的二次伤害，减轻患儿精神和经济负担。

（夏　斌）

参考文献

1. 葛立宏. 儿童口腔医学.5版. 北京：人民卫生出版社，2020.

2. ANDERSSON L，ANDREASEN J O，DAY P，et al. International Association of Dental Traumatology guidelines for the management of traumatic dental injuries：2. Avulsion of permanent teeth. Dental Traumatology，2012，28（2）：88-96.

3. 秦满. 年轻恒牙再植术与延迟再植. 中华口腔医学杂志，2013，48（6）：321-324.

4. 房瑞贞，李思逸，高磊，等. 延期再植术后替代性吸收的截冠处理及术后4年临床观察. 华西口腔医学杂志，2017，35（6）：665-669.

5. ANDREASEN J O，ANDREASEN F M，ANDREASEN L. 牙外伤教科书及彩色图谱. 葛立宏，龚怡，主译.4版. 北京：人民卫生出版社，2012.

乳牙根折治疗

病例提供者：王旭

【基本信息】

患儿，女，1岁7个月。因主诉"上颌前牙外伤松动14小时"来院就诊。14小时前不慎摔倒致上颌前牙外伤，伤后2小时到北京大学口腔医院急诊科就诊，行上颌前牙复位。受伤后无恶心、呕吐和意识丧失，自主肢体活动。现要求继续治疗。患牙既往无外伤史。

【临床检查】

双侧基本对称，张口度正常，颞下颌关节区无压痛。

54—51、61—64、74—71、81—84口内可见，53、54、63、64、73、74、83、84萌出1/3~2/3。

51、61牙冠完整，无移位，叩痛（++），Ⅱ°松动，无𬌗创伤，牙龈龈沟渗血。52、62、71、81牙冠完整，无移位，叩痛（-），不松动，无𬌗创伤，牙龈未见明显异常。根尖片显示：51、61牙根发育Nolla 9期，根尖1/3可见根折影像，牙周膜间隙正常，未见根尖周低密度影，无牙槽骨骨折影像。

【诊断】

51、61根折。

【临床决策分析】

（一）术式选择依据

患儿年幼，乳牙列尚未建立，患牙牙根发育 Nolla 9 期，修复能力较强，同时距乳恒牙替换时间间隔长。家长保留患牙意愿强烈，患儿口腔卫生状况良好，可考虑钢丝 + 树脂夹板固定。

（二）术前评估

患儿上颌前牙外伤后腭侧移位，已于北京大学口腔医院急诊科复位，现无咬合创伤。考虑到患儿年龄小，配合度差，治疗有一定难度，告知家长治疗和预后，家长表示理解，愿意尝试，依从性较好。

（三）治疗方案

1. 51、61 在保护性固定下行复位固定术。
2. 密切观察 51、61 恢复情况。

（四）术后注意事项

维护口腔卫生，定期复查。

【治疗过程】

1. 急诊治疗 51、61 腭向移位行复位，嘱前往儿童口腔科就诊完善进一步诊疗。

2. 次日门诊复诊 在保护性固定下行 52—62 钢丝 + 树脂夹板固定，抛光。拍摄根尖片检查（图 21-1）。

3. 1 个月后复诊 52—62 钢丝 + 树脂夹板固定良好，51 牙冠色粉，61 牙冠色正常，叩痛（－），不松动，无𬌗创伤，牙龈未见异常。

4. 2 个月后复诊 52—62 钢丝 + 树脂夹板固定良好，51 牙冠色粉，61 牙冠色正常，叩痛（－），不松动，无𬌗创伤，牙龈未见异常。

5. 3个月后复诊 在保护性束缚下拆除钢丝 + 树脂夹板固定。51、61牙冠色正常，唇向无移位，叩痛（－），不松动，牙龈未见异常。拍摄根尖片检查（图21-2）。

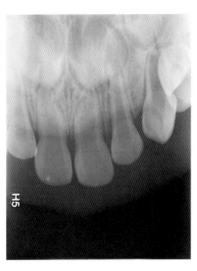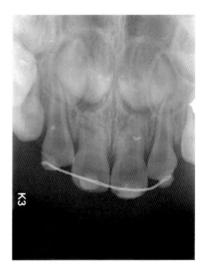

图 21-1 次日门诊复诊根尖片
51、61牙根发育 Nolla 9 期，根尖1/3可见根折影像，牙周膜间隙正常，未见根尖周低密度影，无牙槽骨骨折影像

图 21-2 3个月复诊根尖片
根尖 1/3 处可见根折影像，牙周膜间隙正常，未见根尖周低密度影，无牙槽骨骨折影像

【术后复查与预后】

患儿定期来院复查。6个月及12个月后临床检查无异常，根尖片显示51、61根折线下方有新生的牙本质，根尖形态逐渐显现（图21-3，图21-4）。18个月后复查51牙冠色正常，叩痛（－），I°松动（图21-5）;61临床检查无异常。24个月后复查51松动度较之前无进展，患牙情况基本良好，基本达到保留的目的，后续乳恒牙替换是否顺利还需继续观察（图21-6，图21-7）。

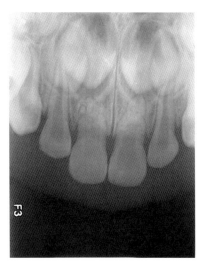

图21-3　6个月后复查根尖片

牙根发育 Nolla 10期，根尖 1/3 可见根折影像，牙周膜间隙正常，未见根尖周低密度影，无牙槽骨骨折影像

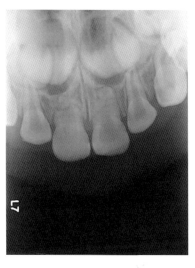

图21-4　12个月后复查根尖片

51 根折线两端组织有分离，牙周膜清晰连续；61 牙根长度未见明显变化，牙周膜清晰连续

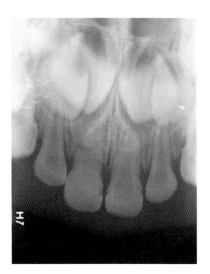

图21-5　18个月后复查根尖片

51 根尖折断部分吸收完全，牙根剩余 1/2，牙周膜间隙正常，未见根尖低密度影；61 根折处愈合影像，牙周膜间隙正常，未见根尖周低密度影

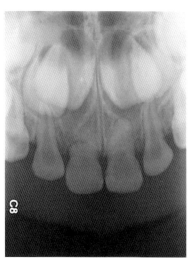

图21-6　24个月后复查根尖片

51 冠根比为 2:1，牙周膜清晰，根尖周未见低密度影像；61 牙根长度尚可，根尖周未见异常

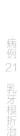

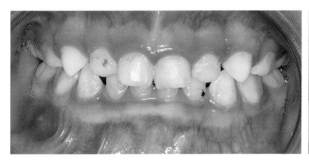 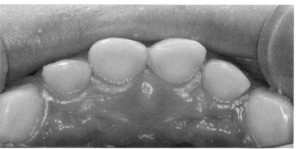

图 21-7　上颌乳中切牙外伤后 24 个月口内像

可见牙齿位于牙列中，咬合尚可，牙冠无变色，牙龈健康

A. 正面咬合像　B. 上颌乳中切牙局部骀面像

A | B

【经验与体会】

近年来随着人们重视程度的提高，因乳牙外伤前来就诊的患儿日益增加。由于低龄儿童配合性差，乳牙外伤的诊治是儿童口腔医学临床工作的难点之一。关于本病例低龄儿童上颌前牙根折的治疗，有以下几点体会和大家分享：

1. 乳牙根折多发生在 1.5~4 岁的儿童，这个年龄段患儿配合程度不一，目前治疗方案尚不统一，有传统观点和保守治疗观点。传统方法倾向于拔除冠部断端，操作相对较简单，但早失的乳前牙不利于儿童咀嚼、发音和美观。牙体结构正常的乳牙对患儿的心理发育和社会应变能力都有积极作用。保留根折的乳前牙有利于儿童身心发育。该患儿发生乳牙根折时才 1 岁 7 个月，治疗难度较大，但保守治疗更有利于乳牙列的完整，对患儿的上颌骨前部发育及心理健康有重要的意义。

2. 影响乳牙根折治疗方案选择的因素　其因素主要有：外伤时乳牙牙根生理吸收情况、牙齿松动度、断端移位程度、儿童配合程度，以及是否伴发冠折。临床上选择治疗方案时，应对根折情况进行全面评估，时刻牢记外伤乳牙与继承恒牙之间的紧密联系，尽可能避免对恒牙胚造成损伤。低龄儿童乳牙根折行复位固定治疗难度较大，但对患儿创伤小，可更大程度地保留患牙，但预后不确定，在实施时要向监护人充分告知治疗的风险及可能的结果，由医师和监护人共同决定适合患儿的治疗方案。

儿童口腔科医师具备专业知识，在对病情及预后详细了解后，有责任、有义务为患者提供可最大程度满足其利益的治疗方案，同时告知监护人该方案实施的难点，并取得监护人的配合以完成治疗。乳牙根折行复位固定后要定期复查，密切观察根折愈合情况，根尖周病变是否存在，观察继承恒牙的发育，一直到乳恒牙替换完成。对患儿及家长的依从性要求较高，本病例目前为止家长的依从性良好，效果较满意。

3. 右上颌乳中切牙在外伤 1 个月后复查发现牙冠颜色变粉，提示有牙髓充血或出血，鉴于患牙根尖未发育完成，血供充足，给予观察，在外伤后 3 个月复查时牙冠颜色正常，提示牙髓充血或出血已吸收。

【小结】

1. 本病例外伤后 2 小时即于急诊科行上颌前牙复位处理，解除了咬合创伤，外伤后 14 小时于门诊就诊，给予固定处理，治疗比较及时。

2. 患儿年龄幼小，患牙发育还未完成，在条件允许下应尽可能保留患牙。

3. 外伤后的定期复查至关重要，对家长的依从性要求较高，其中右上颌乳中切牙牙根吸收较严重，需要密切观察早失的情况。

【专家点评】

3 岁以下低龄儿童的乳前牙外伤是儿童口腔科临床较为棘手的一类疾病，难点不仅仅是患儿的配合能力差，还包括乳牙列处于发育期，如果处理不当可能造成或加重局部或全身的不良影响。在对此类疾病进行诊疗时，不仅要考虑外伤牙本身的情况，还应考虑孩子的耐受能力和监护人的意愿。本病例中医师对患儿伤情把握准确、处理得当，为患儿保留了受伤的乳前牙，获得了满意的疗效。美中不足是患儿的口腔卫生维护还需要加强，需对龋齿进行积极治疗。

（夏　斌）

参考文献

1. MAJORANA A，PASINI S，BARDELLINI E，et al. Clinical and epidemiological study of traumatic root fractures.Dent Traumatol，2002，18（2）：77-80.

2. KIM G T，SOHN M，AHN H J，et al. Intra-alveolar root fracture in primary teeth. Pediatr Dent，2012，34（7）：215-218.

3. LIU X，HUANG J，BAI Y，et al. Conservation of root-fractured primary teeth-report of a case. Dent Traumatol，2013，29（6）：498-501.

上颌恒切牙挫入外伤后的正畸牵引治疗

病例提供者：章晶晶、胡嘉

【基本信息】

患儿，男，11 岁 11 个月。主诉上颌前牙外伤后 6 小时。患儿自诉 6 小时前于学校宿舍上铺跌落后摔伤前牙，否认头晕、头痛、恶心呕吐及意识丧失。家族史及既往史无特殊。

【临床检查】

替牙晚期，磨牙关系、尖牙关系均为中性，侧貌直面型。

12 挫入，仅见少量切端暴露于口腔，叩诊（−），不松动，牙龈红肿。11 牙冠 1/3 位于龈上，叩诊（−），不松动，牙龈红肿。21 牙冠 1/3 位于龈上，切端少量牙釉质缺损，叩诊（−），不松动，牙龈红肿。12、11、21 冷测均有反应。根尖片显示：12、11、21 牙根基本发育完成，未见根折影像，根尖区牙周膜间隙变窄，根尖周未见低密度影（图 22-1A，图 22-1B）。31 远中切角缺损，32 近中切角缺损，牙本质深层暴露，探敏感，叩痛稍不适，不松动，牙龈红肿。31、32 冷测一过性敏感。根尖片显示：31、32 牙齿折断，断面近髓，牙根发育完成，未见根折影像，根尖周未见低密度影（图 22-1C）。

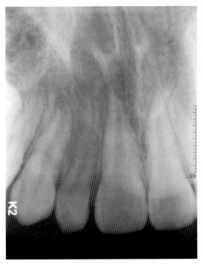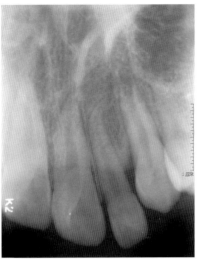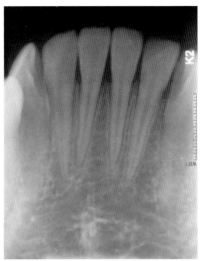

图 22-1　初诊时根尖片（2017 年 11 月 30 日）

A. 12、11 根尖片　　B. 21 根尖片　　C. 31、32 根尖片

【诊断】

1. 12、11 挫入。

2. 21 挫入 + 牙釉质折断。

3. 31、32 牙本质折断。

【临床决策分析】

（一）术式选择依据

患儿上颌前部多颗恒切牙挫入伤，挫入距离 4~7mm，以 12 情况最为严重。结合患儿年龄及 X 线片，上颌前牙牙根发育完成，自行萌出动力不足，需严密观察萌出情况，适时进行正畸牵引复位；外伤可能造成根尖牙髓血管断裂，导致牙髓坏死，密切随访牙髓情况，必要时行牙髓摘除术。

（二）术前评估

患儿处于替牙晚期，上颌恒牙萌出已基本完成，多颗牙可用作支抗对上颌前牙进行正畸牵引。同时定期复查牙髓情况，必要时及时牙髓治疗。

（三）治疗方案

初步计划观察 12、11、21 自行萌出和牙髓状况 4 周左右，必要时行牙髓治疗或正畸牵引；31、32 间接盖髓 + 光固化复合树脂修复。

（四）术后注意事项

避免前牙咬物，避免冷热刺激。遵医嘱定期复查。

【治疗过程】

1. 初诊当日　31、32 间接盖髓及树脂充填修复治疗。观察 12、11、21 萌出情况。

2. 外伤后 2 周复诊

检查：12 牙冠外翻，牙冠暴露 1.0mm，颜色基本正常，叩实音，不松动，牙龈未见明显异常。11、21 牙冠暴露 5mm，牙冠颜色基本正常，21 牙釉质少量缺损，探不敏，叩诊不适，Ⅰ°松动，牙龈未见明显异常。31、32 树脂修复体完好，边缘密合，叩诊无不适，不松动，牙龈未见异常，冷测同对照牙。

处置：考虑 12、11、21 自动萌出不明显，12 叩诊音发生变化，准备行正畸牵引，但此时 12 直接牵引需要切龈后粘接矫治器。建议继续观察 1~2 周，待萌出改善后进行上颌前牙的正畸牵引治疗。

3. 外伤后 4 周复诊

检查（图 22-2）：12 切端位置较前改善 0.5~1mm，叩诊高调金属音，无生理动度，牙龈未见异常。11 切端位于龈上 5mm，与 41 对刃，叩痛（－），不松动，牙龈未见异常。21 切端位于龈上 6.5mm，叩痛（＋），Ⅰ°松动，牙龈未见异常。根尖片示 12、11 未见根尖周低密度影，牙周膜影像尚清晰；21 根尖区牙周膜影像略模糊。

处置方案：12、11、21 正畸牵引治疗；21 考虑行牙髓治疗；12、11 继续观察牙髓状态。

处置过程：

1）粘接上颌固定矫治器开始 12、11、21 正畸牵引。考虑根尖片不能全面反映挫入牙的牙根及根尖周情况，于正畸牵引 1 周后复诊时拍摄 CBCT（图 22-3）。

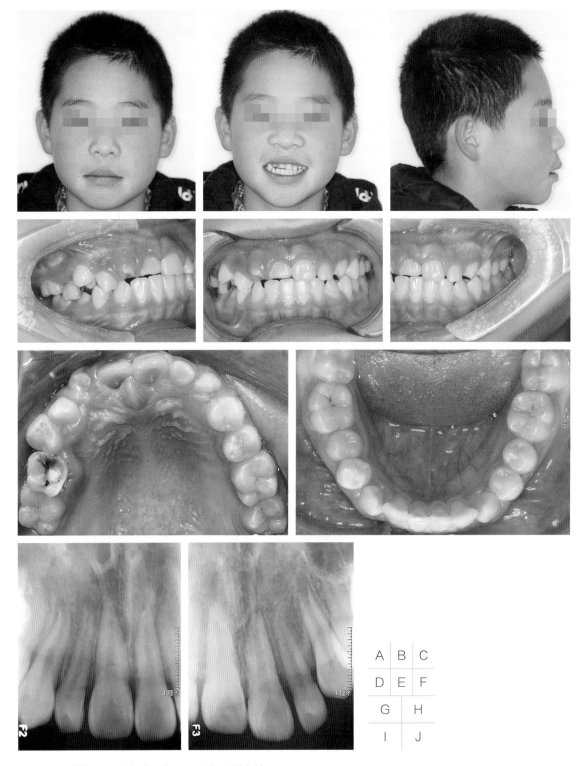

图 22-2　外伤后 4 周复诊面像、口内像及根尖片

A. 正面像　B. 正面微笑像　C. 右侧侧面像　D. 右侧𬌗像　E. 正面𬌗像　F. 左侧𬌗像

G. 上颌𬌗面像　H. 下颌𬌗面像　I. 12、11 根尖片　J. 21 根尖片

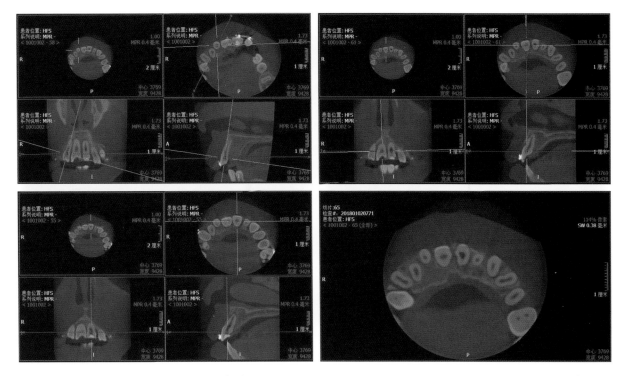

图 22-3 外伤后 5 周，正畸牵引后 1 周复诊 CBCT

A. 12 三维影像，12 唇侧贴近骨皮质，唇侧骨板薄，根尖周未见低密度影，未见明显牙根外吸收影像　B. 11 三维影像，11 根尖周未见低密度影，未见明显牙根外吸收影像　C. 21 三维影像，21 根尖周少量低密度影　D. 21 牙根颈部 1/3 轴面影像，牙根近中侧少量外吸收影像

A	B
C	D

　　2）正畸牵引治疗约 11 个月，共完成 11 次复诊加力。其中根据复诊时牙髓情况，分别于 2018 年的 1 月 2 日、1 月 18 日、2 月 8 日、4 月 19 日、5 月 22 日完成了 11、12、21 牙髓治疗（表 22-1）。后续复诊时根尖片如图 22-4 所示。

　　3）外伤后 12 个月：正畸牵引完成，拆除固定矫治器（图 22-5）。

　　4）12、11、21 牵引到位，牙色略暗，不松动，牙龈未见异常，根尖片未见根尖周低密度影。前牙覆𬌗、覆盖正常，上下中线对正，磨牙关系、尖牙关系为中性。

表 22-1　11、12、21 牙髓治疗情况

复诊时间	临床检查	处置方案及处置过程
2018 年 1 月 2 日	21 牙冠灰暗，叩痛（+），不松动，提示牙髓坏死	21 根尖诱导成形术：21 开髓，拔髓成形，1.25%NaCLO 溶液 + 超声荡洗，手感定 WL=21mm（参考点为切端），纸尖干燥，氢氧化钙糊剂根管封药，Coltosol 暂封
2018 年 1 月 18 日	11 牙冠较之前萌出 1mm，牙冠颜色暗，叩痛不适，不松动，提示牙髓坏死	11 根尖诱导成形术：11 开髓，拔髓成形，1.25%NaCLO 溶液 + 超声荡洗，手感定 WL=21mm（参考点为切端），擦干，氢氧化钙糊剂根管封药，Coltosol 暂封
	21 暂封完好，叩痛（-），不松动，牙龈未见异常	21 去暂封，1.25%NaCLO 溶液 + 超声荡洗，擦干，Vitapex 根充，小棉球 +Fuji IX暂封
2018 年 2 月 8 日	11 暂封完好，叩痛（-），不松动，牙龈未见异常	11 去暂封，1.25%NaCLO 溶液 + 超声荡洗，擦干，Vitapex 根充，小棉球 +Fuji IX暂封
2018 年 4 月 19 日	12 位置无变化，牙龈较厚，根尖片示牙周膜欠清晰，提示可疑固连	12 局部麻醉下，电刀切除切端牙龈，暴露 1/2 牙冠，开髓，拔髓半成形，1.25%NaCLO 溶液 + 超声荡洗，手感定 WL=20mm（参考点为切端），纸尖干燥，氢氧化钙糊剂根管封药，Coltosol 暂封
2018 年 5 月 22 日	12 较之前有𬌗向移动，暂封物完好，叩痛（-），有金属高调音	12 去暂封，1.25%NaCLO 溶液 + 超声荡洗，擦干，Vitapex 根充，小棉球 +Fuji IX暂封

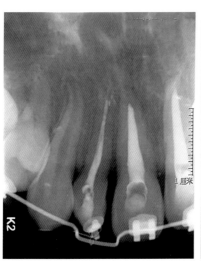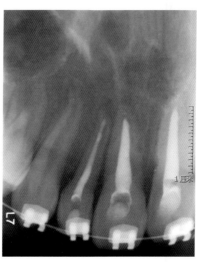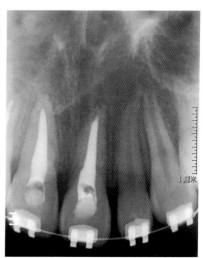

图 22-4　12、11、21 牙髓治疗后复诊根尖片

根管内充填影像密实，根尖周未见低密度影

A. 2018 年 5 月 22 日复诊根尖片　B. 2018 年 7 月 26 日复诊 12、11 根尖片　C. 2018 年 7 月 26 日复诊 21 根尖片

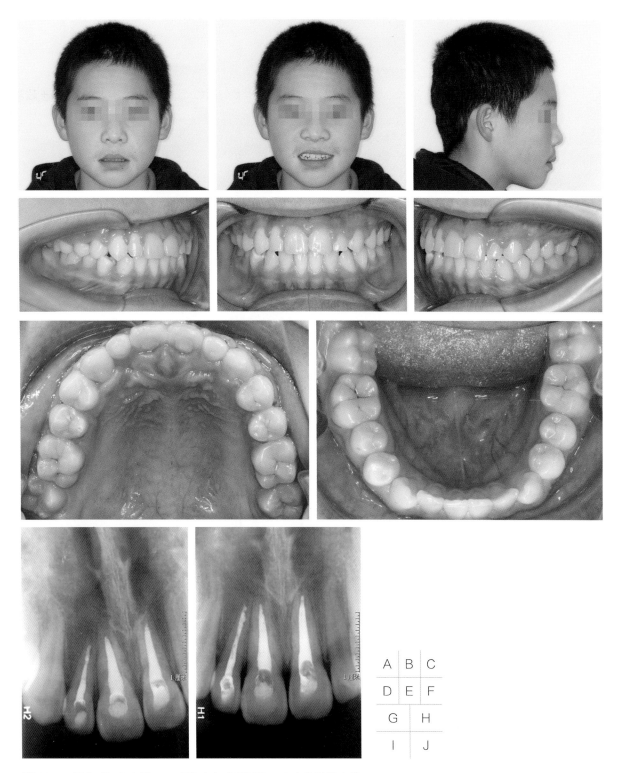

图 22-5 外伤后 12 个月，正畸治疗完成后面像、口内像及根尖片

A. 正面像　B. 正面微笑像　C. 右侧侧面像　D. 右侧殆像　E. 正面殆像　F. 左侧殆像

G. 上颌殆面像　H. 下颌殆面像　I. 12、11 根尖片　J. 21 根尖片

【术后复查与预后】

外伤后 21 个月，正畸牵引后 9 个月复查（图 22-6A~ 图 22-6I）：

检查：12、11、21 未见明显位置改变，叩痛（−），不松动，牙龈未见异常。根尖片示 12、11、21 牙周膜均匀，未见根尖周低密度影。磨牙关系、尖牙关系均为中性，前牙覆𬌗、覆盖正常，上下中线对正。12、11、21 正畸牵引疗效稳定。

处置：12、11、21 取出根管内封药 Vitapex，行热牙胶充填（图 22-6J）。

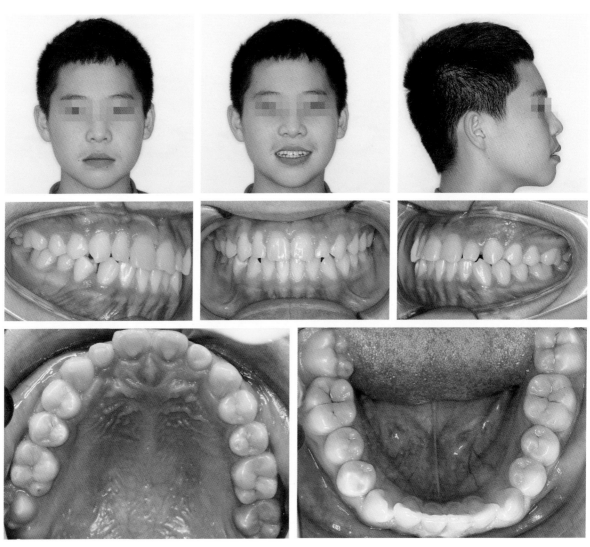

图 22-6 外伤后 21 个月，正畸牵引后 9 个月复查面像、口内像及根尖片
A. 正面像　B. 正面微笑像　C. 右侧侧面像　D. 右侧𬌗像　E. 正面𬌗像　F. 左侧𬌗像
G. 上颌𬌗面像　H. 下颌𬌗面像

A	B	C
D	E	F
G	H	

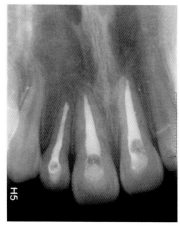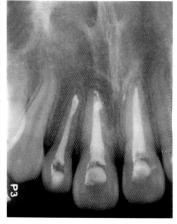

图 22-6（续）

I. 12、11、21 根尖片（根管内 Vitapex 封药）

J. 12、11、21 根尖片（热牙胶充填后）

I | J

【经验与体会】

牙外伤中挫入的发病率较低，缺乏大规模的临床数据研究。根据 2012 年国际牙外伤协会（IADT）制定的指南中提出，对于挫入的年轻恒牙，观察再萌出是最佳选择，如果确定没有萌出迹象，则可选择外科复位固定或正畸牵引复位。本病例患儿接近 12 周岁，上颌前牙牙根发育完成，挫入距离 4~7mm，属于中重度挫入，自动萌出的可能性较小。因此，在观察 4 周后患牙没有明显萌出迹象，叩诊音改变，选择进行积极的干预措施。

根据大多数文献的研究结果，对于中重度的挫入性牙外伤，口腔外科复位与正畸牵引复位的疗效并没有统计学差异，而相应的并发症，包括牙髓坏死、牙根吸收、根骨粘连以及边缘骨丧失的发生率在两种治疗方法中也没有统计学差异。本病例患牙外伤后观察 4 周没有自动萌出迹象，由于挫入牙周围已经开始愈合过程，考虑口腔外科复位造成二次损伤可能性较大，因此选择进行相对可控的正畸牵引治疗。经过约 4 个月的正畸牵引加力，挫入牙基本到位，随后对牙齿进行进一步的排齐及咬合调整，最终完成正畸牵引复位。正畸牵引后的复查结果显示，牙齿位置基本稳定，牙根状态稳定，咬合良好，为成年后的冠修复创造了良好的条件。

目前有关正畸牵引复位挫入牙的治疗时机和牵引力量还没有明确。Medeiros 等人对比挫入后 7 周内与挫入后 3 个月甚至更长时间实施正畸牵引的患牙，前者萌出速度是后者的 7 倍。而在一项狗的动物实验中发现，与挫入后 1 周开始正畸牵引相比，挫入牙即刻牵引发生替代性吸收的风险更小。研究结果提示早期牵引有利于患牙的萌出及长期预后。对于正畸牵引力量的控制，相关的文献报道极少。本病例选择在外伤后 4 周进行轻力的牵引复位，主要考虑对自动萌出的观察以及牵引过程中减小对牙周膜的二次损伤，事实表明，牵引效果良好，疗效基本稳定。但对于正畸牵引复位挫入牙的治疗时机与牵引力量的控制还需要进一步研究加以明确。

【小结】

1. 外伤引起的挫入牙存在自动萌出的可能，需先观察自动萌出，视情况再决定是否要进行积极的干预治疗。

2. 正畸牵引复位挫入牙如果条件允许，尽量采用固定矫治器进行治疗，有利于牙齿的三维控制。

3. 挫入牙在正畸牵引复位过程中需要密切观察牙髓情况，必要时及时处理牙髓。

【专家点评】

尽管教科书和国际牙外伤学会对各种程度的牙挫入给出了较为明确的建议指南，但指南的建议比较宽泛，临床问题永远比指南复杂，对于较为严重的牙挫入，临床医师常会面临治疗抉择困难。特别是青少年患者，一方面这部分患者牙挫入后有自然再萌出的可能；另一方面青少年患者牙挫入后较成人更容易发生固连，而一旦发生固连，处理稍有延迟，就会丧失牵引治疗机会，导致严重后果。一般来说，牙根发育成熟的恒牙，挫入 3mm 以上基本没有再萌的机会，需要正畸牵引或口腔外科复位；牙根没有发育完成的年轻恒牙再萌出的潜力大，挫入 7mm 以内都有可能再萌出。但牙根未发育完成的年轻恒牙是一个很宽泛的定义，在临床上可能是 Nolla 7 至 Nolla 8 期，或者是牙根接近发育完成的 Nolla 9 期，显然其再萌出潜力不同。对于后者，临床医师治疗抉择时应该更偏向于将其按照成熟恒牙考虑，牙挫入 5~7mm 时应考虑正畸牵引，同时，应密切观察牙髓组织的转归。

由于研究对象不同，各研究报道的恒牙挫入后自发再萌出的发生率差别较大（11.8%~48.6%），再萌出所用的时间也不尽相同，中位数在 3.3~6.3 个月。研究表明，挫入牙再萌出与挫入程度和牙根发育程度有关，但在替牙期儿童或者多颗牙挫入时，准确判断牙齿挫入程度并不是件容易的事。例如，本病例 12、11、21 均有不同程度的挫入，很难给出每颗牙挫入的距离。此时，术者只有通过密切观察，不断修正初诊时的"初步印象"，及时作出正确的治疗决策。本病例中，术者观察挫入最重的 12，其在 4 周后没有明显萌出迹象，且叩诊音改变（"实音"，但还没有出现牙齿固连典型的"高调金属音"），在及时作出正畸牵引的决策后，取得了良好效果。

在牙挫入治疗抉择时，临床医师除了考虑牙齿挫入程度和牙根发育成熟程度外，牙槽骨骨折情况也是一个主要的、需要考量的因素。众所周知，所有牙挫入病例均伴有牙槽窝骨折，常常是牙槽窝底粉碎性骨折。此时，如果伴有唇侧骨板折断、移位，对牙齿再萌出是不利的。研究报道挫入牙如果合并冠折，牙髓坏死风险性会大大增高。因此，临床医师应警惕合并损伤带来的危害。本病例中，12、11 挫入比较严重，后续先后出现了牙髓坏死是比较容易理解的。21 挫入相对较轻（约 4mm），4 周时有较明显的自发再萌出，但还是出现了牙髓坏死，分析原因可能与其牙槽窝损伤重（初诊和 4 周复查时有松动，叩诊不适或轻度疼痛），同时合并冠折有关。

（秦 满）

参考文献

1. ANDREASEN J O, BAKLAND L K, MATRAS R C, et al. Traumatic intrusion of permanent teeth. Part 1. An epidemiological study of 216 intruded permanent teeth. Dent Traumatol, 2006, 22 (2): 83-89.

2. DIANGELIS A J, ANDREASEN J O, EBELESEDER K A, et al.International Association of Dental Traumatology guidelines for the management of traumatic dental injuries: 1. Fractures and luxations of permanent teeth. Dent Traumatol, 2012, 28 (1): 2-12.

3. Costa L A, Ribeiro C C , Cantanhede L M, et al. Treatments for intrusive luxation in permanent teeth: a systematic review and meta-analysis. International journal of oral and maxillofacial surgery, 2017, 46 (2): 214-229.

4. MEDEIROS R B, MUCHA J N. Immediate vs late orthodontic extrusion of traumatically intruded teeth. Dent Traumatol, 2009, 25(4): 380-385.

5. GOMES J C, GOMES C C, BOLOGNESE A M. Clinical and histological alterations in the surrounding periodontium of dog's teeth submitted for an intrusive luxation. Dent Traumatol, 2008, 24 (3): 332-336.

6. ALKHALIFA J D, ALAZEMI A A. Intrusive luxation of permanent teeth: a systematic review of factors important for treatment decision-making. Dental Traumatology, 2014, 30 (3): 169-175.

7. WANG G Y, WANG C, QIN M. Pulp prognosis following vital pulp therapies in teeth with complicated crown fractures- a retrospective study. Dent Traumatol,2017,33(4): 255-260.

病例 23

截 冠 术

病例提供者：彭楚芳

【基本信息】

患儿，女，8 岁 8 个月。因车祸造成上下颌前牙外伤 16 小时就诊。外伤后 1 小时在急诊科就诊，诊断为"21 冠折，11 冠折、嵌入性脱位，12、22、31、41 半脱位，32、42 亚脱位，12—22 牙龈撕裂伤"，进行了黏膜撕裂处缝合，移位牙齿复位丝线悬吊缝合固定，抗生素口服及破伤风抗毒素注射处理。受伤后无恶心呕吐和意识丧失，自主肢体活动。

【临床检查】

神志清楚，面部上下唇肿胀明显。

张口度正常，双侧颞下颌关节活动自如，耳前区无压痛。下颌骨、颧弓范围无扣痛。

12、22 悬吊缝合固定（图 23-1），11 少量牙冠暴露于牙龈外，切端折断牙本质暴露，无动度，牙龈撕裂处缝合，表面有血凝块，唇侧牙槽骨向唇侧移位，挤压可复位。21 冠折，近中髓角暴露，叩痛（＋），Ⅰ°松动，近中唇侧牙槽骨移位，牙龈撕裂处缝合。12 牙冠完整，Ⅲ°松动，𬌗向脱出，牙龈撕裂，近中牙槽突向唇侧脱出，挤压可复位。22 牙冠完整，Ⅰ°松动，无明显移位，牙龈撕裂。73 侧向移位，牙冠向舌侧倾斜，Ⅲ°松动。牙尖交错位时𬌗干扰明显，牙龈红肿。32、31、41、42 牙冠完整，悬吊缝合固定，Ⅰ°松动，牙龈缘见血凝块。根尖片示：11、21 冠折，11 牙周膜影像消失，21 牙周膜影像清晰，12 牙周膜间隙增宽，22 根尖周未见异常。下颌前牙根尖周未见异常（图 23-2）。

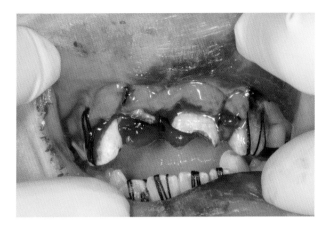

图23-1　急诊处理后口内像

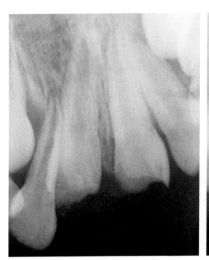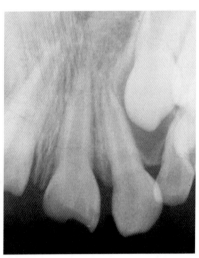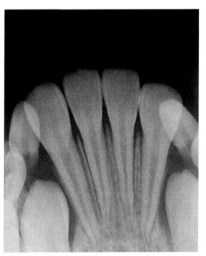

图23-2　急诊处理时根尖片

A. 11、21冠折，11牙周膜影像消失，12牙周膜影像增宽　B. 21远中根面牙周膜清晰，22根尖周未见异常　C. 下颌前牙根尖周未见异常

A ｜ B ｜ C

【诊断】

1. 11挫入，简单冠折。

2. 21复杂冠折。

3. 12部分脱出（未复位）。

4. 22、32、31、41、42亚脱位。

5. 12、11、21 处牙槽突骨折。

6. 73 侧向移位。

7. 牙龈撕裂。

【临床决策分析】

（一）术式选择依据

患儿 11 挫入 5~6mm，伴牙槽突骨折，牙根发育接近完成，再萌出的可能性小，和家长商量后决定直接进行口腔外科复位，钢丝＋树脂夹板固定。12 脱位明显，有𬌗创伤，悬吊缝合未能复位，需要更好的复位固定方式。73 乳牙侧方移位，有𬌗创伤，故直接拔除处理。余牙无明显松动，可观察。牙槽突骨折，可在牙齿复位后指压复位，通过钢丝＋树脂夹板固定牙齿后得以稳定。

（二）术前评估

11 行复位固定，因伴牙槽突骨折，牙根发育近完成，此牙牙髓和牙周组织预后均不佳。12 脱位明显，伴牙槽骨骨折，牙髓坏死的可能性大。21 牙髓暴露，牙根发育完成，因患儿目前情绪不稳定，治疗坚持时间短，故无法做保守的牙髓切断术，2 周后决定行根管治疗。余牙定期观察牙髓、牙周状况。

（三）治疗方案

1. 11、12 牙齿复位、唇侧牙槽骨复位，缝合牙龈；钢丝＋树脂夹板固定；11、21 择期根管治疗。

2. 73 拔除。

3. 密切观察 12、11、21、22、31、32、41、42 牙髓、牙周愈合情况。

4. 氯己定漱口水含漱，预防感染。

5. 10 天后拆线。

（四）术后注意事项

维护口腔卫生，定期复查。

【治疗过程】

1. 当日门诊　拆除上颌悬吊缝合，11、12局部浸润麻醉下复位，上颌前部牙槽骨复位，缝合颊侧龈乳头。54、12、11、21、22、64钢丝＋树脂夹板固定，取模型，做全牙列殆垫，试戴。73局部浸润麻醉下拔除，止血，术后医嘱（图23-3）。

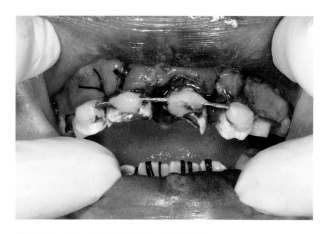

图23-3　12、11复位固定，牙龈缝合

2. 1周后复诊　21局部麻醉下开髓，拔髓，出血少，超声荡洗，根管内封Vitapex糊剂，Fuji IX GIC充填。拆除缝线（共8针）。

3. 2周后复诊　11冠中1/3折断，断端呈暗红色，探无感觉，叩痛（±），唇侧牙龈纵裂愈合不佳，冷测无反应。12、22牙冠未见变色，叩痛（±），龈缘略红，牙髓活力电测试：12为18，22为18，冷测正常。

诊断：11牙髓坏死。

处置：11开髓，揭顶，无出血，牙髓呈暗红状，拔髓，根尖处稍有疼痛，超声荡洗，根管封Vitapex，Fuji IX GIC充填（图23-4）。

4. 1.5个月后复诊　钢丝＋树脂夹板固位好，11、21 GIC完好，叩诊高调清音，无动度，牙龈略红肿；12、22叩诊不适，31、32、41、42无叩痛，冷测均正常，牙龈无异常。拆除钢丝＋树脂夹板，停戴全牙列殆垫（图23-5）。

5. 4个月后复诊　11、21充填体完好，叩痛（－），高调清音，无动度，牙龈退缩。12、22、32、31、41、42牙冠未见变色，无叩痛，不松动，冷测正常（图23-6）。

处置：恢复11、21牙冠形态。

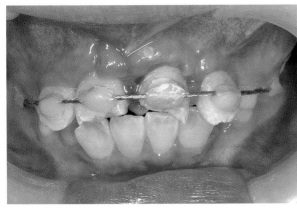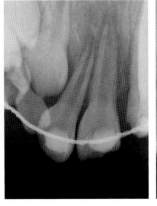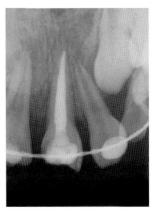

图 23-4　2 周后复诊口内像及根尖片
A. 复位固定后 2 周口内像　B. 根尖片示 11、12 根尖周骨密度减低　C. 根尖片示 21、22 根尖周未见明显异常

A ｜ B ｜ C

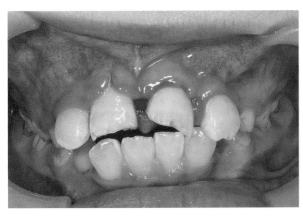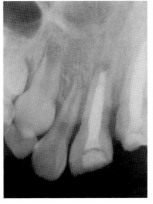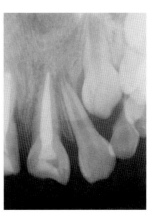

图 23-5　1.5 个月后复诊口内像及根尖片
A. 复位 1.5 个月口内像　B. 根尖片示 12 根尖周低密度影消失，11 牙根表面有浅表性吸收，牙周膜不清，根尖周有小面积阴影　C. 根尖片示 21 根尖部似有浅表性吸收，22 根尖周低密度影

A ｜ B ｜ C

6. 6 个月后复诊　11、21 充填完好，叩痛（﹣），呈金属高调音，无动度，牙龈无异常。根尖片示 11、21 根充完好，11 颈部近中牙根表面替代性吸收明显，21 有浅表性吸收（**图 23-7**）。12 牙冠色灰，叩痛（＋），无松动，冷测无反应；牙髓活力电测试：12 为 32，22 为 23；牙龈无异常。根尖片示 12 根尖周阴影较之前减小，但仍有，根尖发育已完成。22 牙冠无变色，叩痛（﹣），无松动，冷测正常，牙龈无异常。根尖片示：22 根尖周有小面积类圆形低密度影。

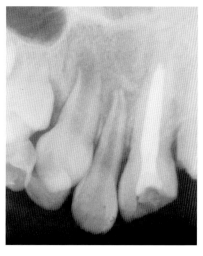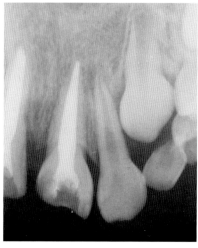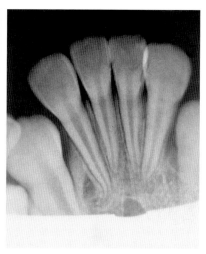

图 23-6　4 个月后复诊根尖片

A. 12 根尖周低密度影，11 近中根表面浅表性吸收，牙周膜影像不清　B. 21 近中根面似有浅表性吸收，22 根尖周低密度影　C. 下颌前牙根尖周未见异常

A ｜ B ｜ C

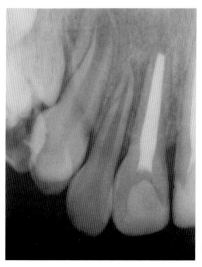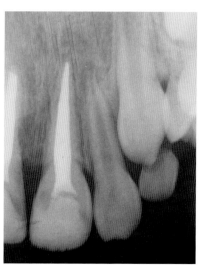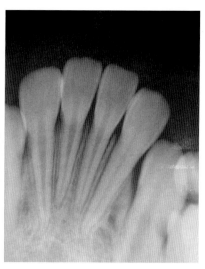

图 23-7　6 个月后复诊根尖片

A. 11 颈部近中牙根表面替代性吸收明显，12 根尖周阴影较之前减小，根尖发育已完成　B. 21 近中根面有浅表性吸收，根尖周未见异常，22 根尖周有小面积类圆形低密度影　C. 41 牙周膜增宽

A ｜ B ｜ C

31、32 牙冠无变色，叩痛（－），无松动，冷测正常，牙龈无异常。根尖片示 31、32 根尖周未见异常，32 根管较 42 窄细。41 牙冠变色，叩痛（－），无松动，冷测正常；牙髓活力电测试：41 为 28，31 为 31；牙龈无异常。根尖片示 41 牙周膜增宽。42 牙冠无变色，叩痛（＋），无松动，冷测一过性疼痛；牙髓活力电测试：42 为 45，32 为 30；牙龈无异常。根尖片示 42 根尖周未见异常。

诊断：12 牙髓坏死？

处置：12 开髓过程中钻到牙本质时牙齿敏感，暂时充填此牙。

7. 12 个月后复诊　11 低于𬌗平面，充填体完好，叩诊金属音，无松动，龈缘位置较 21 高 2mm。根尖片示 11 牙周膜影像不清，牙根替代性吸收，21 牙周膜清晰。

诊断：11 牙根替代性吸收。

处置：21 改行牙胶尖充填根管；11 观察（图 23-8）。

8. 19 个月后复诊　11 低于𬌗平面较之前加重，龈缘位置较 21 高 3~4mm，充填体完好，叩诊金属音，不松动。根尖片示 11 根充影像，牙根替代性吸收进一步加重；21 牙周膜清晰。12 冠完整，色稍暗，叩痛（＋＋），不松动，牙龈无异常；牙髓活力电测试：12 为 25，22 为 28。根尖片示 12 冠部高密度充填影，根尖 1/3 根管钙化，根尖远中弯曲。22 牙冠无变色，叩痛（－），无松动，冷测正常，牙龈无异常。根尖片示 22 根尖周仍有小面积低密度影，同前一样。

31 冠完整，探不敏，叩痛（－），不松动，牙龈无异常，冷测正常，根尖片示根管较 41 窄。32 冠完整，探不敏，叩痛（－），不松动，牙龈无异常，牙髓活力电测试为 80，无反应。根尖片示 32 根尖周低密度影，根管影像变窄（图 23-9）。

诊断：12 急性根尖周炎，32 慢性根尖周炎。

处理：12、32 根管治疗。告知 11 需行截冠术，家长要求考虑。

9. 23 个月后复诊　家长同意行 11 截冠术，并行间隙保持（图 23-10）。

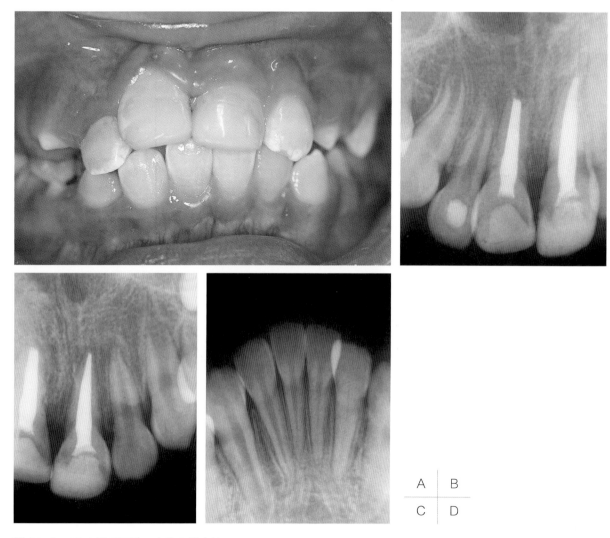

A	B
C	D

图 23-8　12 个月后复诊口内像及根尖片

A. 口内像可见 11 低于𬌗平面　B. 根尖片示 11 牙周膜影像不清，牙根替代性吸收　C. 根尖片示 21 根尖周未见异常，22 根尖周阴影较之前减小　D. 根尖片示下颌前牙根尖周未见异常

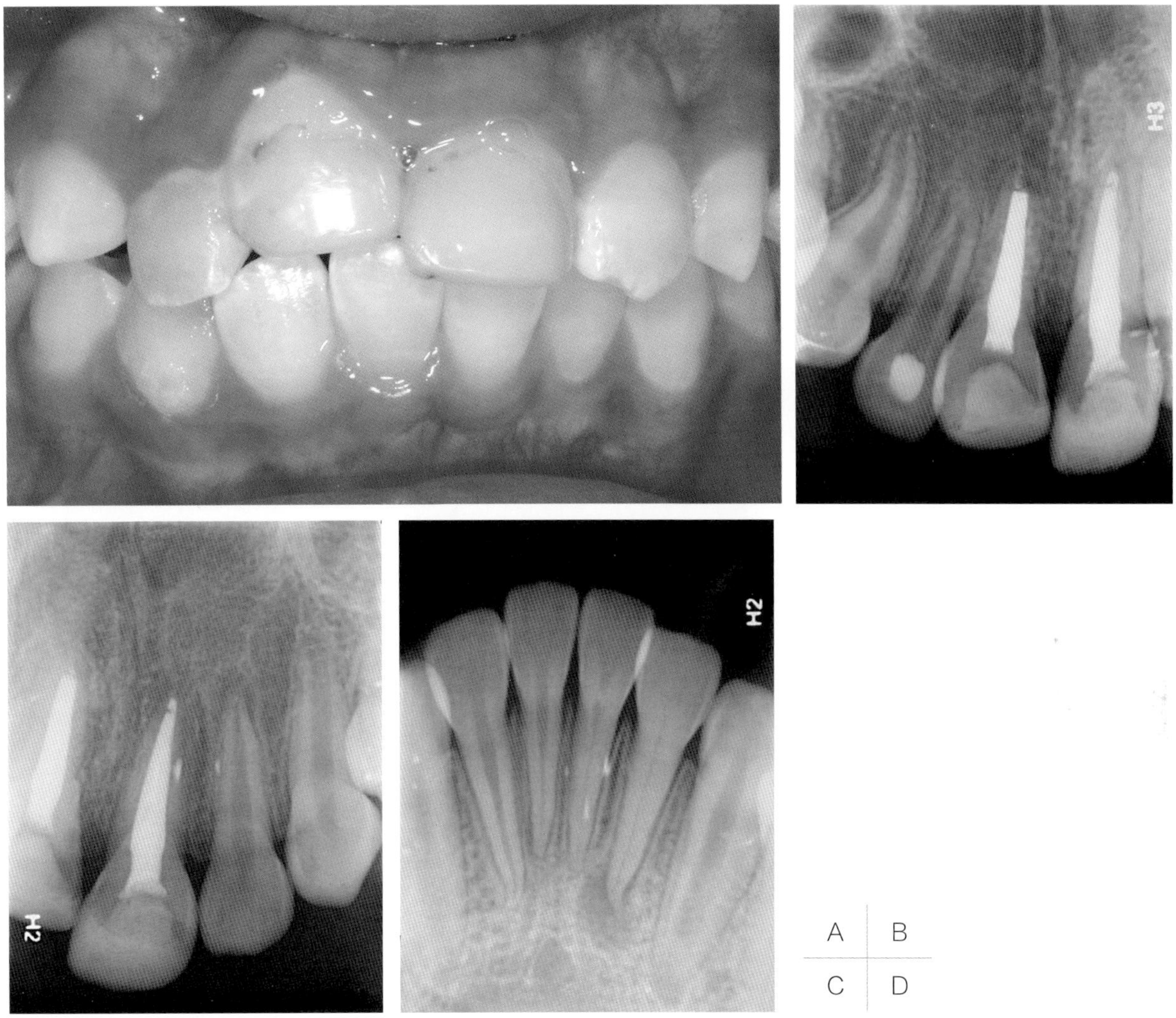

图 23-9　19 个月后复诊口内像及根尖片

A. 口内像可见 11 低于𬌗平面较之前加重　B. 根尖片示 11 根充影像，牙根替代性吸收进一步加重；12 牙周膜增宽　C. 根尖片示 22 根尖周同前一样仍有小面积低密度影　D. 根尖片示 32 根尖周低密度影，根管影像变窄；31 根管较 41 窄

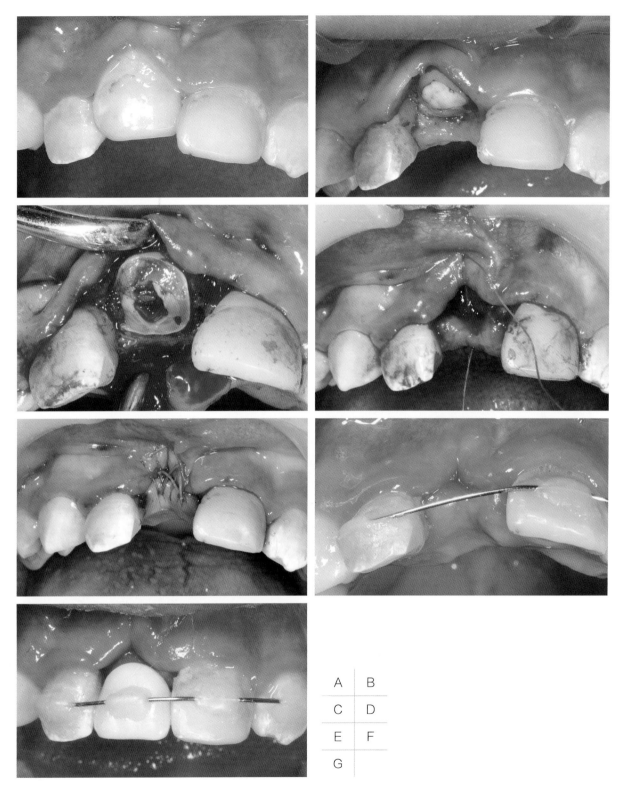

图 23-10 11截冠术及间隙保持

A. 11低于殆平面　B. 截去牙冠　C. 去除根充物，翻瓣暴露根面　D. 磨低根面至牙槽嵴顶下方，拉拢龈瓣缝合
E. 龈瓣缝合后　F. 11黏膜愈合后　G. 钢丝＋树脂牙间隙保持

【术后复查与预后】

1. 26 个月后复查　11 缺失，间隙保持好。根尖片示 11 牙根替代性吸收加重（图 23-11）。

2. 38 个月后复查　11 缺牙处牙龈高度与周围牙龈协调，开始行正畸治疗。22 诊断为慢性根尖周炎，行根管治疗术。根尖片示 11 牙根几乎完全吸收，间隙变化不明显（图 23-12）。

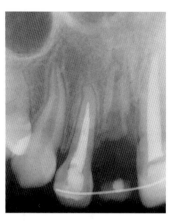

图 23-11　26 个月后复查根尖片

A	B
C	D

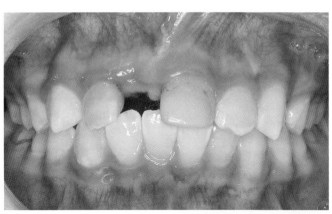

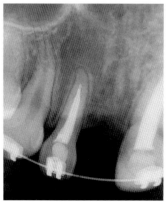

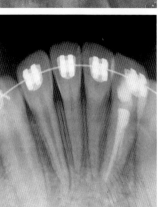

图 23-12　38 个月后复查口内像及根尖片

A. 口内像可见 11 缺失后间隙保持情况　B. 根尖片示 11 牙根几乎完全吸收，12 根充完好，根尖周未见异常　C. 根尖片示 21、22 根充完好，根尖周未见异常　D. 根尖片示 42 根尖周病变消退，31、41、42 根尖周未见异常

3. 67 个月后复查　正畸关闭 11 间隙，排齐前牙（图 23-13 ）。

4. 123 个月后复查　12 充填体边缘不密合，与 21 间有 2mm 间隙，余检查无不适（图 23-14 ）。建议口腔修复科就诊。

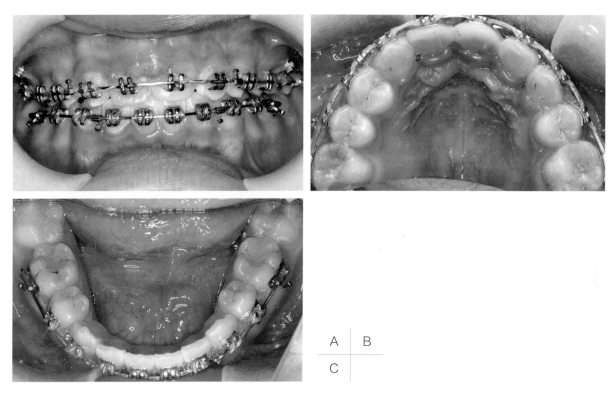

图 23-13　正畸治疗中口内像

A. 正面殆像　B. 上颌牙列殆像　C. 下颌牙列殆像

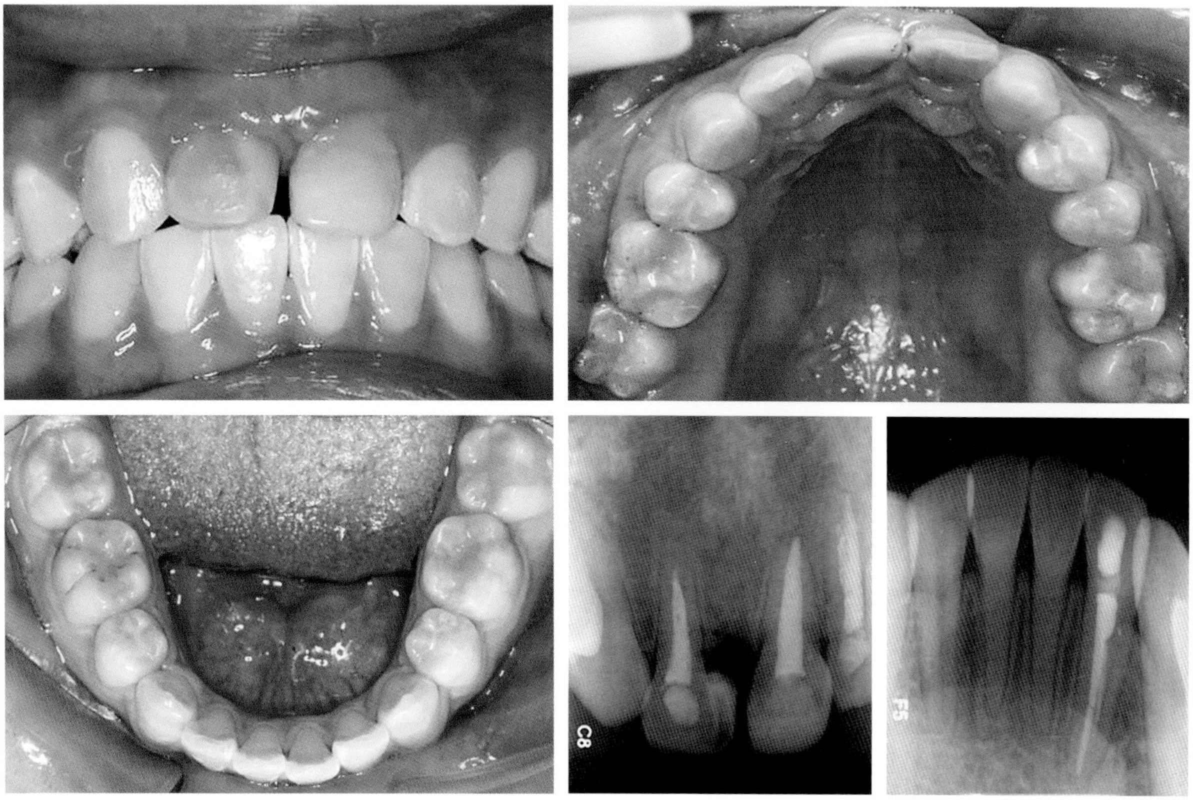

图 23-14　123 个月后复查口内像及根尖片

A. 外伤后 10 年口内正面殆像　B. 上颌牙列殆像　C. 下颌牙列殆像　D. 根尖片示 12、21、22 根尖周未见异常，12、21 之间间隙较大，11 牙根完全吸收　E. 根尖片示 31、41 根管钙化，32 根尖周未见异常

A	B
C	D	E

【经验与体会】

这是一个历时 10 年的病例，右上颌前牙 11 挫入、牙冠折断伴牙槽骨骨折移位，口腔外科复位固定治疗后发生了牙根持续替代性吸收，牙齿固连。在牙槽骨停止生长、双侧邻牙向患牙倾斜等症状发生前，行 11 截冠术并保持了间隙，维持了美观和牙槽骨的厚度和高度。后来经过正畸治疗，取得了较好的效果。在这个病例诊治中，有以下几个关键点的处理，值得与大家分享：

1. 由于患儿初诊时 8 岁 8 个月，上下颌前牙均受外伤，牙齿松动、牙槽骨骨折，单纯依靠悬吊缝合不能达到良好的复位固定效果。因为 53、63 临近替换，松动明显，可选择更靠后的乳磨牙作为基牙，通过钢丝＋树脂夹板固定，另外再加上全牙列𬌗垫，在替牙期的儿童口腔中就达到了良好的复位固定要求。一般移位性牙外伤的牙齿固定 2 周即可，但是伴有牙槽骨骨折需延长固定时间到 1 个月以上。

2. 对于 11 挫入治疗可选择观察、正畸牵引和口腔外科即刻复位。根据牙齿挫入的深度和牙齿发育情况综合来选择治疗方法。11 挫入有 5~6mm，伴有牙槽骨骨折和牙冠折断，牙根已经发育完成，牙髓坏死的可能大，自行萌出的潜力不大。再加上患儿上颌前牙均有不同程度的牙周损伤，正畸牵引时不易选择支抗牙，伴牙槽骨骨折也会影响牙齿移动。告知病情，家长选择直接口腔外科手法复位。挫入牙齿复位后并发症有牙根吸收、牙齿固连、边缘牙槽骨吸收、根管钙化以及牙髓坏死等。牙齿固连在挫入深度大于 6mm，口腔外科复位的牙齿发生率较高。口腔外科复位后 12 个月 11 出现逐渐加重的低𬌗情况，再加上高调音，无动度，根尖片示牙根替代性吸收影像，牙周膜影像不清晰，可以作出牙齿固连的诊断。而 21 根尖片示牙周膜渐渐清晰连续，牙根浅表性吸收静止，牙龈位置正常，没有出现固连的情况，根管改为牙胶尖根充。因为牙齿固连后会引起牙龈不协调，邻牙向缺隙倾斜，牙弓变窄，牙槽骨不生长等问题，影响以后正畸和修复的进行。如果采取截冠术治疗 13 岁以下的患儿，可以维持牙槽嵴宽度，促进垂直高度的生长。本病例患儿的家长同意 11 采取截冠术治疗，治疗后牙槽嵴宽度得到维持，促进了牙槽骨垂直高度的生长，为以后移动 12 至 11 的位置打下了坚实的基础。

3. 对于外伤牙齿牙髓坏死的判断也是有困难的，需要长期复查，进行临床体征、辅助牙髓活力测试以及影像学检查的纵向比较。12、21、22 和 42 等牙髓坏死的时间从 2 周到 28 个月不等，期间 12 诊断为牙髓坏死，但开髓过程中出现牙本质敏感的情况，说明对于牙髓坏死的诊断在外伤牙齿是很难确定的，密切观察随访是非常重要的。

【小结】

1. 牙齿挫入口腔外科复位后有发生牙齿固连的可能，在 13 岁以下患儿牙齿发生固连后可能引起美观和口腔修复正畸的难题，应及时处理。

2. 截冠术能较好地维持牙槽嵴宽度，促进牙槽骨垂直高度的生长。

3. 牙髓坏死是外伤牙齿最常见的并发症，不论是牙冠折断还是牙周损伤的牙齿都可能发生，故需要密切观察随访。

【专家点评】

挫入是仅次于全脱位的一种严重牙外伤，其处理难点在于如何促进受损的牙周支持组织修复，尤其是当伴有支持骨组织的损伤时。本病例基本按照 AADT 牙外伤处理原则来进行，在各个适宜的时间点进行了适宜的治疗，尤其是在 11 出现固连牙龈退缩后及时进行了截冠术，保持了牙槽突的高度，为后续完成正畸治疗打下了基础。在截冠术治疗并不为患者广泛接受的大环境下，能说明患者监护人进行这样的治疗，医师一定花费了不少心血。

（夏　斌）

参考文献

COHENCA N，STABHOLZ A. Decoronation - a conservative method to treat ankylosed teeth for preservation of alveolar ridge prior to permanent prosthetic reconstruction：literature review and case presentation. Dent Traumatol，2007，23（2）: 87-94.

第三篇
儿童牙𬌗发育异常及口腔相关综合征的综合治疗

双侧下颌第二前磨牙畸形中央尖折断致根尖周炎

病例提供者：胡嘉

【基本信息】

患儿，女，9岁半。因"右下颌后牙咬物疼伴面部肿痛2天"来北京大学口腔医院就诊。自诉疼痛一开始为咬物疼，后为自发性持续疼痛，伴面部肿痛及低烧，疼痛不能自行缓解。否认冷热痛。未经诊治。每天刷牙2次，每次2分钟。否认喜食甜食，否认口腔科治疗史，否认父母畸形牙病史。

【临床检查】

右侧下颌下区及右颊部肿大。临床检查情况见图24-1。

45 面见畸形牙尖折断面，探不敏，叩痛（+++），Ⅰ°松动，颊侧前庭沟显著膨隆，扪痛（+++）。根尖片示45根尖周低密度影（约2mm×3mm），牙根发育Nolla 8期（图24-2A）。35 面可见畸形牙尖折断面，探不敏，叩痛（±），不松动，颊侧牙龈见瘘管。根尖片示35牙根发育Nolla 8期，根尖周低密度影（约5mm×4mm）（图24-2B）。

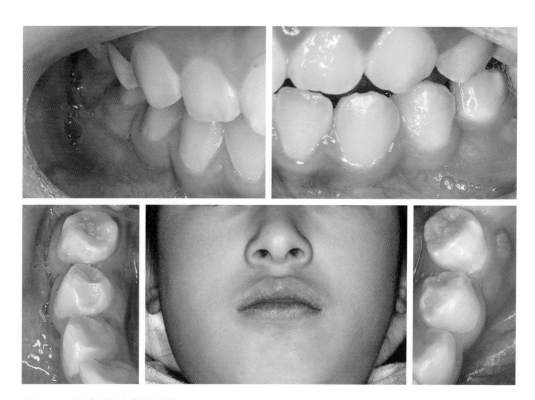

图 24-1　初诊时口内像及面像

A. 右侧𬌗像　B. 左侧𬌗像　C. 右下颌局部𬌗面像　D. 正面像
E. 左下颌局部𬌗面像

A	B	
C	D	E

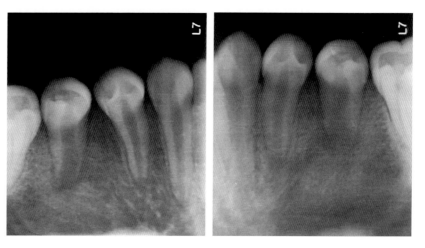

图 24-2　初诊时根尖片
A. 45 根尖片　B. 35 根尖片

A	B

【诊断】

1. 45 慢性根尖周炎急性发作（畸形中央尖折断）。

2. 35 慢性根尖周炎（畸形中央尖折断）。

【临床决策分析】

（一）术式选择依据

35、45 牙根发育 Nolla 8 期，对于年轻恒牙的根尖周炎，临床治疗可选的方式有三种，包括牙髓血运重建术、根尖诱导成形术及根尖屏障术。但就治疗结果而言，成功的牙髓血运重建术能促使根管壁增厚，牙根长度增加，可提高患牙的抗折性能，如果治疗成功，其效果优于后两种治疗方式。同时，35、45 牙体缺损小，之后不需要进行桩核冠修复，符合牙髓血运重建术的适应证。因此，初步治疗计划为 45、35 进行牙髓血运重建治疗。

（二）术前评估

35、45 为年轻恒牙，根尖孔开放呈喇叭口状，符合牙髓血运重建术的适应证，同时，患儿和家长治疗意愿强烈，依从性好，这均为牙髓血运重建术的成功提供了有利条件。但是，根尖片上可见 35 根尖病变范围大，感染控制更为困难，与 45 仅存根尖区小范围低密度影的情况相比，35 牙髓血运重建的成功概率要低一些。

（三）治疗方案

1. 45、35 牙髓血运重建治疗，若失败，改行根尖诱导成形术。

2. 定期复查。

（四）注意事项

1. 牙髓血运重建术可能失败，需定期复查，必要时更换术式。

2. 治疗期间勿用牙齿咬硬物，同时，告知家长牙冠可能变色。

【治疗过程】

1. 初诊 45 在 4% 阿替卡因阻滞麻醉下，上橡皮障，开髓，揭顶，探及 1 个根管，血性渗出，5.25%NaCLO 溶液 + 超声荡洗，拭干，三联抗生素糊剂根管封药，氧化锌丁香油水门汀（ZOE）暂封。45 颊侧脓肿切开，大量脓血溢出，生理盐水冲洗，压迫止血。

2. 1 周复诊 初诊治疗后右下颌后牙疼痛消失。

检查：45 𬌗面暂封材料部分脱落，叩痛（＋），Ⅰ°松动，牙龈无明显红肿，前庭沟切口愈合中。面部基本对称，未见下颌下区肿大。

处置：45 上橡皮障，5.25%NaCLO 溶液 + 超声荡洗 30 分钟，擦拭根管，根尖仍有脓血渗出，三联抗生素糊剂根管封药，小棉球 +ZOE 暂封。

3. 2 周复诊 无不适主诉。

检查：45 𬌗面暂封材料完好，叩痛（±），不松动，牙龈愈合良好。

处置：经 5.25%NaCLO 溶液 + 超声荡洗后，45 有暗红脓血渗出，封三联抗生素糊剂。35 上橡皮障，开髓，揭顶，出血量大，色暗红，5.25%NaCLO 溶液 + 超声荡洗 30 分钟，擦拭根管，三联抗生素糊剂根管封药，小棉球 +ZOE 暂封。

4. 3 周复诊

检查：35 𬌗面暂封材料完好，叩痛（±），Ⅰ°松动，颊侧牙龈红肿较之前减轻，仍有瘘管。45 𬌗面暂封材料完好，叩痛（±），不松动，牙龈未见异常。

处置：35、45 经 5.25%NaCLO 溶液 + 超声荡洗 30 分钟，根管换药（三联抗生素糊剂）。

5. 1 个月复诊

检查：35 𬌗面暂封材料完好，叩痛（±），Ⅰ°松动，颊侧牙龈红肿较之前减轻，仍有瘘管。45 𬌗面暂封材料完好，叩痛（±），不松动，牙龈未见异常。

处置：治疗中见 35 根管渗出多，改行根尖诱导成形术。封 Vitapex 糊剂，GIC 暂封，颊侧瘘管刺破，挤压血性液体。45 根尖刺血（血量少），封 MTA，GIC 充填。

6. 2 个月复诊

检查：35 𬌗面暂封材料完好，叩痛（±），不松动，牙龈未见异常。

处置：35 上橡皮障，5.25%NaCLO 溶液 + 超声荡洗 25 分钟，拭干根管，Vitapex 糊剂根管封药，根尖片示存在顺着近中牙周膜方向超填的根充物

（图 24-3），ZOE 垫底，Fuji IX GIC 充填。

7. 9 个月复诊

检查：45 𬌗面充填体完好，叩痛（-），不松动，牙龈无异常。根尖片示 45 根尖周低密度影较之前减小，牙根发育 Nolla 9 期（图 24-4A）。35 𬌗面 Fuji IX GIC 充填体完好，叩痛（-），不松动，牙龈无异常。根尖片示 35 根充物吸收，根尖周低密度影较之前明显减小，根尖钙化物形成（图 24-4B）。

处置：35 Vitapex 糊剂根管换药。

8. 18 个月复诊　患牙无不适。

检查：根尖片示 45 根尖周病变愈合，牙周膜清晰，牙根发育 Nolla 9 期；35 牙周膜清晰（图 24-5A，图 24-5B）。45 冷测一过性敏感。

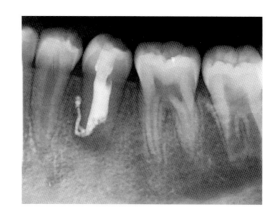

图 24-3　35 封 Vitapex 后根尖片

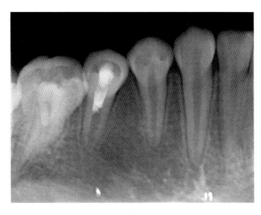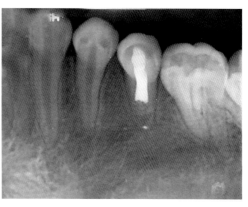

图 24-4　9 个月复诊根尖片
A. 45 根尖片　B. 35 根尖片

A ｜ B

病例 24　双侧下颌第二前磨牙畸形中央尖折断致根尖周炎

257

处置：45 树脂充填，35 热牙胶 + 树脂永久充填。治疗后根尖片示 35 根充物三维严密（图 24-5C）。

9. 定期复查至 55 个月 各复查时间点拍摄根尖片（图 24-6）。根尖片均显示 35、45 牙周膜清晰连续，未见根尖周低密度影。

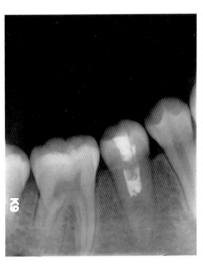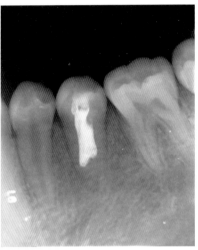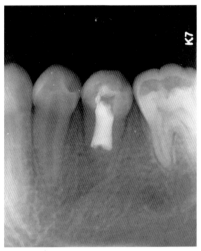

图 24-5 18 个月复诊根尖片
A. 45 根尖片 B. 35 根尖片 C. 35 更换热牙胶根充后根尖片

A | B | C

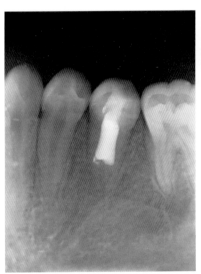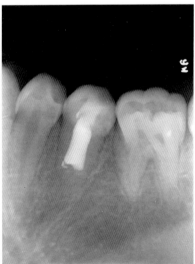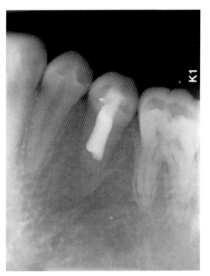

图 24-6 定期复查根尖片
A. 24 个月时 35 根尖片 B. 31 个月时 35 根尖片 C. 55 个月时 35 根尖片

A | B | C

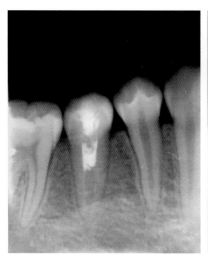 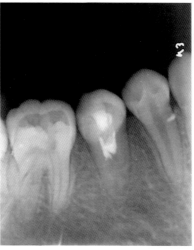 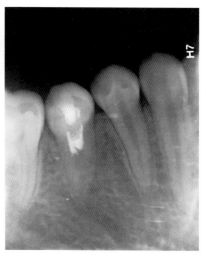

图 24-6（续）

D. 24 个月时 45 根尖片　E. 31 个月时 45 根尖片　F. 55 个月时 45 根尖片

D | E | F

【经验与体会】

从病因学来看，35、45 的根尖感染均是由于牙齿发育的形态学缺陷——畸形中央尖的折断引起。牙齿发育缺陷是继外伤及龋病后导致年轻恒牙牙髓治疗的第三大原因。

从治疗过程来看，45 采取牙髓血运重建的治疗方式，经过每周 1 次，每次用 5.25%NaCLO 溶液 + 超声荡洗 30 分钟，共 3 次三联糊剂根管换药后刺破引血，最终 45 根尖继续发育，根管壁有增厚，且对冷刺激有反应，治疗还是相当成功的。按照 AAE 2018 年提出的牙髓血运重建治疗成功的三级目标：一级目标为临床症状的消失及影像学上可见的骨愈合；二级目标为根管壁的增厚及根管长度的增加；三级目标为对活力测试有反应。本病例中 45 实现了三级目标。

35 原本采取的是牙髓血运重建治疗，初诊时根尖片能看到 35 比 45 的根尖病变范围大，而经过每周 1 次，每次用 5.25%NaCLO 溶液 + 超声荡洗 30 分钟，共 2 次三联糊剂根管换药后，牙龈瘘管一直未能闭合，且根管内渗出多，可以推测其根管感染较重，且根管内的细菌对三联糊剂不敏感。于是改行根尖诱导成形术，采用 Vitapex 这一更长效的药物进行根管封药，而封药后根尖片可见超填根充物顺着近中牙周膜方向走行，这说明 35 的根尖感染存在牙周引流通道，且进一步证实了 35 根管感染时间长，感染情况重。而牙髓血运重建术最重要的就是根管感染的控制以及根尖存在有活力的干细胞，35 之所以未能坚持采用牙髓血运重建这一治疗方式，正是基于这方面的考虑，一是瘘管不闭合提示感染不好控制；二是对于长期存在根尖感染且有牙周引流通道的患牙，其根尖部是否存在合适的干细胞有所疑虑。35 在初诊后 14 个月进行根管永久充填。最终 35 根尖屏障形成、根尖低密度影消失，其治疗结果也是成功的。就目前的结果来看，两颗患牙的两种治疗方式都保存了患牙，消除了症状，都是可行的。

本病例的成功与患儿及家长依从性好也是密不可分的，患儿能按时复诊保证药物的效果，良好的口腔卫生维护保证充填体的完整性以及边缘密合性，避免了冠部微渗漏可能引起的治疗失败。

查阅牙髓血运重建术的文献，结合本病例可以给我们以下提示：首先，年轻恒牙发生牙髓坏死后，三种治疗方式包括牙髓血运重建术、根尖诱导成形术及根尖屏障术，都是可以选择的。当然，就治疗结果而言，成功的牙髓血运重建能提高患牙的抗折性能，理论上是优于后两种治疗方式的。然而，牙髓血运重建术对根管消毒的要求极高，而临床上却很难评价根管消毒的效果，只能依赖临床症状（主要是叩痛、牙龈情况、根尖渗出）来评价，这就要求我们严格记录每次复诊的口内检查结果及临床操作所见，便于分析根管感染控制的情况。目前根管消毒主要依赖于根管冲洗液（主要为 NaClO 溶液）及根管内封药 [包括三联糊剂、二联糊剂、Ca（OH）$_2$，以及光动力疗法]，尤其是对于牙本质小管内的细菌感染，只能通过大量冲洗和封药来控制，但是 NaClO 溶液的浓度以及根管药物的选择并没有统一的标准，目前，AAE 2018 年指南推荐的 NaClO 溶液的浓度为 1.5%。对于封药效果不好的情况，其实可以考虑联合封药，比如三联糊剂和 Ca（OH）$_2$ 交替封药，或是适当提高 NaClO 溶液的浓度。本病例采用的是 5.25% NaClO 溶液进行根管冲洗，尽管有文献表明这一浓度对根尖干细胞有损害，且难以刺血，但就本病例而言，其疗效是肯定的。早期对牙髓血运重建的报道多是成功的病例，而近年来却逐渐涌现了一些失败的病例，其病因分为根管感染未能控制或是冠部充填体微渗漏导致的根管继发感染引起治疗失败，前者在临床上难以评价，但后者可以通过 GIC 诊间暂封和及时的树脂充填来避免。

其次，近年对牙髓血运重建的病理学分析显示，根尖形成及根管壁增厚其实是类骨质或类牙骨质的不规则的钙化物，并不是标准的牙根结构。而其伴随的根管内钙化物质的沉积则是以后根管再治疗的障碍，况且目前缺乏牙髓血运重建患牙的抗折性能是否有显著性提高的研究，因此，是否一味地推崇年轻恒牙牙髓血运重建术而放弃根尖诱导成形术及根尖屏障术也是需要考量的。而且，牙髓血运重建治疗本身对患者的依从性要求比另外两种治疗方式高得多，因为其需要更频繁复诊，在选择病例时，医师也需要根据患者的实际情况作出选择。

综上，在选择牙髓血运重建术的病例时，首先是选择牙根发育期合适的患牙（根尖孔开放呈喇叭口状或根管呈平行形）；其次是临床上感染可控制，没有封药后仍长期存在的瘘管，根管冲洗液浓度以及根管药物的选择可以更为灵活；最后是保证冠部的封闭性以及选择依从性好的患者。

【小结】

临床上年轻恒牙牙髓坏死的治疗一直是个挑战。近年来，牙髓血运重建术概念的提出为这类患牙提供了新的思路，与传统的根尖诱导成形术以及根尖屏障术相比，牙髓血运重建治疗成功的患牙不仅可实现临床症状消失，而且有可能出现牙根根管壁增厚及根尖继续发育成形，这就大大提高了牙齿的抗折性能。然而，这类病例的选择以及临床操作指南一直未能达成共识。本病例总结了同一患儿双侧第二前磨牙畸形中央尖折断致根尖周炎的不同治疗方式，治疗结果均很好。或许能为我们选择牙髓血运重建术的病例提供一定的参考。

【专家点评】

这是一个有趣的病例，患儿双侧同名牙分别进行了牙髓血运重建术和根尖诱导成形术。从本病例可以明显看出两种方法的治疗效果，两者均达到了临床根尖病变的治愈。但牙髓血运重建术有可能实现牙根根管壁的增厚和牙髓活力的恢复，优于根尖诱导成形术，尤其对于牙根发育程度低的牙齿应优先考虑牙髓血运重建术；需要注意的是，对于效果不确定的治疗，进行治疗前应向家长充分说明其效果。

该病例中 35 拟定治疗计划为牙髓血运重建术，后因根管抗感染效果不佳改行根尖诱导成形术。何时确认放弃牙髓血运重建术，是否考虑尝试提高根管冲洗液的浓度，或者更换根管封药的药剂，是临床上需要继续探索的问题。

该病例中一个小细节为诊间暂封采用的是 ZOE。虽然该病例取得了较好的临床疗效，但对于牙髓血运重建术的诊间暂封，不推荐采用 ZOE，应采用封闭性更好的材料如 GIC 或者树脂材料，以避免冠部微渗漏的发生。

（刘　鹤）

参考文献

1. 葛立宏. 儿童口腔医学 .5 版 . 北京: 人民卫生出版社，2020.

2. SILUJJAI J，LINSUWANONT P.Treatment outcomes of apexification or revascularization in nonvital immature permanent teeth: a retrospective study. Jounal of Endodontics，2017，43: 238-245.

3. IWAYA S I, IKAWA M, KUBOTA M. Revascularization of an immature permanent tooth with apical periodontitis and sinus tract. Dental Traumatology，2001，17（4）: 185-187.

4. DIOGENES A, HENRY M A, TEIXEIRA F B, et al. An update on clinical regenerative endodontics. Endodontic Topics，2013，28: 2-23.

5. ANTONIS C. Treatment options for failing regenerative endodontic procedures: report of 3 cases. Journal of endodontics，2017，43（9）: 1472-1478.

6. DIGKA A, SAKKA D, LYROUDIA K. Histological assessment of human regenerative endodontic procedures（REP）of immature permanent teeth with necrotic pulp/apical periodontitis: a systematic review.Aust Endod J，2020，46（1）: 140-153.

病例 25

畸形中央尖折断致慢性根尖周炎行改良根髓切断术

病例提供者：姜玺军

【基本信息】

患儿，女，10 岁。因"右下颌后牙牙龈反复肿胀 2 年左右"来院就诊。2 年前开始右下颌后牙牙龈反复肿包，疼痛不明显，未行治疗。无全身系统疾病，既往史、家族史无特殊。

【临床检查】

45 畸形中央尖折断，叩痛（＋），Ⅰ°松动，颊侧牙龈肿胀、溢脓。根尖片示：牙根发育 Nolla 8 期，根中 1/3 近中根管壁部位大范围低密度影，近中根管壁薄，不连续（图 25-1）。

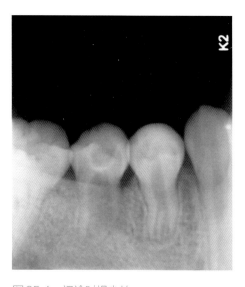

图25-1　初诊时根尖片

【诊断】

45 慢性根尖周炎。

【临床决策分析】

（一）术式选择依据

1. 近中根管壁不连续，不适合行根尖诱导成形术、根尖封闭术或牙髓血运重建术治疗；牙根尚未发育完成，治疗中需尽可能保存根髓，以促进牙根继续发育。

2. 年轻恒牙牙髓感染时不易出现牙髓坏死，发生慢性根尖周炎时仍可能有活髓存在。

（二）术前评估

临床检查叩痛及松动不明显，根尖片示根尖病变主要局限于根中 1/3 近中根管壁附近，根尖周围无明显病变，这些都提示根尖处或有活髓存在。

（三）治疗方案

改良根髓切断术，通过根管化学消毒控制根管内感染，并最大限度地保存根部活髓，促进牙根继续发育。

（四）术后注意事项

术后需定期复查，拍摄根尖片，观察根尖周病变愈合情况及牙根继续发育情况，并且视情况适时改变治疗计划。

【治疗过程】

1. 初诊（2017 年 4 月 18 日）

处置：45 在 4% 阿替卡因局部浸润麻醉下，上橡皮障，开髓揭顶，出血少量，根管口下方 3mm 探痛明显，有疑似肉芽样组织，由于牙根发育差，选择保留所有牙根部活性组织，不行拔髓，20mL 1.25% 次氯酸钠溶液冲洗，10mL 生理盐水冲洗，擦干，封氢氧化钙于根管上 1/3，棉球放于根管口，GIC 暂封，约 4 周后复诊。

2. 4 周后复诊

检查:45 暂封完好,棉球在窝洞中,叩痛（+）,Ⅰ°松动,牙龈肿胀较之前缓解。

处置:45 在 4% 阿替卡因局部浸润麻醉下,上橡皮障,去髓腔及根管暂封物,少量血性渗出,20mL 1.25% 次氯酸钠溶液冲洗,10mL 生理盐水冲洗,擦干,封氢氧化钙于根管上 1/3,棉球放于根管口,GIC 暂封,约 7 日后复诊。

3. 5 周后复诊

检查: 45 暂封完好,叩痛（±）,不松动,牙龈无异常。

处置:45 上橡皮障,去暂封,无血性渗出,根管口下方 3mm 有探痛,20mL 1.25% 次氯酸钠溶液冲洗,10mL 生理盐水冲洗,擦干,MTA 放于根管口下方 2mm,Coltosol+ 光固化玻璃离子垫底,树脂充填,调𬌗,磨光（图 25-2）。

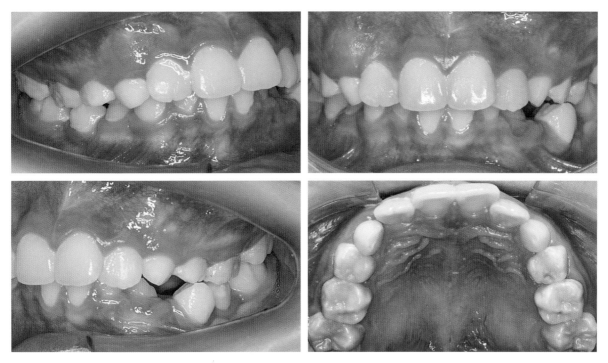

图 25-2 治疗完成后口内像
A. 右侧𬌗像　B. 正面𬌗像　C. 左侧𬌗像　D. 上颌𬌗面像

A	B
C	D

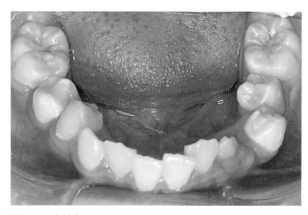

图 25-2（续）

E. 下颌𬌗面像

【术后复查与预后】

1. 3 个月复查　45 充填体完好，牙冠色灰，叩痛（±），不松动，牙龈无异常，牙髓电活力测试为 80。根尖片示根尖周病变基本愈合，根管壁略有增厚，牙周膜较连续（**图 25-3**）。

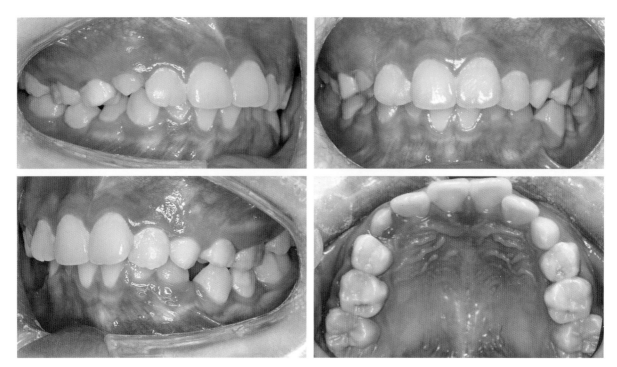

图 25-3　3 个月复查口内像及根尖片

A. 右侧𬌗像　B. 正面𬌗像　C. 左侧𬌗像　D. 上颌𬌗面像

A	B
C	D

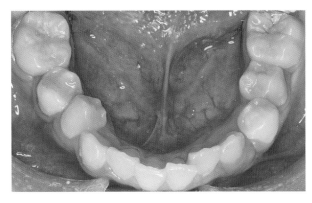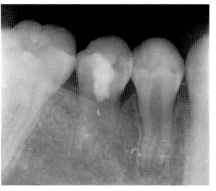

图 25-3（续）

E. 下颌𬌗面像　F. 根尖片

E ｜ F

2. 6 个月复查　45 充填体完好，牙冠色灰，叩痛（－），不松动，牙龈无异常，牙髓电活力测试为 80。根尖片示根尖周病变完全愈合，牙根长度增加，根管壁增厚，牙周膜连续（**图 25-4**）。

3. 21 个月复查　45 充填体完好，牙冠色灰，叩痛（－），不松动，牙龈无异常，牙髓电活力测试为 34（对照牙 35 为 32）。根尖片示根尖周未见异常，牙周膜连续，牙根长度增加，根管壁增厚，牙根基本发育完成（**图 25-5**）。

4. 45 治疗和复查过程中根尖片见**图 25-6**。

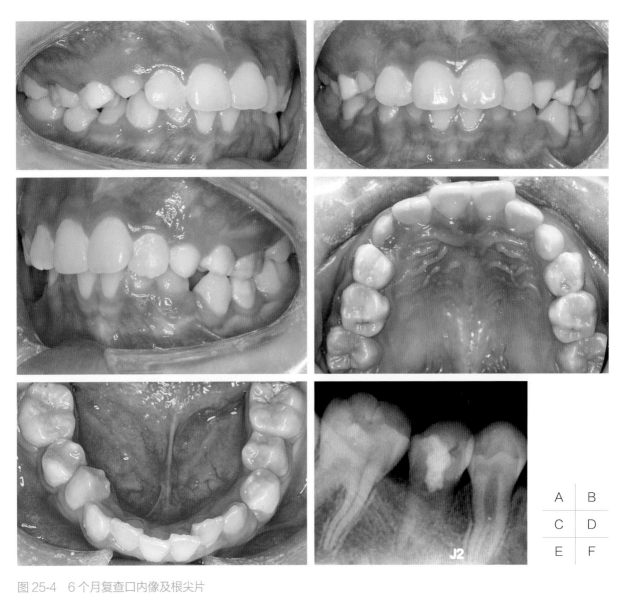

图 25-4　6 个月复查口内像及根尖片

A. 右侧𬌗像　B. 正面𬌗像　C. 左侧𬌗像　D. 上颌𬌗面像　E. 下颌𬌗面像　F. 根尖片

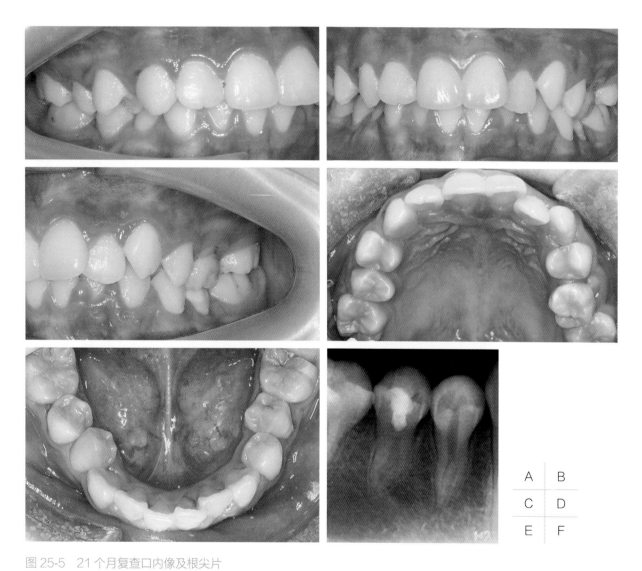

图 25-5　21个月复查口内像及根尖片

A. 右侧𬌗像　B. 正面𬌗像　C. 左侧𬌗像　D. 上颌𬌗面像　E. 下颌𬌗面像　F. 根尖片

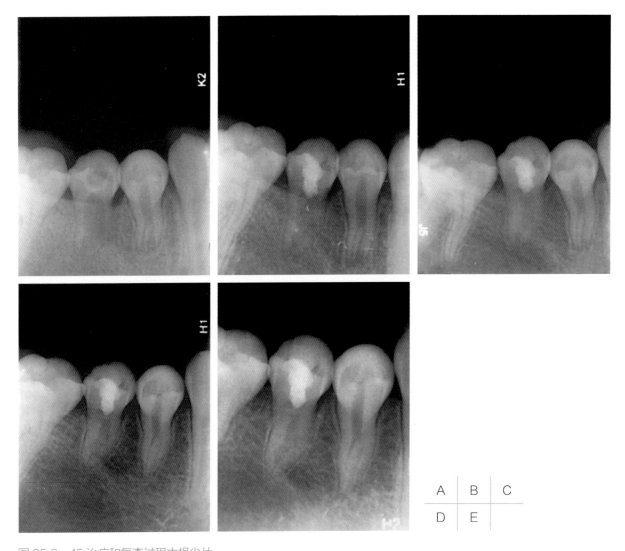

图 25-6 45 治疗和复查过程中根尖片

A. 2017 年 4 月根尖片　B. 2017 年 8 月根尖片　C. 2018 年 3 月根尖片　D. 2018 年 8 月根尖片　E. 2019 年 2 月根尖片

【经验与体会】

年轻恒牙根尖孔呈开放的大喇叭口状，牙髓组织在根尖部呈乳头状与下方牙周组织移行，存在丰富的局部血液循环系统，所以年轻恒牙牙髓对炎症有较强的防御能力；另外，年轻恒牙牙髓组织中细胞成分多，血运丰富，牙髓具有较强的修复能力。所以，相对而言年轻恒牙牙髓感染时不易出现牙髓坏死，感染在局限范围内持续时间长，为保持活髓治疗赢得了时间。

本病例患儿右下颌第二前磨牙根尖周病变持续 2 年，瘘管迁延不愈，根尖片示根中 1/3 近中根管壁薄弱、不连续，不适合行根尖诱导成形术、根尖封闭术或牙髓血运重建术治疗，而应尽可能保存和利用自身生活牙髓，促进牙根继续发育，尤其是近中根管壁处牙本质的沉积。

术前通过临床及影像学评估怀疑根管内有活髓存在，开髓后发现牙髓并未完全腐败坏死，根管口下方 3mm 处有明显探痛，这证实了我们的判断。但是牙髓并不健康，而是类似肉芽组织样充满根管，此病例的难点在于无法判断牙髓感染程度及范围，并且根中 1/3 近中根管壁局部缺如，因此需要最大范围的保存根部活髓。经多方面考虑后没有行传统的根髓切断术（机械方式去除冠方感染牙髓），而是通过低浓度的次氯酸钠溶液大量温和冲洗，并配合氢氧化钙根管封药，以化学消毒的方式消除根管内的感染，并最大程度地保存根部的活髓。在炎症消除后行 MTA 根管封闭及冠方树脂修复。术后复查过程中牙根继续发育情况良好，并且牙髓电活力测试出现了阳性结果。

【小结】

1. 年轻恒牙出现根尖周病变时仍可能有活髓存在，保存活髓是使牙根继续发育的关键。

2. 进行根髓切断术时，在遵循整体治疗原则的情况下，对个别条件特殊的牙齿，若不适合通过传统的机械方式去除冠方感染牙髓，可考虑化学消毒的方式去除感染，并且最大限度地保存活髓。

【专家点评】

本病例很好地证明了年轻恒牙自身修复的极大潜力。临床上有时可以遇到这样的病例，年轻恒牙的牙髓处于非完全健康的状态，但保留其牙髓仍然可以在随后的复查中观察到牙根的继续发育。因此对于年轻恒牙，尤其是发育程度比较低的年轻恒牙，对于牙髓的去留在可能的范围内应尽量保守。

本病例中根管壁不连续的患牙，能够保留其冠方的牙髓是最利于修复的选择。该病例较特别的是不连续根管壁上方的牙髓在肉眼观察下是肉芽样的组织，因此术者尝试在盖髓治疗前进行了冲洗封药的抗感染治疗，治疗结果是成功的，也为临床的根髓处理提供了新的思路。本病例中当封药后叩诊和松动度均有改善后进行了最后的盖髓治疗，临床上如何确定这种治疗的适应证和停止封药进行盖髓的时机，还需要进一步探索。

（刘 鹤）

参考文献

1. BANCHS F，TROPE M.Revascularization of immature permanent teeth with apical periodontitis：new treatment protocol？ J Endod，2004，30（4）：196-200.

2. LAW A S.Considerations for regeneration procedures. Pediatr Dent，2013，35（2）：141-152.

3. HARGREAVES K M，DIOGENES A，TEIXEIRA F B.Treatment options：biological basis of regenerative endodontic procedures. J Endod，2013，39（3）：S30-43.

4. TYLER W L，MICHAEL A H，KENNETH M H，et al. Evaluation of the delivery of mesenchymal stem cells into the root canal space of necrotic immature teeth after clinical regenerative endodontic procedure. J Endod，2011，37（2）：133-138.

年轻恒牙 II 、III 型联合型牙内陷伴根尖周病

病例提供者：杨杰

【基本信息】

患儿，男，10 岁 9 月。1 个月来因左上颌前牙肿痛于外院就诊，检查后告知为畸形牙齿，建议来北京大学口腔医院治疗。期间未行任何处置，未口服消炎药。患儿父母无畸形牙病史。

【临床检查】

口腔卫生差，上颌前牙及磨牙龈缘可见软垢堆积。

22 为锥形小牙，牙冠向切端聚拢，未探及龋坏。切端聚拢处可探及两个凹陷部分，探针不能探入（图 26-1）。叩诊（±），不松动，牙龈无异常，扪痛（−）。12 为锥形小牙，叩诊（−），不松动，牙龈无红肿。

22 根尖片及 CBCT 示：牙内陷表现，有两个内陷部分，近中内陷与根中 1/2 处与牙周相通（III 型牙内陷），远中内陷部分至根中 1/2 处未与根尖和根周组织相通（II 型牙内陷）。牙根接近发育完成，根尖周（舌侧）密度降低，近中内陷与牙周相通处密度降低（图 26-1）。12 根尖片示：根管形态正常，牙根发育完成，未见根尖周病变。

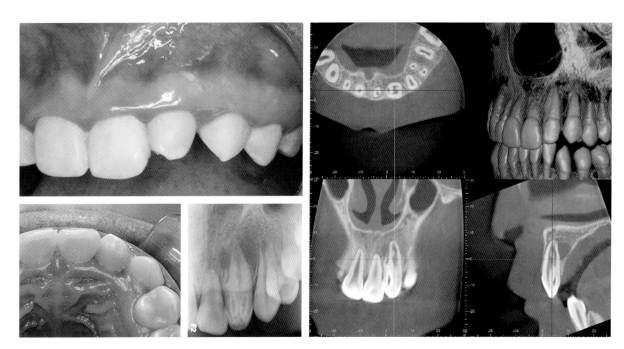

图 26-1　治疗前口内像、根尖片及 CBCT
可见 22 锥形牙，牙内陷表现，具有Ⅱ型、Ⅲ型两个内陷，根尖孔接近形成，根尖
周大面积低密度影
A. 口内像唇侧观　B. 口内像𬌗面观　C. 根尖片　D. CBCT 横断面　E. CBCT 三
维重建　F. CBCT 冠状面　G. CBCT 矢状面

A	D	E
B	C	F	G

【诊断】

1. 22 牙内陷（Ⅱ型、Ⅲ型联合型）。

2. 22 慢性根尖周炎。

【临床决策分析】

（一）术式选择依据

牙内陷是由于牙冠在进行矿化之前发生内陷所造成的一种生长发育畸形。内陷部分由于在结构上的牙釉质薄弱甚至缺如，即便在无龋的情况下，也易早期出现牙髓感染甚至根尖周炎，出现年轻恒牙根尖周病变。

对于年轻恒牙根尖周病变，传统的治疗方法是根尖诱导成形术和根尖屏障术，近年来越来越多的学者使用牙髓血运重建术来治疗年轻恒牙根尖周病变，美国牙髓病学会也将这一方法列为年轻恒牙根尖周病变治疗的首选方法。

在传统的 Oehlers 分型中，Ⅱ型和Ⅲ型牙内陷（特别是Ⅲ型）具有复杂的根管系统，这使得传统的治疗方法难以实施。这是一个年轻恒牙Ⅱ型和Ⅲ型联合型牙内陷伴根尖周病变的病例，根管系统更为复杂。术者在以往使用牙髓血运重建术成功治疗牙内陷病例的基础上，再次使用该方法对本病例进行尝试治疗。

（二）术前评估

患儿就诊时影像学检查发现 22 为牙内陷表现，且具有两个内陷部分，分别为Ⅱ型和ⅢA 型，国内外尚无类似病例报道。术者以往使用牙髓再血管化（现更名为牙髓血运重建术）方法治疗年轻恒牙牙内陷伴慢性根尖周炎的病例中，对Ⅱ型和Ⅲ型的治疗方式又不尽相同，因此本病例治疗难度大，具有挑战性。

牙髓血运重建术治疗年轻恒牙根尖周病变的理论基础之一就是年轻恒牙根尖孔大，根尖牙乳头组织量较多，在刺破根尖后可将根尖区的含有根尖牙乳头干细胞的血液引入根管。本病例患牙牙根接近发育完成，根尖区剩余的根尖牙乳头干细胞数量较少，并且引血进入根管的通道相对较"细"，一定程度上降低了引血成功率。

牙髓血运重建术是一个需要多次就诊才能完成的治疗方法，并且需要定期术后复查，因此要求患儿及家长的依从性和配合度均要好。本病例中家长和患儿都积极配合患牙治疗，患儿 VAS 分级为 0 级。

（三）治疗方案

1. 向家长交待病情，告知该牙的治疗难度和治疗风险。

2. 根据 CBCT 影像，开髓后探查两个内陷部分以及根管。

3. 在彻底清除感染的基础上，分别对Ⅱ型进行充填，ⅢA 型和根管部分进行牙髓再血管化的方法进行治疗。

4. 定期复查，进行口内检查和影像学检查，观察根尖周病变的愈合情况。

（四）术后注意事项

1. 术后需要观察患儿有无疼痛等症状，牙龈是否有红肿，牙齿是否存在松动等表现。若有不适，需要及时就诊。

2. 引血完成后需要定期复查，复查时间为术后3个月、6个月、12个月，之后每半年复查一次。

【治疗过程】

1. 治疗前准备　进行口内检查，拍摄根尖片和CBCT，观察患牙复杂的根管系统。CBCT横断面显示22有两个内陷，近中内陷为Ⅲ型牙内陷，远中内陷为Ⅱ型牙内陷（图26-2）。

2. 22在4%盐酸阿替卡因浸润局麻下开髓揭顶，在牙根的近中部分和远中部分分别可见一个内陷，探诊无出血；在牙根舌侧部分探及真正的根管口，有出血（图26-2）。两内陷部分及舌侧根管预备至40#，1.25%NaClO溶液超声荡洗，擦干，封二联抗生素糊剂，置棉球，Coltosol+Fuji IX GIC暂封。

3. 根管封药，控制感染　每2周复诊1次，重复上面的操作，1.25%NaClO溶液超声荡洗，擦干，两内陷部分及根管封二联抗生素糊剂，置棉球，Coltosol+Fuji IX GIC暂封。

4. 充填远中内陷部分（Ⅱ型），近中内陷部分（Ⅲ型）及根管进行引血　经过两次根管封药后，患儿自觉症状消除，22无松动、牙龈无红肿，根尖区扣诊无疼痛。此时可以作为进行内陷部分及根管的充填和引血操作的指征。

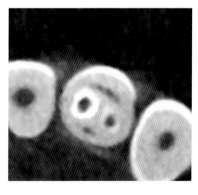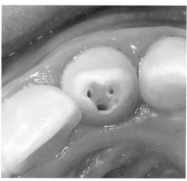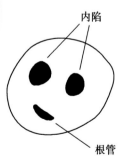

图26-2　22治疗前CBCT及治疗中口内像和示意图
A. CBCT横断面可见22有两个内陷　B. 开髓后暴露22两个内陷部分和舌侧根管口　C. 22两个内陷部分和舌侧根管口示意图

（1）远中内陷部分（Ⅱ型）：进行根管预备，1.25%NaClO 溶液冲洗，EDTA 冲洗，擦干，热牙胶垂直加压充填（图 26-3）。

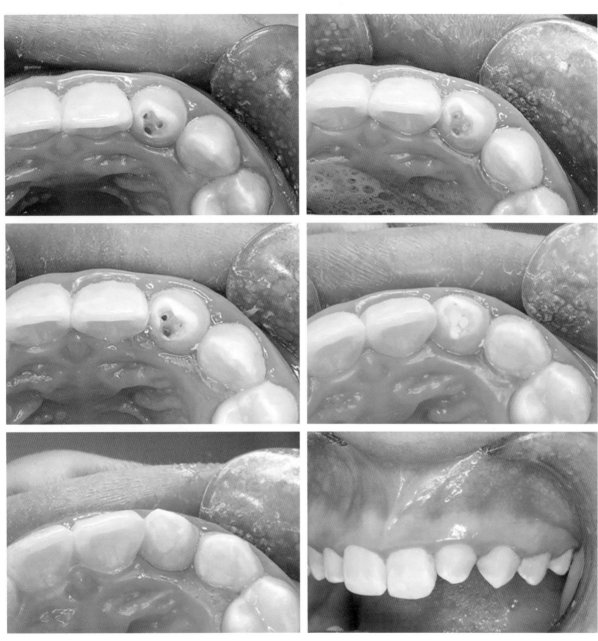

图 26-3　充填远中内陷部分（Ⅱ型），近中内陷部分（Ⅲ型）及根管进行引血
A. 暴露两个内陷部分和根管口　B. 远中内陷部分热牙胶充填　C. 近中内陷部分和舌侧根管引血　D. iRoot 覆盖内陷部分和根管口　E. 树脂充填　F. 治疗完成后唇面观

A	B
C	D
E	F

（2）近中内陷部分（Ⅲ型）：1.25%NaClO 溶液冲洗，EDTA 冲洗，擦干，根管锉深入根管超出根尖孔约 3mm，舌侧根管用同样的方法消毒，引血（少量），iRoot BP 置于根管口，光固化 GIC 垫底，SE-Bond，树脂充填（图 26-3）。

（3）对远中内陷部分（Ⅱ型）进行热牙胶充填；近中内陷部分（Ⅲ型）和舌侧根管进行引血，iRoot BP 覆盖根管口，垫底后树脂充填（图 26-3）。

5. 定期复查　从临床和影像学上观察根尖病变的愈合情况，复查时间为治疗后 1 个月、3 个月、6 个月。在 1 年后的复查时，22 充填体完好，叩诊（－），不松动，牙龈无红肿，扪痛（－）。根尖片和 CBCT 示根尖病变完全愈合，根管壁明显增厚，牙根继续发育，根尖闭合（图 26-4）。

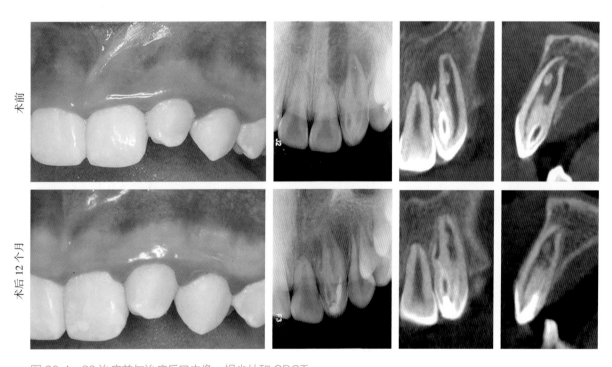

图 26-4　22 治疗前与治疗后口内像、根尖片和 CBCT
A. 术前唇面观　B. 术前根尖片　C. 术前 CBCT 冠状面影像　D. 术前 CBCT 矢状面影像　E. 术后唇面观　F. 术后根尖片　G. 术后 CBCT 冠状面影像　H. 术后 CBCT 矢状面影像

A	B	C	D
E	F	G	H

【经验与体会】

1. 牙内陷的发病率和分型 牙内陷（dens invaginatus）是一种相对少见的牙齿发育异常（发病率为 0.04%~10%），是由于牙冠在进行矿化之前发生内陷所造成的畸形。目前的分型主要是 Oehlers 分型，分为 3 型。Ⅰ型：内陷部分未超过釉牙骨质界，占牙内陷的 80%；Ⅱ型分为内陷部分超过釉牙骨质界，但未与根尖和根周组织相通，占牙内陷的 15%；Ⅲ型，又分为ⅢA 型和ⅢB 型，分别指内陷部分超过釉牙骨质界并且与根周组织或根尖组织相通，占牙内陷的 5%。

本病例有两个内陷部分，近中的内陷部分与根侧方组织相通，是Ⅲ型牙内陷；远中的内陷部分局限在根管内，但超过釉牙骨质界，是Ⅱ型牙内陷，因此本病例是一个Ⅱ型、Ⅲ型联合型牙内陷。

2. 牙内陷的治疗方法 由于结构上的缺陷以及内陷部分牙釉质的薄弱甚至缺如，即便在无龋的情况下，也易早期出现牙髓感染甚至根尖周炎。因此，一旦发现牙内陷即需要进行治疗。传统的治疗方法包括：预防性封闭、充填内陷部分、根尖诱导成形术、根管治疗术、根尖手术、拔除后再植、拔除以及上述方法的联合应用。

对于伴有根尖周病变的年轻恒牙牙内陷的治疗只有根尖诱导成形术，具体为磨除内陷部分后进行根尖诱导成形术，这种方法对于简单的Ⅱ型牙内陷尚可以接受，但对Ⅲ型牙内陷或复杂的Ⅱ型牙内陷来说难以达到有效的治疗。并且磨除内陷部分会降低牙齿的抗力形，远期会增加根折的可能性。

3. 结合充填内陷部分和牙髓再血管化的方法进行根管治疗 自 2001 年学者 Iwaya 首次提出运用牙髓再血管化的方法治疗年轻恒牙根尖周病变以来受到了学术界的关注，成功治疗的病例频频报道，术式也在不断地改进和优化。目前美国牙髓病学会将牙髓再血管化更名为牙髓血运重建术，并推荐作为年轻恒牙根尖病变的首选治疗方法。

本病例在充分控制感染的基础上，结合了根管充填内陷部分（Ⅱ型）和牙髓血运重建术（Ⅲ型）的方法进行治疗，既控制了根尖病变，使牙根继续发育，同时也最大程度地保留了牙体组织，维持了牙齿的抗力形，取得了良好的治疗效果。

【专家点评】

牙内陷根据内陷的程度不同分为三型，Ⅰ型、Ⅱ型一般预后较好，Ⅲ型较为复杂，尤其是ⅢA型由于与根尖周组织相通，牙髓治疗难度较大。本病例是一个Ⅱ型、Ⅲ型联合型牙内陷，病情更为复杂。

对于牙内陷的治疗首先应是以预防牙髓感染为主，早期发现内陷，及时进行封闭和充填，隔绝外界刺激非常重要。而对于已经出现牙髓炎、根尖周炎的患牙，则应行牙髓治疗。牙髓治疗的难点主要是如何实现彻底的根管清创和严密的根尖封闭。由于内陷牙根管系统的复杂性，有些部位机械根管预备很难达到，所以对于这类病例化学预备尤为重要。本病例采用1.25%NaClO溶液超声荡洗，诊间在两内陷部分及根管内封抗生素糊剂，超声荡洗有助于去除内陷边缘和牙本质小管内的微生物。经过两次化学预备和根管封药后，感染得到了有效控制。

既往对年轻恒牙牙内陷伴根尖周炎的病例多采用磨除内陷部分后，进行根尖诱导成形术，这种治疗方法降低了牙根的强度，远期治疗效果不好。术者采用近年来日益成熟的牙髓血运重建术，其优点是可以促进年轻恒牙牙根继续发育，术后1年复查治疗取得了良好疗效。本病例的成功提示即使根管系统非常复杂，只要能彻底地清除根管内感染，组织修复与再生仍是可以实现的。本病例的唯一不足之处是治疗应在显微镜下进行，这样能更准确地观察到复杂的根管系统以及根尖引血的情况。

虽然美国牙髓病学会推荐牙髓血运重建术为年轻恒牙根尖病变的首选治疗方法，但仍缺乏多中心、大样本、长期追踪观察的临床数据。鉴于目前临床报道有一定的根尖周病变复发率，加之本病例病情复杂，建议后期一定要定期复查。

（赵玉鸣）

参考文献

1. PINDBORG J J. Pathology of the Dental Hard Tissues. Philadelphia：Saunders，1970.

2. ROTSTEIN I，STABHOLZ A，HELING I，et al. Clinical considerations in the treatment of dens invaginatus. Endod Dent Traumatol，1987，3（5）: 249-254.

3. OEHLERS F A. Dens invaginatus（dilated composite odontome）.I. variations of the invagination process and associated anterior crown forms. Oral Surg Oral Med Oral Pathol，1957，10（11）: 1204-1218.

4. ORTIZ P，WEISLEDER R，VILLAREAL D J Y. Combined therapy in the treatment of dens invaginatus: case report. J Endod，2004，30（9）: 672-674.

5. LINDNER C，MESSER H H，TYAS M J. A complex treatment of dens invaginatus. Endod Dent Traumatol，1995，11（3）: 153-155.

6. IWAYA S I，IKAWA M，KUBOTA M. Revascularization of an immature permanent tooth with apical periodontitis and sinus tract. Dent Traumatol，2001，17（4）: 185-187.

遗传性牙釉质发育不全——钙化不全型

病例提供者：王欣

【基本信息】

患儿，女，初诊年龄 7.5 岁。因全口牙齿发黄、牙齿剥脱，近 1 年来偶有遇冷热敏感就诊。否认自发痛、夜间痛、牙龈反复肿痛史等。曾于外院就诊，行右下颌第一恒磨牙化学固化玻璃离子水门汀（GIC）充填。母亲自述患儿为顺产足月，妊娠期无异常。患儿无高氟水源区生活史及2 岁以内有全身发热或其他重大疾病史。无相关家族遗传史。

【临床检查】

全口混合牙列，11、21、31、32、41、42、36、46 已萌出。软垢(++)~(+++)，牙石（ + ），全口牙龈状态尚可，仅局部龈乳头稍水肿，探诊无明显出血，无深的牙周袋。

前牙深覆𬌗，36、46 萌出不全，后牙区咬合紧，36、46 牙尖交错位时与上颌对应区牙龈接触，乳恒牙均呈棕黄色，表面牙釉质不规则缺损且质地较软，上颌恒切牙萌出 2/3，切端及光滑面牙釉质剥脱，丧失正常形态，乳磨𬌗面磨耗重，叩痛（ - ），不松动，龈缘略红肿（图 27-1）。曲面体层片示乳恒牙牙釉质层广泛薄且形态不规则，密度较下方牙本质层降低，未见牙齿数目异常（图 27-2）。

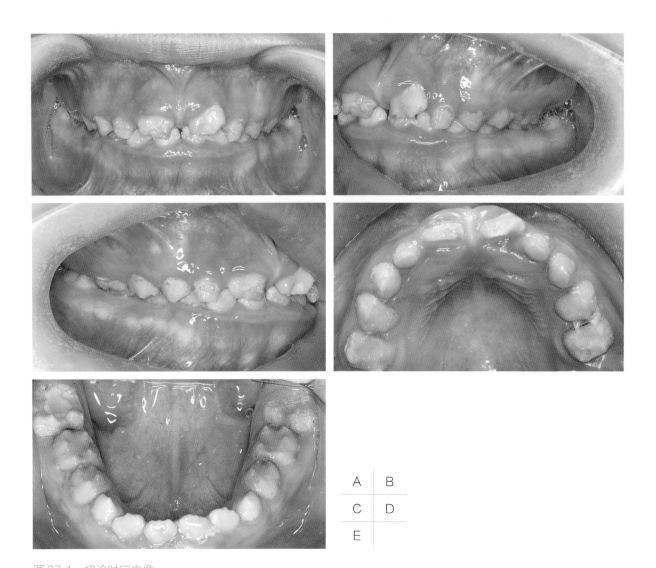

A	B
C	D
E	

图 27-1　初诊时口内像

A.正面殆像　B.左侧殆像　C.右侧殆像　D.上颌殆面像　E.下颌殆面像

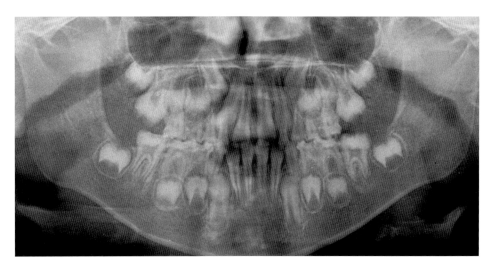

图 27-2　初诊时曲面体层片

可见患儿乳恒牙牙釉质缺损显著，牙釉质密度低于下方牙本质

【诊断】

1. 临床表型　患儿全口乳恒牙牙釉质发育数量及矿化程度较正常牙釉质显著降低，且并无导致牙釉质发育缺陷的相关病史。

2. 遗传基因型　患儿虽无相关家族遗传史，但通过对候选致病基因测序筛查，发现 *FAM83H* 存在移码突变。

因此结合临床表型及基因型的发现，故可确诊患儿为一例新发突变（de novo mutation）导致的钙化不全型遗传性牙釉质发育不全（图 27-3）。

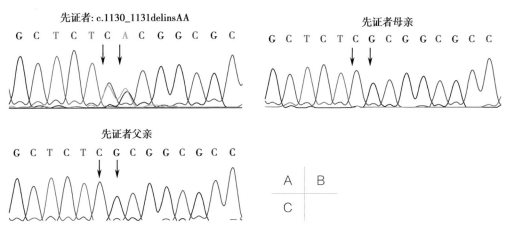

图 27-3　患儿及其父母的测序结果

A. 患儿（先证者）的 *FAM83H* 基因存在的杂合突变，箭头指示突变位点　B、C. 患儿母亲及父亲的测序结果，箭头指示与先证者突变位点相对应的碱基，提示患儿为新发突变（*de novo*）

【临床决策分析】

（一）术式选择依据

钙化不全型 AI 的牙釉质矿化程度很差，乳磨牙可选择金属预成冠来防止过度磨耗及龋坏，同时可抬高后牙区垂直距离，防止恒前牙的过度磨耗，并利于第一恒磨牙的萌出。传统树脂粘接技术无法在此类患牙上实现理想的粘接效果，采用 GIC 对正在萌出的第一恒磨牙可起到预防龋坏、防止磨耗的作用。

（二）术前评估

GIC 易脱落，需要反复就诊；口腔卫生维护难度较大，患儿易出现龋坏及牙周问题。对于此类患儿，成年后需要多学科联合进行口腔修复，儿童口腔科医师需要保证乳恒牙顺利替换，尽可能减少恒牙龋坏及咬合问题，为将来整体修复打下基础。

（三）治疗方案

1. 乳磨牙预成冠修复，缓解牙齿敏感，改善牙齿外形及后牙垂直高度，以抬高后牙区咬合，减少恒牙磨耗。

2. 定期复查，酌情对第一恒磨牙、前磨牙行 GIC 充填。

（四）术后注意事项

维护口腔卫生；勿啃咬硬物，避免牙齿过度磨耗；定期复查。

【治疗过程】

初次治疗：54、55、64、65、74、75、84、85 行牙体少量预备，试预成冠，合适后 GIC 粘接（图 27-4），可见后牙垂直距离抬高，前牙区暂时少量开𬌗，脱离接触，避免过度磨耗。

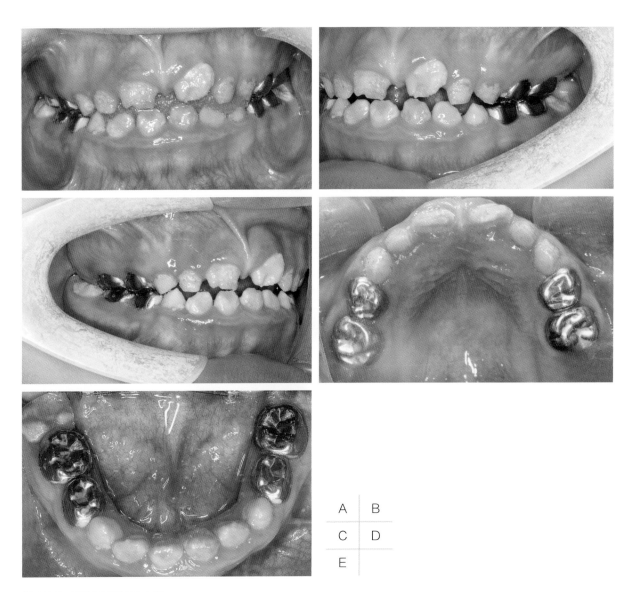

A	B
C	D
E	

图 27-4 即刻治疗后口内像

A. 正中𬌗像，可见后牙区垂直距离抬高，使前牙脱离接触　B. 左侧𬌗像　C. 右侧𬌗像　D. 上颌𬌗面像　E. 下颌𬌗面像

【术后复查和预后】

1. 6个月后复查 敏感症状缓解明显，乳磨牙预成冠固位良好，上下颌前牙继续萌出及咬合适应，前牙区开𬌗解除，呈浅覆𬌗状态，无早接触、𬌗干扰；36 𬌗面暴露较完全，行 GIC 充填（图 27-5）。

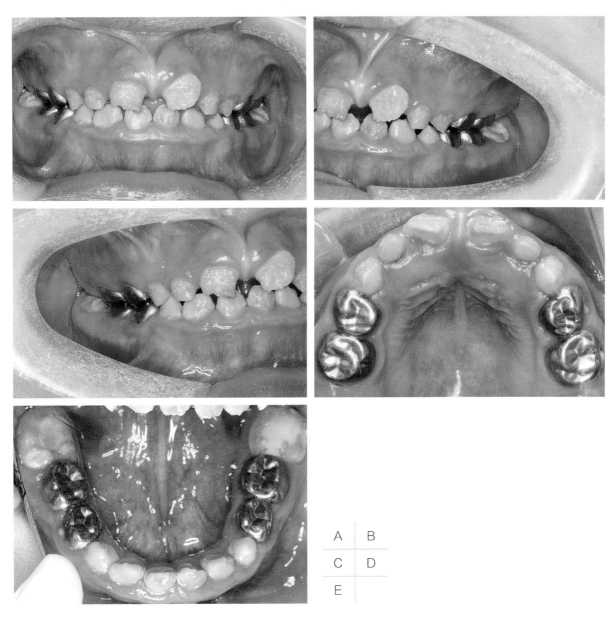

A	B
C	D
E	

图 27-5 6个月复查口内像

A. 正面𬌗像 B. 左侧𬌗像 C. 右侧𬌗像 D. 上颌𬌗面像 E. 下颌𬌗面像

2. 12 个月后复查　64 脱落，24 萌出 1/3；无敏感症状，前牙磨耗剥脱未见明显进展；后牙垂直高度稳定（图 27-6）。

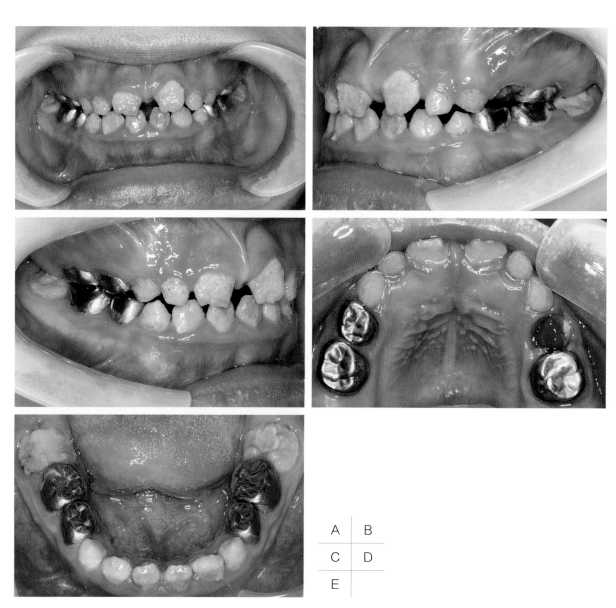

A	B
C	D
E	

图 27-6　12 个月复查口内像
A. 正面拾像　B. 右侧拾像　C. 左侧拾像　D. 上颌拾面像　E. 下颌拾面像

3. 18 个月后复查 54、64、84 脱落，14、24 萌出 2/3，36、46 GIC 部分脱落，因此行 14、24、36、46 GIC 充填，其余预成冠固位良好，后牙垂直高度尚可，前牙区浅覆𬌗，恒前牙较之前未见明显磨耗（图 27-7）。

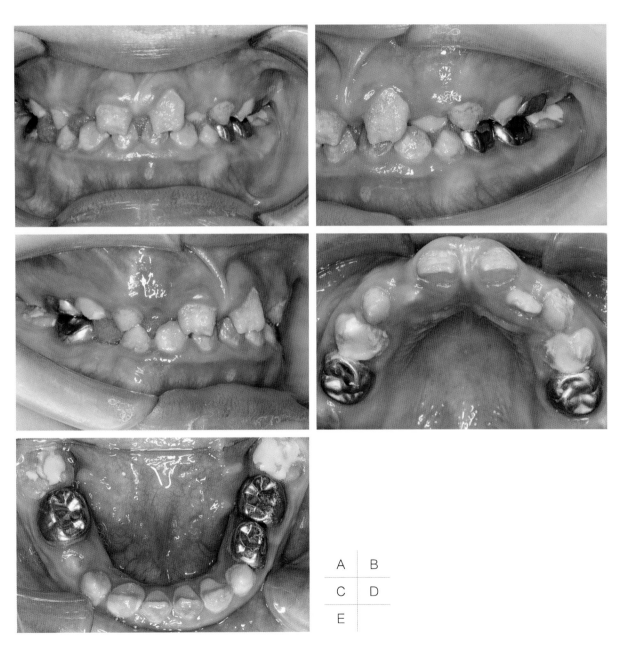

图 27-7 18 个月复查口内像

A. 正面𬌗像 B. 右侧𬌗像 C. 左侧𬌗像 D. 上颌𬌗面像 E. 下颌𬌗面像

【经验和体会】

由于遗传性牙釉质发育不全——钙化不全型的釉基质矿化过程紊乱,导致牙釉质矿化程度很低。此类患儿牙釉质颜色通常色暗或灰黄样改变,容易着色;牙釉质表面粗糙,质地较软,容易碎裂,通常萌出后极易磨耗,继而出现冷热、机械性敏感等症状;易发生龋坏。根尖片显示牙釉质的阻射密度低于牙本质或两者无法区分。此外,口腔卫生难维护,容易导致大量菌斑堆积,牙龈红肿,患儿早期出现较严重的牙周病变。此型为AI最为严重的一类,因此该类型一经确诊,应立即开展治疗。

现代树脂粘接性能针对此类患儿无法达到良好效果,患儿更加适合运用预成冠、透明冠等临时修复体,以治疗龋坏牙,恢复牙齿正常形态及咬合,缓解温度、机械或化学刺激等症状,防止过度磨耗,争取为后期修复治疗打下良好基础。钙化不全型AI患儿出现咬合问题的概率较其他类型高。乳磨牙若磨耗严重、后牙区垂直高度丧失较多时,可能会导致第一恒磨牙萌出困难,此时使用预成冠人为抬高咬合,为恒磨牙提供垂直萌出空间是有必要的。待恒磨牙完全萌出后,也可采用带环支持及玻璃离子水门汀充填的方法,但与预成冠修复相比,此方法无需预备牙体组织,可将硬组织的损失降到最小。

本病例患儿由于就诊时处于替牙期,过度磨耗导致患儿后牙区咬合过紧、第一恒磨牙萌出障碍,因此对其全部乳磨牙进行了预成冠的修复,来缓解敏感症状、预防龋病和抬高咬合,防止前牙及后牙区的过度磨耗,利于第一恒磨牙的萌出;同时不断强调口腔卫生维护的重要性,以改善患儿口腔整体卫生状况。由于乳牙列及混合牙列期所采取的措施均为过渡性治疗,因此定期复查很有必要,医师需要通过复查对患儿可能或已经出现的口腔问题进行及时干预或治疗,以期为后续的全口修复治疗打下良好基础。

【小结】

1. AI患儿的序列治疗涉及多学科且延续时间长,儿童口腔科医师需要使患儿及家长意识到口腔卫生维护对防止龋坏、保持牙周健康的重要性,以利于将来的整体修复。

2. AI 患儿出现咬合问题的概率较正常人群明显增高，使用金属预成冠修复乳磨牙、GIC 覆盖恒牙殆面可有效防止龋坏、避免磨耗，也可在一定程度上抬高后牙区咬合，缓解前牙深覆殆。

【专家点评】

遗传性牙釉质发育不全（amelogenesis imperfecta，AI）是指牙釉质在生成和/或矿化过程中出现异常的一类单基因遗传病，乳牙、恒牙均可累及。目前 AI 的临床分型主要为牙釉质发育不全型、成熟不全型和钙化不全型，其中钙化不全型是临床表型最为严重的一类分型。

钙化不全型遗传性牙釉质发育不全通过其病史、典型的临床和影像学表现，诊断并不困难，突变基因的检测提供了辅助诊断依据。目前越来越多的学者开始关注疾病的遗传学研究，本病例的可贵之处在于收集到了家系的相关信息，并检测到一个新的突变，为进一步揭示遗传性牙釉质发育不全的发病机制，研发疾病的防治措施提供了新的数据。

钙化不全型遗传性牙釉质发育不全的治疗比较困难，目前国际上也没有有效的系统治疗方法。总体治疗原则是早期诊断并及时预防和治疗龋坏及牙釉质崩解，然而由于牙釉质结构的异常，树脂修复效果并不好，对于儿童来说预成冠是比较好的修复方式，可以有效恢复牙齿的正常形态及咬合，缓解牙髓敏感症状，防止过度磨耗。本病例及时采用预成冠修复重建了正常咬合关系，促进了第一恒磨牙的正常萌出。在第一恒磨牙萌出过程中采用 GIC 进行缺损充填是正确的选择，与树脂相比，GIC 的化学粘接性能与释氟性能可以取得更好的固位力和治疗效果；待第一恒磨牙完全萌出建殆后，建议也应行预成冠修复以预防相关并发症的发生，促进牙列的发育、牙周组织的健康，为成人后的修复治疗打下良好基础。需要强调的一点是这类患儿的牙齿敏感症状常常非常明显，因此口腔卫生的维护很困难，在这种情况下，向家长和患儿反复强化口腔卫生宣教，定期复查进行口腔健康维护尤为重要。

（赵玉鸣）

参考文献

1. WITKOP C J. Amelogenesis imperfecta，dentinogenesis imperfecta and dentin dysplasia revisited：problems in classification.Journal of oral pathology，1988，17（9-10）：547-553.

2. POULTER J A，BROOKES S J，SHORE R C，et al.A missense mutation in ITGB6 causes pitted hypomineralized amelogenesis imperfecta. Human molecular genetics，2014，23（8）：2189-2197.

3. WRIGHT J T，FRAZIER-BOWERS S，SIMMONS D，et al.Phenotypic variation in FAM83H-associated amelogenesis imperfecta.J Dent Res，2009，88（4）：356-360.

4. POULSEN S，GJORUP H，HAUBEK D，et al.Amelogenesis imperfecta - a systematic literature review of associated dental and oro-facial abnormalities and their impact on patients.Acta odontologica Scandinavica，2008，66（4）：193-199.

5. GADHIA K，MCDONALD S，ARKUTU N，et al.Amelogenesis imperfecta：an introduction.Br Dent J，2012，212（8）：377-379.

年轻恒牙牙釉质发育不全伴慢性根尖周炎的系统治疗

病例提供者：王旭

【基本信息】

患儿，女，5 岁 9 个月。于 2015 年 4 月就诊于北京大学口腔医院儿童口腔科，要求诊治多牙龋坏。患儿于 7 个月早产，出生体重 2.5kg。人工喂养至 1.5 岁，现使用杯子。4 岁开始刷牙，每日 1~2 次，患儿自己刷。否认孕期重大疾病史，否认 1 岁以内重大疾病史。否认居住地其他儿童有类似表现。否认前牙外伤史。现身高 117cm，体重 25kg。其母口内全口烤瓷冠修复，自述为"四环素牙"，基牙呈黄褐色。

【临床检查】

混合牙列，口腔卫生差，存在大量菌斑、软垢。双侧后牙几乎无咬合，全口牙列仅前牙接触（图 28-1）。乳牙多为残根，牙根暴露，牙龈红肿。

11 腭侧有深龋，腐质湿软，牙釉质缺损，呈棕褐色，叩痛不适，Ⅱ°松动，牙龈红肿，根尖区有扪痛，无波动感。根尖片示：11 牙根发育 Nolla 7 期，根尖周大范围低密度影。21 腭侧有深龋，腐质湿软，牙釉质缺损，呈棕褐色，叩痛不适，Ⅱ°松动，唇侧牙龈瘘管，溢脓，有牙尖交错位殆创伤。根尖片示：21 牙根发育 Nolla 7 期，根尖周大范围低密度影，似有从牙槽窝脱出迹象。46 表面牙釉质缺损，牙体黄褐色，殆面龋坏，湿软，叩痛无不适，不松动，牙龈未见异常。根尖片示：46 牙根发育 Nolla 7 期，根尖周未见明显异常。55 表面牙釉质缺损，黄褐色，深龋，叩痛不适，Ⅱ°松动，牙龈红肿。根尖片示：55 根尖周大面积低密度影。

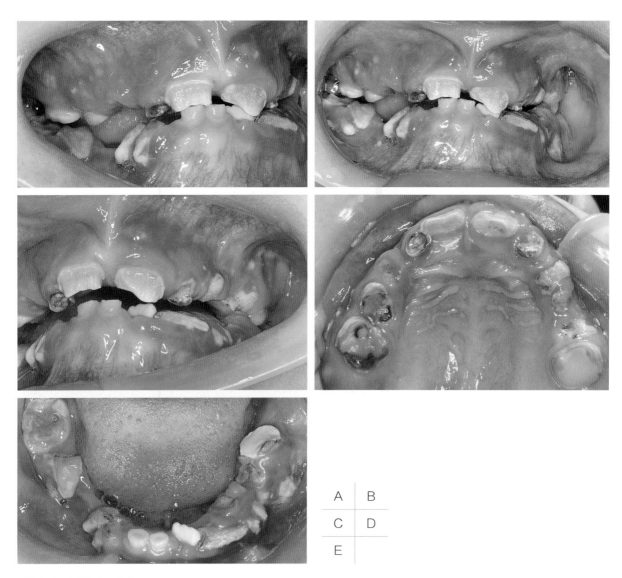

图 28-1 初诊时口内像

A. 右侧牙合像　B. 正面牙合像　C. 左侧牙合像　D. 上颌牙合面像　E. 下颌牙合面像

曲面体层片示：恒牙胚数目正常，恒牙胚及萌出的恒牙中牙釉质对 X 线的阻射率与牙本质无明显差异，在前磨牙区甚至低于牙本质（图 28-2）。

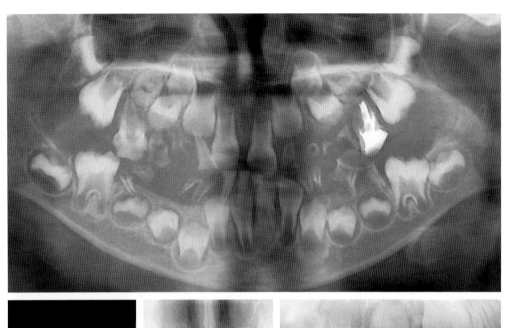

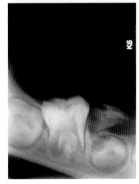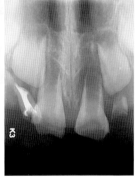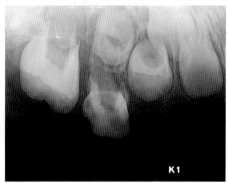

图 28-2 初诊时曲面体层片及根尖片
A. 曲面体层片 B. 46 根尖片 C. 11、21 根尖片 D. 55 根尖片

	A		
B	C	D	

【诊断】

1. 牙釉质发育不全（遗传性？）。

2. 11、21 慢性根尖周炎。

3. 46°中龋。

4. 55 慢性根尖周炎。

5. 54、53、52、62、63、64、75、74、73、82、83、84、85 残根。

（一）术式选择依据

1. 11、21 牙根发育 Nolla 7 期，根尖周感染严重，预后差，控制感染后尽可能长时间的保留患牙是关键，因而选择了根尖诱导成形术。

2. 余牙常规治疗，尽可能去除感染，恢复口腔功能。

（二）术前评估

患儿口腔卫生差，牙釉质发育不全严重，病情重，家住外地，来京不便，整体预后不佳，上颌前牙试保留，尽可能控制感染，保留骨质。

（三）治疗方案

1. 根据 11、21 感染控制程度来决定是否能保留，并酌情行相应的牙髓治疗。

2. 46 预成冠修复。

3. 55 行 RCT+ 预成冠修复（试保留）。

4. 54、53、52、62、63、64、75、74、73、82、83、84、85 分次拔除。

（四）术后注意事项

口腔卫生指导，刷牙及饮食指导，定期复查。

【治疗过程】

1. 初诊　11、21 局部麻醉下开髓，1.25% 次氯酸钠溶液冲洗，超声荡洗后 11 根管内空虚，21 可见腐败坏死状牙髓。11、21 根管内封氢氧化钙糊剂 2 周，玻璃离子暂封，之后根管换药，封 Vitapex 糊剂。

2. 6 周后复诊（患儿来京不便）　11 叩诊无不适，Ⅰ度松动，牙龈肿胀，唇侧牙周探诊 3mm，未及咬合创伤。21 叩诊无不适，Ⅱ度松动，根尖瘘管仍存在，唇侧牙周探诊 5mm，未及咬合创伤。CBCT 示 11 根尖可见直径 3mm 的低密度影像，唇侧骨板连续，而 21 根尖可见 8.5mm　9.2mm　4.5mm 低密度影像，穿透唇侧骨板，鼻底不连续。11、21 用 1.25% 次氯酸钠溶液超声荡洗，根管内封 Vitapex，同时搔刮瘘管，0.02% 高锰酸钾溶液冲洗，并放置胶质银（图 28-3，图 28-4）。

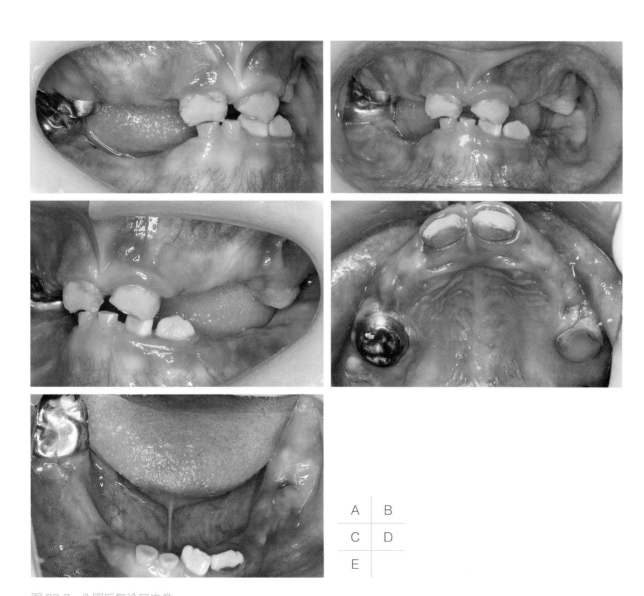

图 28-3　6 周后复诊口内像
A. 右侧殆像　B. 正面殆像　C. 左侧殆相　D. 上颌殆面像　E. 下颌殆面像

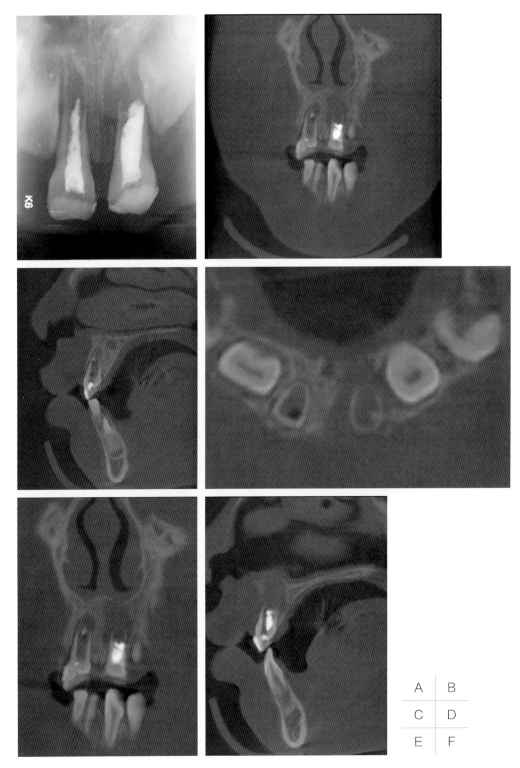

图 28-4　6 周后上复诊根尖片及 CBCT

A. 上颌中切牙根尖片　B. 右上颌中切牙冠状位　C. 右上颌中切牙矢状位　D. 上颌中切牙水平位　E. 左上颌中切牙矢状位　F. 左上颌中切牙冠状位

3. 8~14 周复诊　11、21 无明显好转，考虑到患儿后牙缺失数目多，左侧后牙无咬合，右侧仅右上颌第二乳磨牙和右下颌第一恒磨牙有咬合接触，前牙所受𬌗力较大，制作全牙列𬌗垫，分担前牙𬌗力。配戴 2 周后（距初诊 10 周），可见双侧上颌中切牙牙龈红肿及瘘管消失，感染得到初步控制，嘱吃饭时配戴𬌗垫 1 个月。14 周复诊时，根尖片示根管内药物有吸收，常规根管 1.25% 次氯酸钠溶液冲洗，Vitapex 糊剂换药（图 28-5）。

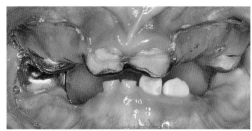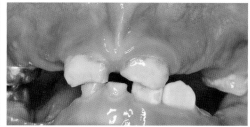
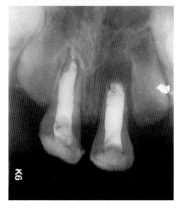

A	B
C	

图 28-5　外伤𬌗垫治疗口内像及根尖片

A. 距初诊 8 周，配戴外伤𬌗垫即刻口内像　B. 配戴𬌗垫 2 周（距初诊 10 周），上颌中切牙牙龈红肿及瘘管消失　C. 距初诊 14 周，上颌中切牙根管换药后根尖片

【术后复查及预后】

1. 7个月后复查 患儿无明显不适，11、21Fuji Ⅸ玻璃离子水门汀充填体脱落，16、26、36萌出，表面呈黄褐色，有牙釉质缺损，31切端磨耗较重。11、21根尖片示根尖病变较之前缩小，根管内药物吸收，常规根管换药。16、26、36、46行Fuji Ⅸ玻璃离子水门汀+带环充填术，抬高咬合，减轻前牙磨耗（图28-6）。

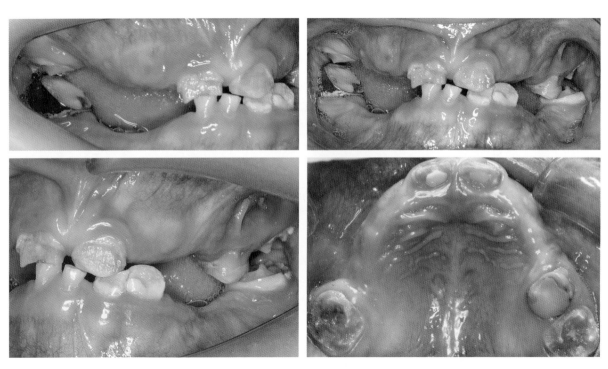

图28-6　7个月后复查口内像及根尖片
A. 右侧𬌗像　B. 正面𬌗像　C. 左侧𬌗像　D. 上颌𬌗面像

A	B
C	D

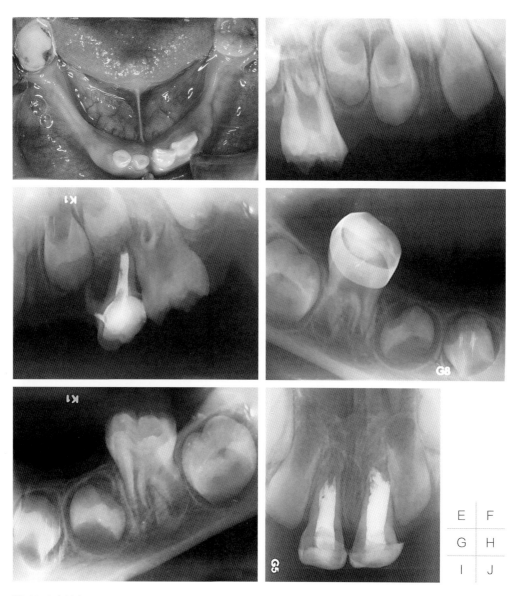

图 28-6（续）

E. 下颌殆面像　F~I. 第一磨牙根尖片　J. 上颌中切牙根管换药后根尖片

2. 12 个月后复查 患儿口腔情况基本稳定，新萌出的切牙牙体呈黄褐色表现。11、21CBCT 示 11 根尖周病变基本愈合，牙根继续发育，根管内可见高密度影像，在根中段有钙化桥形成；21 根尖周病变较之前明显缩小，鼻底骨质连续。11、21 根尖周感染基本得到了控制。考虑到患儿第一恒磨牙咬合关系欠佳，下颌前牙磨损较大，为患儿制作了上、下颌活动式功能间隙保持器。11、21 常规进行根管换药（图 28-7，图 28-8）。

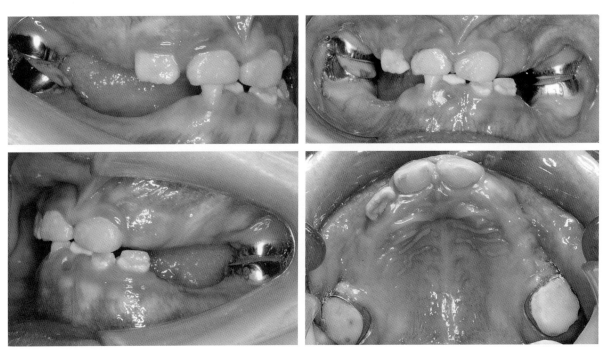

图 28-7　12 个月后复查口内像
A~D. 复查时右侧𬌗像、正面𬌗像、左侧𬌗像、上颌𬌗面像

A	B
C	D

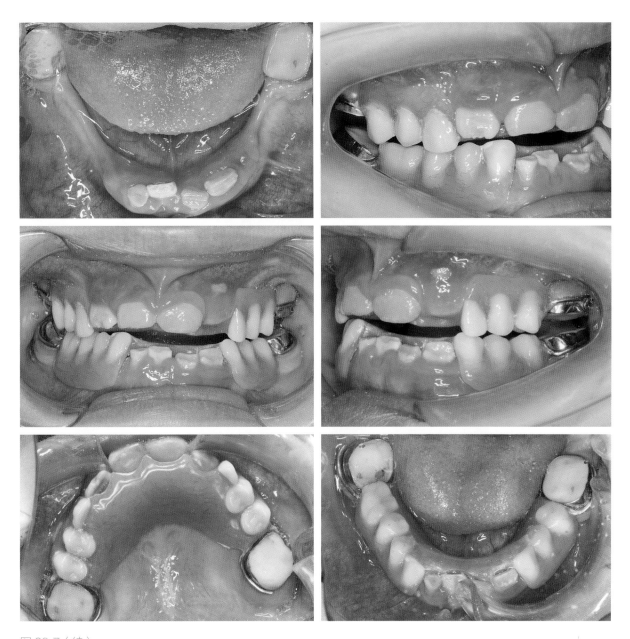

图 28-7（续）

E. 复查时下颌𬌗面像　F~J. 戴上下颌活动式功能间隙保持器后右侧𬌗像、正面𬌗像、
左侧𬌗像、上颌𬌗面像、下颌𬌗面像

E	F
G	H
I	J

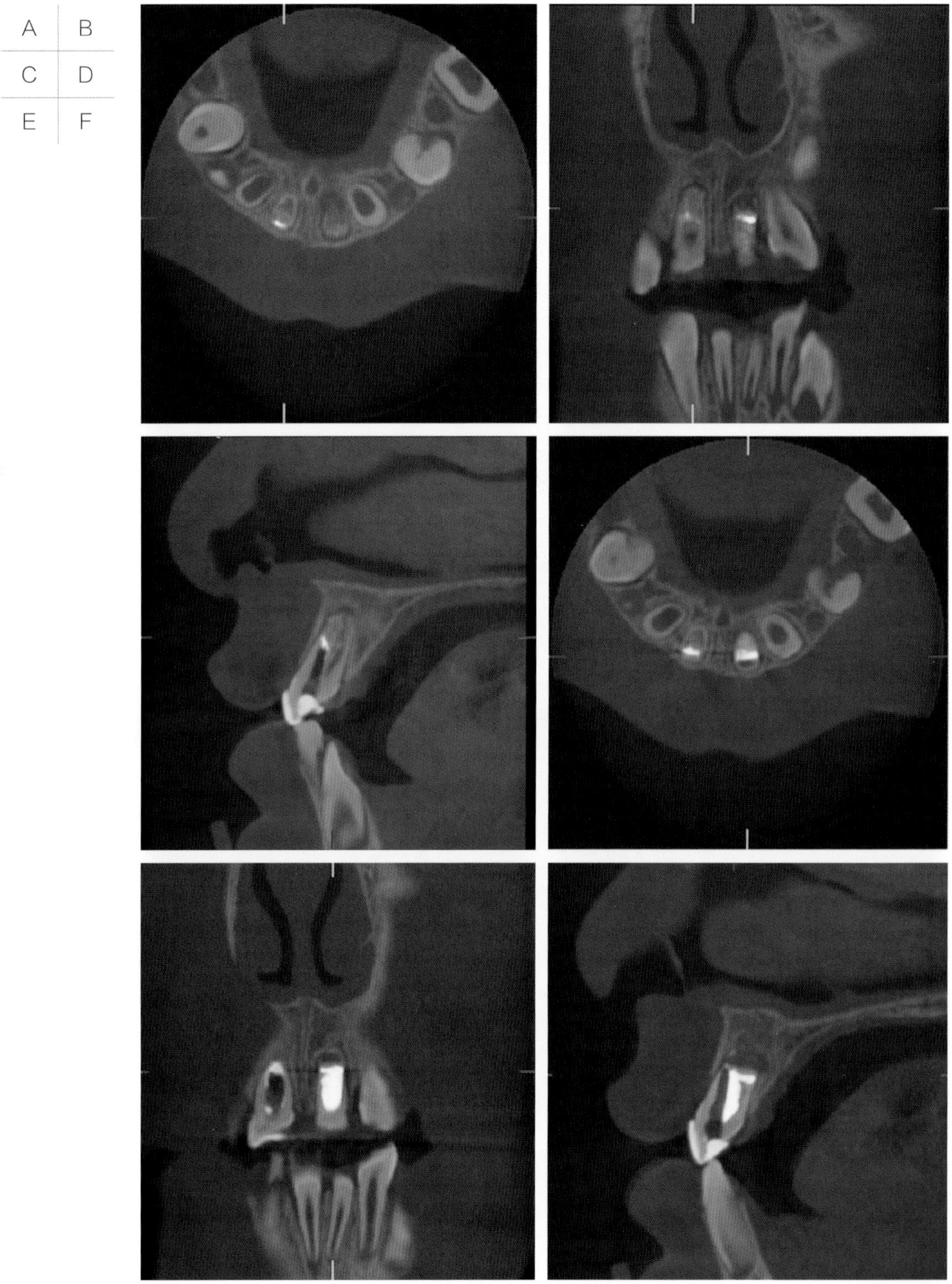

A | B
C | D
E | F

图 28-8　12 个月后复查 CBCT

A~C. 右上颌中切牙的水平位、冠状位和矢状位　D~F. 左上颌中切牙的水平位、冠状位和矢状位

3. 20 个月后复查　患儿回家后自觉功能间隙保持器配戴不便，已于半年前自行停戴。本次复查因 31 牙龈脓肿就诊，检查见 31 牙釉质发育不全和根尖周炎表现。行根尖诱导成形术控制感染，制作下颌改良全牙列𬌗垫解除咬合创伤。患儿回家 1 个月后𬌗垫丢失，因来京不便，未重新制作，自述右下颌前牙也发生了牙髓病变，于当地医院进行了根尖诱导成形术（图 28-9）。

4. 27 个月后复查　16、26、46 带环加 Fuji IX玻璃离子充填体脱落，可见继发龋。14 萌出，黄褐色，牙釉质表面缺损。11、21 充填体完好，牙龈未见异常。根尖片示 16、26、36、46 牙根继续发育，Nolla 8~9 期；14 牙釉质密度低，牙根发育 Nolla 6 期；11 牙根继续发育，21 根尖周病变较之前明显改善。31、41 根充物未见吸收，31 根尖周病变愈合明显。口腔内情况较稳定，此时，第一恒磨牙萌出高度基本正常，对其进行预成冠修复以减少继发龋风险并抬高咬合，减轻对前牙的咬合负担。治疗后 1 周可见四颗预成冠固位良好，边缘适宜，前牙抬高无咬合接触，上下颌牙中线较之前有明显改善，余牙均进行了树脂充填（图 28-10，图 28-11）。

5. 36 个月后复查　患儿咬合情况较稳定，无明显咬合创伤，下颌切牙进行热牙胶垂直加压根充，上颌中切牙得以保留，恢复了一定的口腔功能和美观（图 28-12）。

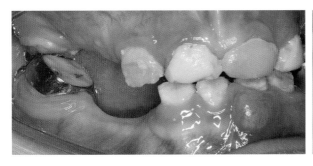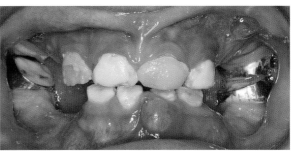

图 28-9　20 个月后复查口内像及根尖片
A. 右侧𬌗像　B. 正面𬌗像

A ｜ B

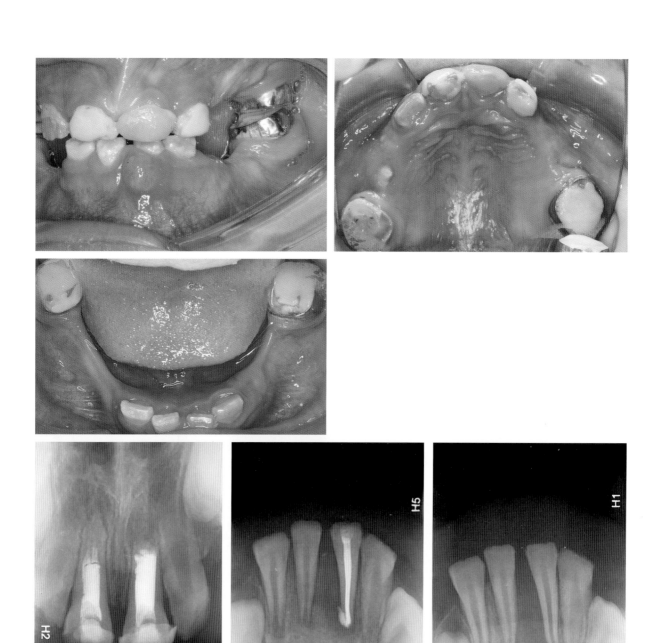

图 28-9（续）

C. 左侧殆像　D. 上颌殆面像　E. 下颌殆面像　F. 上颌前牙根尖片　G. 下颌前牙行根尖
诱导成形术前根尖片　H. 下颌前牙行根尖诱导成形术后根尖片

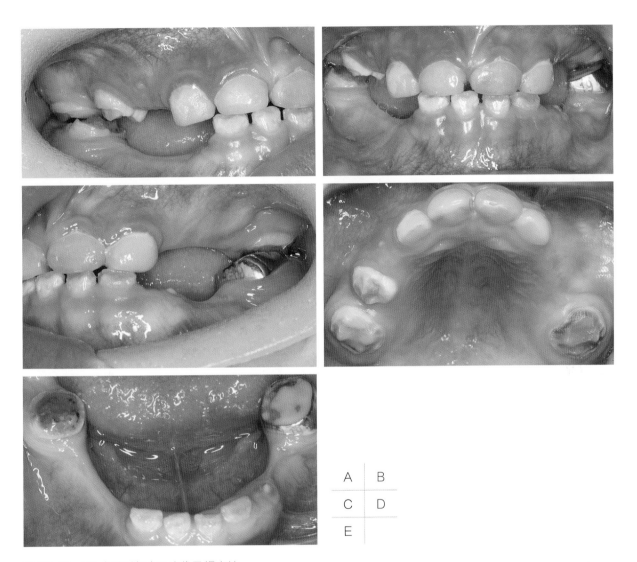

A	B
C	D
E	

图 28-10　27 个月后复查口内像及根尖片

A. 右侧殆像　B. 正面殆像　C. 左侧殆像　D. 上颌殆面像　E. 下颌殆面像

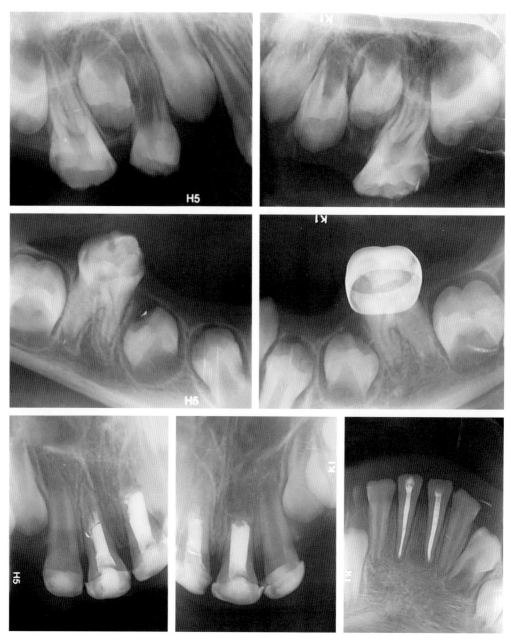

图 28-10（续）

F~I. 第一磨牙根尖片　J~L. 上下颌切牙根尖片

F	G
H	I
J K	L

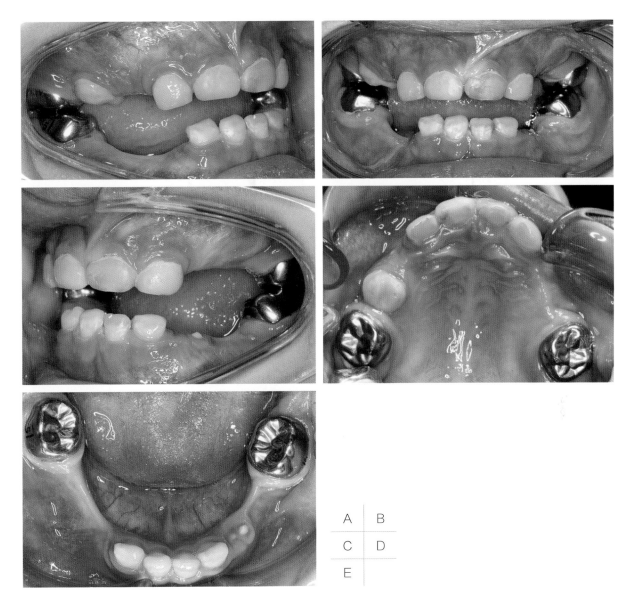

图 28-11　27 个月后复查时，行预成冠修复后 1 周口内像

A. 右侧𬌗像　B. 正面𬌗像　C. 左侧𬌗像　D. 上颌𬌗面像　E. 下颌𬌗面像

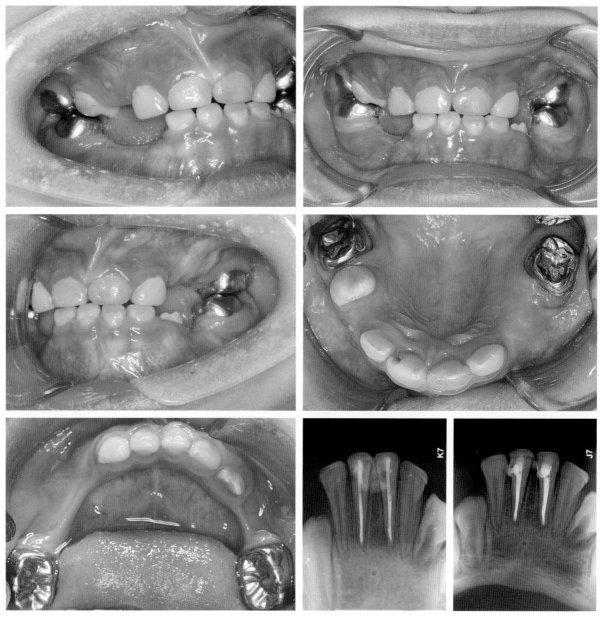

图 28-12　36 个月后复查口内像及根尖片

A. 右侧殆像　B. 正面殆像　C. 左侧殆像　D. 上颌殆面像　E. 下颌殆面像

F. 下颌中切牙根充主尖片　G. 下颌中切牙热牙胶根充后根尖片

A	B
C	D
E	F	G

【经验与体会】

牙釉质发育不全的病例较为常见，但像本病例病情如此严重的情况并不常见，临床处理起来也比较棘手，现将治疗中的几点体会跟大家分享。

1. 关于诊断　牙釉质发育不全分为发育不全型、矿化不全型、成熟不全型和复合型。发育不全型牙釉质发育不全是指牙釉质分泌不足导致其厚度不足，但其矿化程度是正常的；矿化不全型牙釉质发育不全则是牙釉质厚度正常，但其矿化程度低；成熟不全型牙釉质发育不全的牙釉质厚度和硬度较正常低，但较矿化不全型程度轻。本病例患儿家庭中仅患儿母亲有类似表现，母亲也有早产史，加之患儿早产、低出生体重等危险因素的影响，使患儿牙釉质发育不全累及整个恒牙列。因此，诊断为可疑遗传性牙釉质发育不全，矿化不全型。

2. 对于牙髓坏死的年轻恒牙来说，最好的治疗应该是牙髓血运重建，但牙髓血运重建成功的关键是控制根管内的感染，本病例患儿的根管感染严重，到目前为止，21 的根尖周病变还未完全愈合，因而我们采取了根尖诱导成形术。

3. 本病例患儿另一个治疗重点为解除前牙咬合创伤，这也是一开始我们忽略了的问题，在解除了前牙咬合创伤后，根尖周感染得到了控制。那么除了我们采取的方法，还有哪些手段可选择呢？对于常见的牙体缺损的修复来说，还可以选择嵌体或者高嵌体。瓷嵌体或树脂嵌体美观性较好。对于无对颌的第一恒磨牙来说，树脂嵌体更适宜，可以减轻对对颌萌出恒牙的磨耗。当患儿建𬌗完成后，可以成对进行瓷嵌体修复，恢复咬合。本病例患儿的治疗重点是龋病的控制，预成冠则是首选。目前该患儿病情稳定，但后续还有间隙不足等一系列咬合问题亟待一一解决。

4. 下颌前牙出现根尖病变，一是由于牙齿硬组织发育异常，口腔卫生差，一旦发生龋坏，进展迅速；二是由于后牙大量缺失，前牙咬合力过大，下颌前牙的咬合创伤加重了根尖病变的程度。这也提示我们在后续新萌出恒牙的治疗中，对牙齿硬组织缺失的恒牙要及时行充填治疗。

【小结】

1. 对于多颗后牙缺失，无有效咬合，前牙承受的咬合力会过大，容易造成咬合创伤，因而在控制前牙根尖感染的同时要考虑咬合创伤的影响。

2. 对于牙体缺损面积大的恒磨牙，预成冠修复不失为一种有效的方法。

【专家点评】

这是一个牙釉质发育不全合并重度龋坏的病例，到医院就诊时年轻的上颌前牙根尖周骨质破坏已经相当严重，而牙根发育远未完成，因此消除病因控制感染是重中之重，感染主要来源是龋坏，而咬合创伤加重了病情，在诊疗过程中术者及时注意到了这一问题，通过全牙列𬌗垫来解除咬合创伤，给患牙根尖周病变的恢复提供了条件。后期其他几颗第一恒磨牙的诊疗中选用预成冠来进行修复，既恢复了牙体形态又防止继发龋和再发龋的发生。

本病例为非京籍患儿，按时按需复查客观上存在困难，在病情控制和咬合功能恢复方面有波折，从这个层面上来说医患沟通还有改善提高的余地。

（夏　斌）

参考文献

1. 周凤，赵玉鸣．磨牙-切牙牙釉质矿化不全的研究进展．国际口腔医学杂志，2016，43（4）：456-461.

2. 贾瑞芝，尚佳健，祁森荣．牙髓血运重建治疗年轻恒牙根尖周病变的临床观察．北京口腔医学，2017，25（04）：202-206.

3. JALEVIK B，KLINGBERG G A．Dental treatment，dental fear and behavior management problems in children with severe enamel hypomineralization of their permanent first molars.Int J Paediatr Dent，2002，12（1）：24-32.

病例 29

遗传性乳光牙本质混合牙列期患儿临床治疗

病例提供者：王潇

【基本信息】

患儿，女，7岁3个月。乳恒牙萌出后均发现颜色异常，咬硬物后部分牙体组织崩落。患儿常年居住于北京，无高氟及四环素接触史。既往有外院多次充填及右下颌后牙牙髓治疗史。父母及其他直系亲属均无类似病史。患儿身体健康，无骨骼异常等表现。

【临床检查】

口腔卫生状况一般，菌斑中量，牙龈色粉，质地韧。混合牙列，乳牙呈现棕红色或棕黄色。

52、62、64、74、84、85残根残冠，大面积牙釉质崩脱，牙本质暴露，呈半透明状。53、54、55、63、65、75部分牙釉质崩脱，殆面磨耗严重，垂直高度降低。54、55、65、85可见部分白色充填体。16、26、36、46萌出2/3，颜色相对正常，呈浅棕黄色，窝沟深，探诊质地硬，不松动。11、31、32、41、42萌出中，11颜色接近正常，31、32、41、42呈棕色半透明状，存在反殆趋势，第二乳磨牙为近中关系（图29-1）。

曲面体层片示：恒牙胚数目正常，34、35、44、45恒牙胚呈球状牙冠，31、41髓腔变窄；剩余乳尖牙及乳磨牙髓腔闭锁，根管影像不清；85可见根管内高密度充填影像，根分叉区低密度影，45牙胚冠方硬骨板不连续（图29-2）。

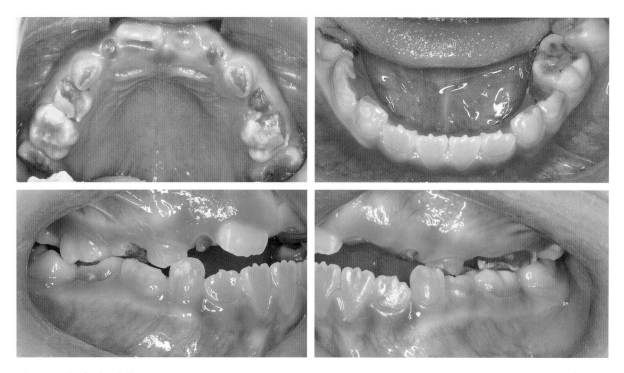

图 29-1　初诊时口内像

A. 上颌𬌗面像　B. 下颌𬌗面像　C. 右侧𬌗像　D. 左侧𬌗像

A	B
C	D

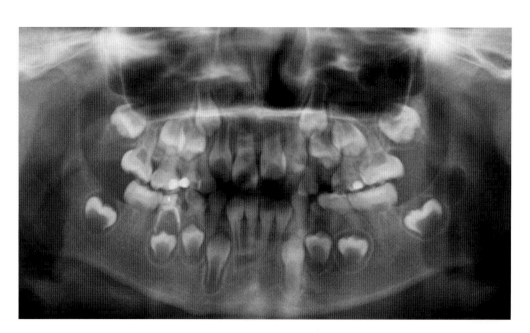

图 29-2　初诊时曲面体层片

【诊断】

诊断及治疗计划见表 29-1。

表 29-1　诊断及治疗计划

牙位	诊断	治疗计划
全口牙位	Ⅱ型牙本质发育不全（遗传性乳光牙本质）	对症治疗
52、62	残根	拔除
55、65、75	牙体缺损	充填＋预成冠修复
85	慢性根尖周炎	姑息保留，密切观察根尖病变进展，充填＋预成冠修复
54、84	牙体缺损	姑息保留
64、74	慢性根尖周炎	姑息保留，若出现症状则拔除
16、26、36、46	深窝沟	窝沟封闭
11、41、42	替牙期错𬌗畸形（反𬌗）	观察生长趋势，酌情矫治

【临床决策分析】

（一）术式选择依据

患儿乳磨牙牙釉质崩脱，牙本质磨耗严重，牙体组织大面积缺损，垂直高度严重丧失，为尽可能修复牙体缺损，恢复牙齿形态，避免𬌗面进一步磨耗，重建垂直咬合高度，可对剩余牙体组织尚可的乳磨牙行金属预成冠修复。对萌出中的恒前牙和第一恒磨牙进行密切观察，避免早期磨耗的发生。

（二）术前评估

评估剩余牙体组织量，仅第二乳磨牙可行预成冠修复，且 85 为慢性根尖周炎（根管治疗后），考虑修复后 85 根尖周病变扩大或牙根过早吸收等情况，密切观察，姑息保留。利用预成冠恢复后牙咬合高度，有利于患儿上下颌骨的正常发育，诱导恒牙建立正常的𬌗关系。本病例患儿就诊时第一乳磨牙剩余牙体组织量已无法行预成冠修复，无法分担咬合力，第二乳磨牙易因𬌗力负担过重导致乳牙早失。

萌出中的下颌前牙颜色改变严重，需重点关注其建𬌗后磨耗情况。

（三）治疗方案

1. 55、65、75、85 充填后行预成冠修复。

2. 16、26、36、46 窝沟封闭。

3. 52、62 拔除。

（四）术后注意事项

维护口腔卫生，定期复查。

【治疗过程】

1. 55、65、75、85 在 4% 阿替卡因肾上腺素局麻下，Fuji IX 玻璃离子充填，牙体预备，试预成冠，水门汀粘固。

2. 16、26、36、46 清洁牙面，酸蚀，涂布窝沟封闭剂。

3. 52、62 在 4% 阿替卡因肾上腺素局麻下，拔除残根，压迫止血（图 29-3）。

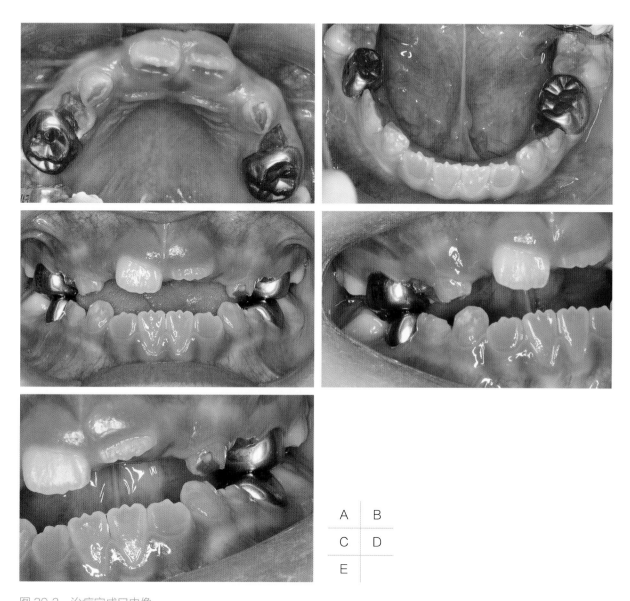

图 29-3 治疗完成口内像

A.上颌殆面像　B.下颌殆面像　C.正面殆像　D.右侧殆像　E.左侧殆像

【术后复查与预后】

1. 6 个月复查 患儿无不适主诉，对预成冠适应良好，可正常进食。

检查（图 29-4）：

（1）55、65、75、85 预成冠完好，叩痛（−），不松动，牙龈无明显异常。

（2）11、21 萌出中，无明显磨耗，尚未形成咬合接触。

（3）16、26、36、46 窝沟封闭完好，未完全建𬌗，𬌗面无明显磨耗。

处置：密切随访观察。

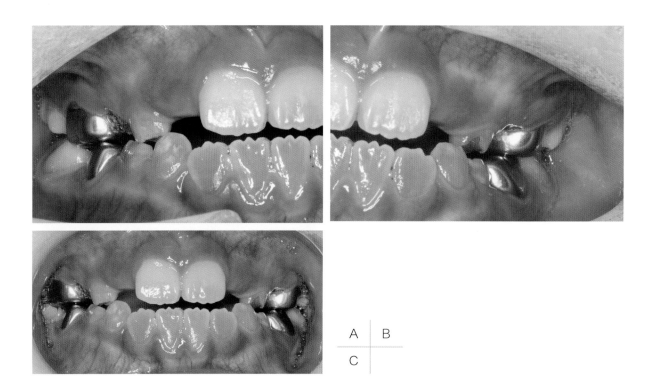

图 29-4 6 个月复查口内像

A. 右侧𬌗像 B. 左侧𬌗像 C. 正面𬌗像

2. 9个月复查　患儿无不适主诉。

检查：

（1）11、21、31、41 呈对刃关系，切端无明显磨耗。

（2）16、26、36、46 窝沟封闭完好，接近建𬌗，𬌗面无明显磨耗（图 29-5）。

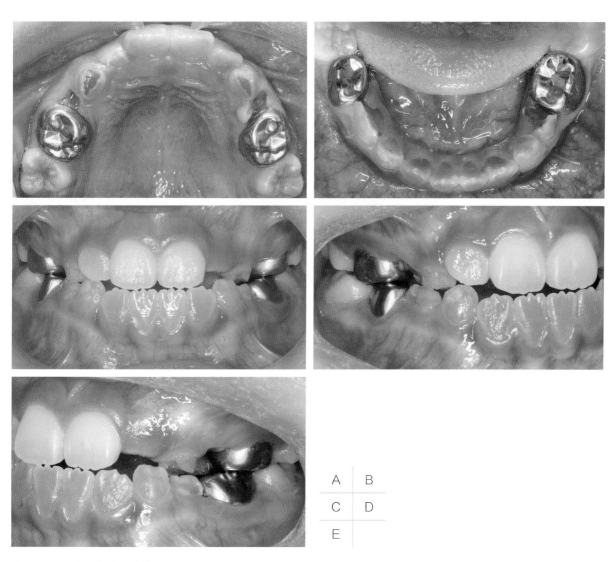

A	B
C	D
E	

图 29-5　9 个月复查口内像

A. 上颌𬌗面像　B. 下颌𬌗面像　C. 正面𬌗像　D. 右侧𬌗像　E. 左侧𬌗像

（3）85预成冠完好，叩痛（-），Ⅰ°松动，牙龈无红肿瘘管。根尖片示85根分叉区低密度影，同初诊曲面体层片相比无明显扩大，恒牙胚硬骨板不连续（图29-6）。

处置：85密切观察，若症状加重则酌情拔除+间隙保持。

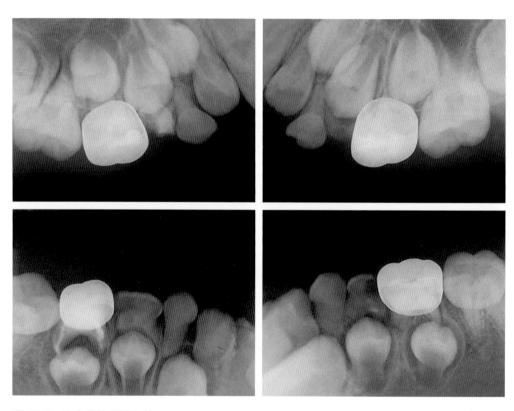

图29-6　9个月复查根尖片
A.右侧上颌后牙根尖片　B.左侧上颌后牙根尖片
C.右侧下颌后牙根尖片　D.左侧下颌后牙根尖片

A	B
C	D

3. 1年复查　患儿无不适主诉。

检查（图 29-7）：

（1）11、21、31、41 对刃关系，切端无明显磨耗。

（2）16、26、36、46 窝沟封闭完好，接近建𬌗，𬌗面无明显磨耗。

（3）85 预成冠完好，叩痛（－），Ⅰ°松动，牙龈无红肿瘘管。

处置：85 密切随访观察。

4. 2年复查　患儿无不适主诉。

检查（图 29-8，图 29-9）：

（1）11、21、31、41 对刃关系，切端未见明显磨耗。

（2）16、26、36、46 窝沟封闭完好，初步建𬌗，𬌗面无明显磨耗。

（3）85 预成冠完好，叩痛（－），Ⅰ°松动，牙龈无红肿瘘管。根尖片示 85
远中根牙颈部折断，45 恒牙胚冠方硬骨板消失，萌出方向略偏向远中。

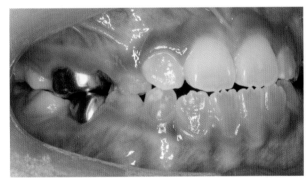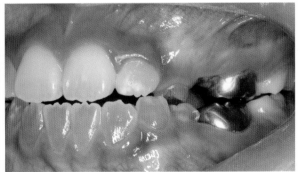

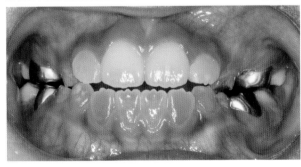

A	B
C	

图 29-7　1 年复查口内像

A. 右侧𬌗像　B. 左侧𬌗像　C. 正面𬌗像

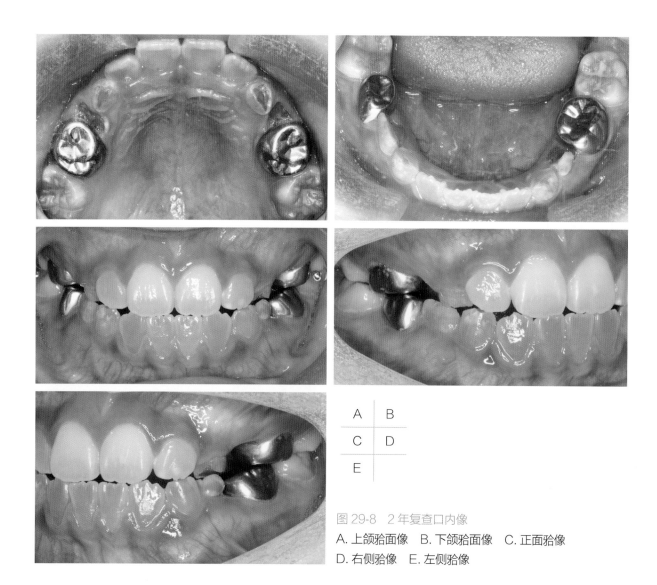

图 29-8 2 年复查口内像

A. 上颌𬌗面像 B. 下颌𬌗面像 C. 正面𬌗像
D. 右侧𬌗像 E. 左侧𬌗像

A	B
C	D
E	

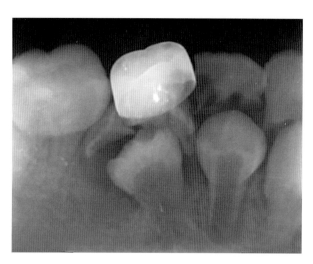

图 29-9 2 年复查 85 根尖片

处置：85 建议拔除并进行间隙保持。因患儿无明显不适，家长强烈要求保留患牙，嘱密切观察 85，若出现症状则立即拔除。

5. 3 年复查　右上颌后牙咬物痛近 2 周。

检查（图 29-10，图 29-11）：

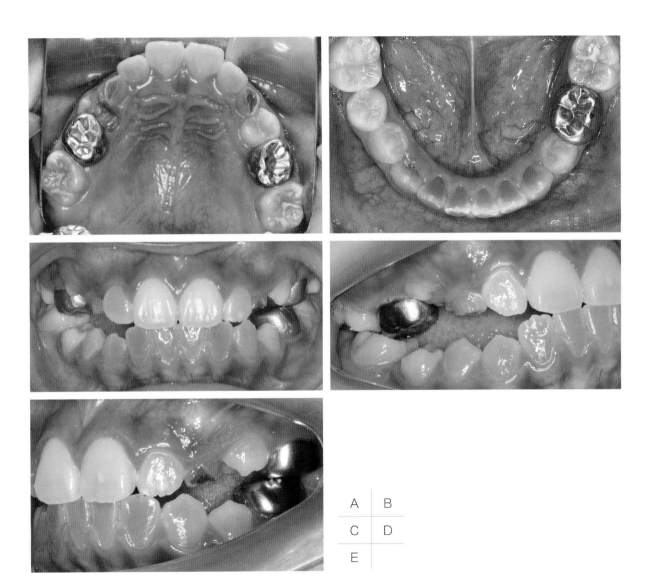

A	B
C	D
E	

图 29-10　3 年复查口内像

A. 上颌𬌗面像　B. 下颌𬌗面像　C. 正面𬌗像　D. 右侧𬌗像　E. 左侧𬌗像

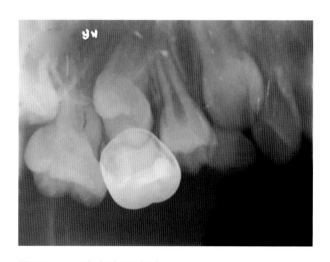

图 29-11　3 年复查 55 根尖片

（1）55 预成冠完好，叩痛（±），Ⅰ°松动，牙龈缘稍红，根尖片示 55 牙根基本完全吸收，恒牙胚牙根发育 Nolla 7 期，牙冠稍向远中倾斜。

（2）54 残根，叩痛（－），Ⅱ°松动，恒牙于颊侧萌出牙尖。

（3）11、21、31、41 浅覆𬌗浅覆盖，31、32、41、42 无明显磨耗。

（4）16、26、36、46 窝沟封闭少量脱落，已完全建𬌗，𬌗面无明显磨耗。

处置：54、55 拔除；定期复查。

【经验与体会】

遗传性乳光牙本质是一种常染色体显性遗传疾病，乳恒牙均可受累，主要表现为牙齿颜色改变，严重磨耗，髓腔闭锁等，早期发现与治疗可明显改善预后。

本病例患儿就诊时处于混合牙列期，既需要考虑恢复严重磨耗的乳磨牙形态，又需要预防和减轻新萌出的恒牙磨损。恢复乳磨牙形态有十分重要的意义，可以恢复正常咬合关系；维持上下颌垂直高度，为后期修复提供条件；可以维持面下 1/3 高度及美观。患儿初诊时前牙萌出中，处于反𬌗趋势，垂直高度恢复后前牙关系逐渐趋于正常，同时可防止下颌恒前牙及第一恒磨牙早接触而过早磨耗。

由于遗传性乳光牙本质有髓腔闭锁的表现，牙髓治疗十分困难且预后不佳，故本病例患儿的 85 先后出现根尖周病变加重及根折表现，提示我们进行乳牙列期的早发现、早治疗十分重要。乳牙列期可对第一乳磨牙、第二乳磨牙行预成冠修复，对乳前牙行透明树脂冠修复以预防牙釉质及牙本质缺损。

本病例的治疗难点及复查重点为患儿的咬合关系，后续复查需密切监测下颌前牙的磨损情况并酌情对第一恒磨牙进行修复。

【小结】

1. 遗传性乳光牙本质的治疗关键是恢复牙齿形态和咬合关系，预防牙齿磨耗。
2. 早期发现与早期治疗可明显改善预后。

【专家点评】

遗传性乳光牙本质虽然乳恒牙均可受累，但在一些病例中恒牙受累表现比乳牙轻，不同牙位病损表现也可轻重不同。一般来说，牙齿结构越差，牙冠变色越严重，病变表现越重，所造成的磨耗、牙体组织崩解等病损程度越重。由于牙本质结构的问题，任何树脂类或玻璃离子水门汀类充填修复治疗都不易维持长久疗效，尽可能早的行乳磨牙金属预成冠修复是效果肯定的治疗方法。对于重度患儿，保证患儿的咀嚼功能是首要问题。可以在乳磨牙萌出后，全身麻醉下行冠修复，防止乳磨牙牙冠的进一步损坏，及时恢复咀嚼功能，维持一定的垂直高度，这也是对不易修复的前牙的一种保护。

本病例中，遗传性乳光牙本质造成患儿乳牙的严重损害，所有乳磨牙均受累，表现为严重的牙体缺损，造成垂直高度丧失。在已萌出的恒牙中，下颌切牙颜色最重，其次为上颌第一恒磨牙，上颌切牙相对颜色较接近正常。此时最重要的问题是保护恒牙不被过早磨损，诱导恒牙列建立正常𬌗关系，为成年后冠修复打下良好基础。正常咬合关系也是颞下颌关节正常发育的保证，可有效预防遗传性乳光牙本质在成人患者因垂直高度丧失、咬合紊乱带来的另一个重要并发症——颞下颌关节病。本病例的治疗中利用4颗牙冠形态相对较好的第二乳磨牙进行金属预成冠修复，恢复垂直高度，为第一恒磨牙正常萌出提供良好条件。另外，随着垂直高度的恢复，前牙也有了正常萌出空间，有效避免了下颌前牙可能出现的边萌出边磨耗的窘境，为成年后修复打下良好基础（图29-12）。

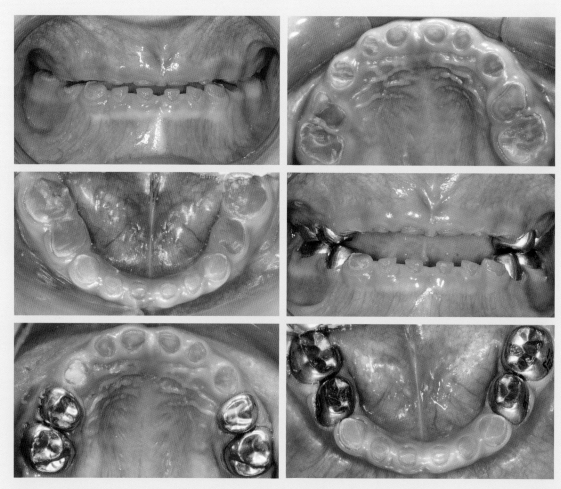

图29-12 患儿男，4岁6个月，遗传性乳光牙本质

A. 治疗前正面𬌗像，垂直高度严重丧失　B. 治疗前上颌𬌗面像，全口牙重度磨耗，乳磨牙冠丧失形态，53可见露髓，余尚未露髓　C. 治疗前下颌𬌗面像，全口牙重度磨耗，乳磨牙冠丧失形态，尚未露髓　D. 治疗后正面𬌗像，乳磨牙金属预成冠修复后垂直高度恢复至前牙小开𬌗　E. 治疗后上颌𬌗面像，53根管治疗（Vitapex根充至根尖1/2左右，氧化锌水门汀垫底至根2/3，根管上1/3长度用玻璃离子水门汀充填封闭）；乳磨牙金属预成冠修复　F. 治疗后下颌𬌗面像，乳磨牙金属预成冠修复

A	B
C	D
E	F

（秦　满）

参考文献

1. 葛立宏 . 儿童口腔医学 .5 版 . 北京: 人民卫生出版社，2020.

2. KIM J W，SIMMER J P. Hereditary dentin defects. J Dent Res，2007，86（5）: 392-399.

3. GAMA FJR，CORRÊA I S，VALERIO C S，et al. Dentinogenesis imperfecta type Ⅱ: A case report with 17 years of follow-up. Imaging Sci Dent，2017，47（2）: 129-133.

区域性牙发育不良

病例提供者：杨彩红

【基本信息】

患儿，女，9岁1个月。因左下颌后牙牙龈脓肿1周来北京大学口腔医院儿童口腔科就诊。左下颌后牙萌出后畸形，曾做过窝沟封闭，1周前咬硬物致牙冠劈裂牙龈脓肿。

【临床检查】

36牙冠呈黄褐色，表面粗糙，近中颊尖劈裂，牙髓腔硕大，牙龈红肿，Ⅰ°松动。31牙冠呈淡黄色，牙釉质发育不全；32萌出切缘牙釉质发育不全（图30-1）。

根尖片示：36牙釉质、牙本质密度低，牙根未发育完成，根尖周低密度影。

曲面体层片示：右侧上下颌牙齿及左侧上颌牙齿发育正常，31—37比其他象限牙齿矿化程度低，牙根发育短细（图30-2）。

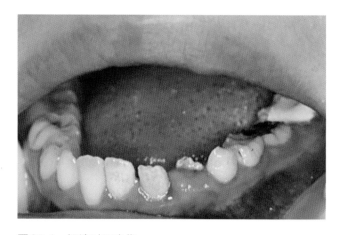

图30-1　初诊时口内像

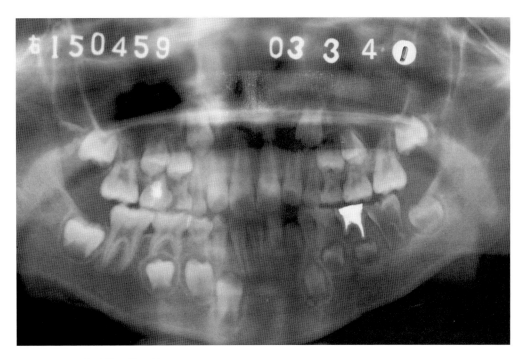

图 30-2 初诊时曲面体层片

可见 31—37 发育不良

【诊断】

1. 区域性牙发育不良。

2. 36 慢性根尖周炎，36 牙釉质、牙本质发育不良。

3. 31、32 牙釉质发育不全。

4. 33、34、35、37 发育迟缓。

【临床决策分析】

（一）术式选择依据

1. 患儿 36 牙根发育 Nolla 近 9 期，根管壁薄，根分歧及根尖周低密度影，考虑控制炎症同时期望牙根继续发育、根管壁厚度增加，选择根尖诱导成形术。36 牙釉质、牙本质发育不良，抗压强度差，适当调低咬合，减少再次劈裂风险。

2. 31 萌出、32 萌出 1/2，牙釉质发育不全，注意口腔卫生，密切观察。

3. 33、34、35、37 密切观察发育及萌出情况，必要时切龈助萌。

（二）术前评估

1. 患儿 36 牙冠劈裂，根尖周病变，牙釉质、牙本质薄，根尖 1/3 处牙骨质薄，易发生根折，为防止早失而致上颌牙下垂、偏侧咀嚼，继而出现面部发育的不对称，应尽可能尝试保留患牙，但预后差。

2. 31、32 萌出，牙釉质发育不全，定期复查。

3. 33、34、35 发育差，能否正常萌出，需要定期复查。

（三）治疗方案

1. 36 根尖诱导成形术。

2. 31、32 观察，定期复查。

3. 33、34、35、37 观察。

（四）术后注意事项

维护口腔卫生，定期复查。

【治疗过程】

1. 36 在 4% 阿替卡因肾上腺素局麻下去除劈裂残片，去腐净，揭髓顶，找到 4 个根管，拔髓不成形，渗出多，确定工作长度后根管预备至 40#，2% 氯胺-T 溶液荡洗，碘仿糊剂封药。2 周后复查，颊侧脓肿消失，松动减轻，去除暂封及根管内封药，Vitapex 根尖诱导成形术，玻璃离子水门汀充填。

2. 31、32 观察。

【术后复查与预后】

1. 治疗后 6 个月复查　36 充填完好，近中舌侧冠劈裂至龈下，行流动树脂加复合树脂粘接，调𬌗（图 30-3）。

2. 治疗后 9 个月复查　31、32 呈Ⅱ°松动，牙龈增生。根尖片示 31 根尖 1/3 处有内外吸收，慢性根尖周炎，行 Vitapex 根尖诱导成形术；32 牙根发育 Nolla 近 9 期（图 30-4）。

3. 治疗后 13 个月复查　36 牙冠近远中向劈裂，拔除近中部分，保留远中（图 30-5）。

4. 治疗后 19 个月复查　31、36 呈 I°松动。根尖片示 31、36 根尖 1/3 处牙根折断，行调𬌗姑息保留（图 30-6）。曲面体层片示 33、34、35 牙胚发育迟缓（图 30-7）。

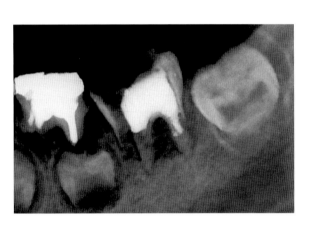

图 30-3　治疗后 6 个月复查根尖片可见 36 冠劈裂

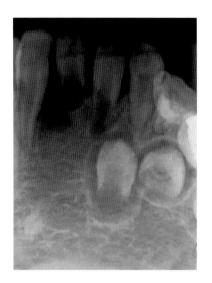

图 30-4　治疗后 9 个月复查 31、32 根尖片

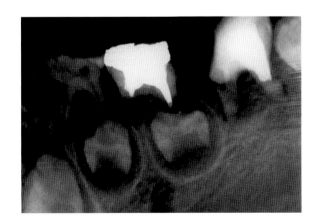

图 30-5　治疗后 13 个月复查 36 根尖片

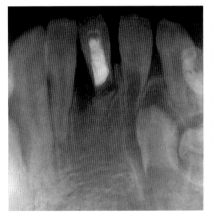
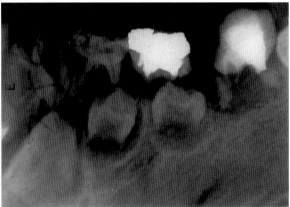

图30-6　治疗后19个月复查根尖片

A. 31根尖1/3处牙根折断　B. 36根尖1/3处牙根折断

A | B

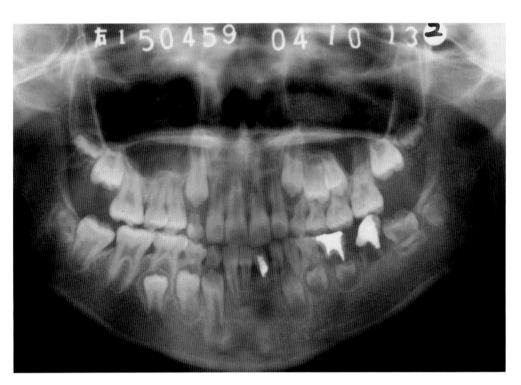

图30-7　治疗后19个月复查曲面体层片

5. 治疗后 50 个月复查　31 脱落，根尖片示滞留残根（图 30-8A），拔除 31 残根。36 呈Ⅲ°松动，拔除 36（图 30-8B）。分别搔刮 31、36 根尖周肉芽组织送病理科，病理报告提示炎性肉芽组织（图 30-9）。37 萌出、舌倾，重度牙釉质发育不全，行流动树脂覆盖全牙冠。73—75 慢性根尖周炎、滞留，拔除 73—75。

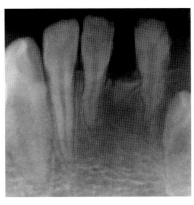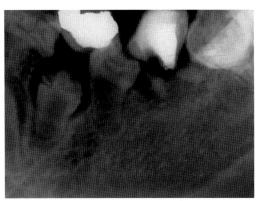

图 30-8　治疗后 50 个月复查根尖片
A. 31 残根　B. 36 残根

A | B

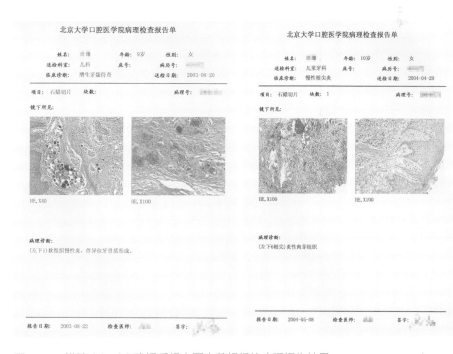

图 30-9　拔除 31、36 残根后根尖周肉芽组织的病理报告结果
A、B. 提示炎性肉芽组织

A | B

病例 30　区域性牙发育不良

333

6. 治疗后 52 个月复查　35 萌出，牙釉质发育不全，行流动树脂预防性充填。33、34 迟萌行切龈助萌（图 30-10）。

7. 治疗后 72 个月复查　数次复查后 33、34、35 萌出 2/3，牙釉质发育不全，牙齿表面粗糙，牙龈充血，探易出血，无附着丧失。行数次洁治，33、34 行流动树脂覆盖全牙冠（图 30-11）。

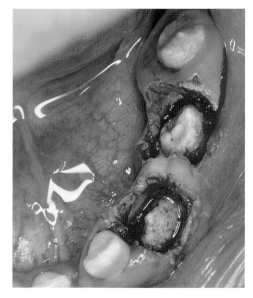

图 30-10　治疗后 52 个月复查口内像

35 行预防性树脂充填，33、34 切龈助萌

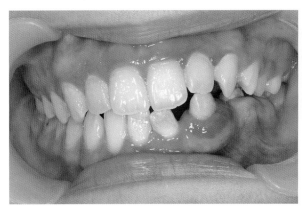
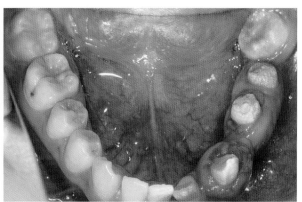

图 30-11　治疗后 72 个月复查口内像

A. 正面𬌗像　B. 下颌𬌗面像

A｜B

8. 治疗后 125 个月复查　34 牙龈瘘管，曲面体层片示根尖周骨密度减低，慢性根尖周炎，行根管治疗。38 萌出，轻度牙釉质发育不全，中龋，行充填治疗（图 30-12，图 30-13）。

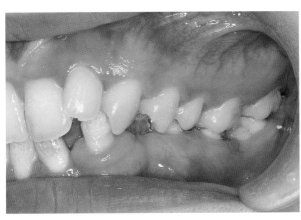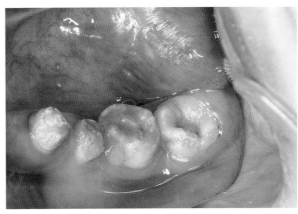

图 30-12　治疗后 125 个月复查口内像　　　　　　　　　　　　A ｜ B
A. 34 牙龈瘘管　B. 38 萌出

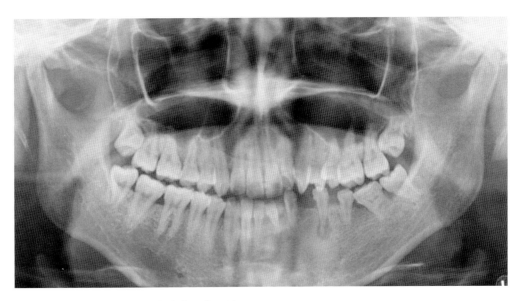

图 30-13　治疗后 125 个月复查曲面体层片

9. 治疗后 148 个月复查　全口牙咬合状况基本稳定。曲面体层片示 34 根管内糊剂吸收，根尖周骨密度减低；32 慢性根尖周炎，行 32、34 根管治疗（图 30-14，图 30-15）。

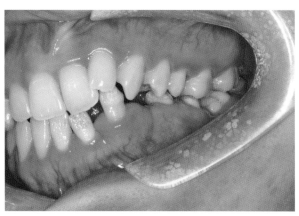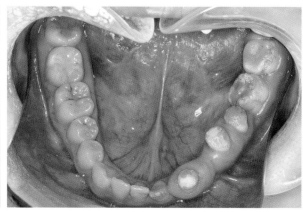

图 30-14　治疗后 148 个月复查口内像

A. 左侧𬌗像　B. 下颌𬌗面像

A ｜ B

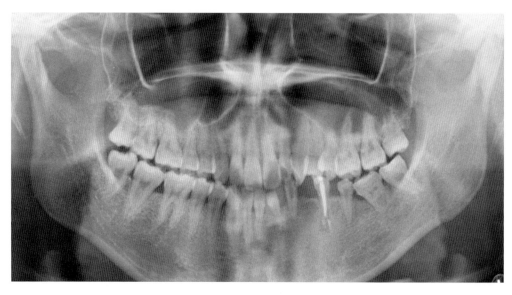

图 30-15　治疗后 148 个月复查曲面体层片

第三篇　儿童牙𬌗发育异常及口腔相关综合征的综合治疗

10. 治疗后 180 个月复查　全口牙咬合状况基本稳定，32、34、35 根尖周病变修复（图 30-16~ 图 30-18）。

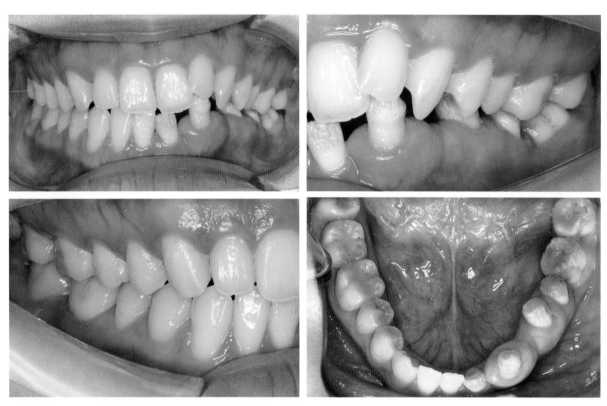

图 30-16　治疗后 180 个月复查口内像
A. 正面殆像　B. 左侧殆像　C. 右侧殆像　D. 下颌殆面像

A	B
C	D

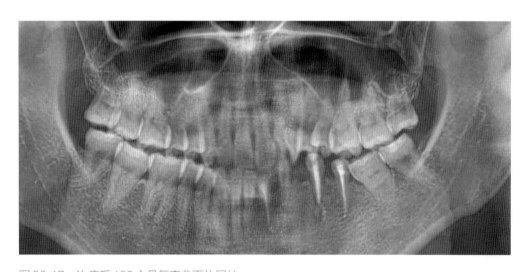

图 30-17　治疗后 180 个月复查曲面体层片

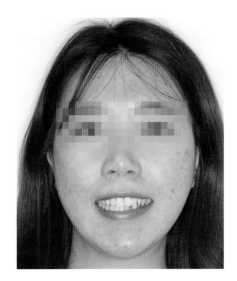

图30-18　治疗后180个月复查面像

【经验与体会】

区域性牙发育不良又称阴影牙，是一种牙局部性、非遗传性发育异常，病变范围广泛，牙釉质、牙本质、牙髓、牙囊均存在发育障碍。临床上表现为萌出困难，或萌出者牙冠小而不规则，牙釉质发育不全，牙齿表面粗糙，呈黄色或棕色，易发生龋坏、牙齿折断，继发根尖周炎症致早期脱落。根尖片示被侵犯牙的牙釉质和牙本质形成不全，形态异常，硬组织薄，髓腔较大，牙根短，畸形或无根，病变牙缺乏清晰轮廓，呈幻影表现，又称为"阴影牙"。有的病变牙根尖周可见密度减低区，颌骨的其他部位呈正常表现。

本病例31、36因根尖周病变行Vitapex根尖诱导成形术，但最后都发生了根尖折断而拔除。原因是15年前还没有MTA及iRoot等根尖封闭材料，而使用的氢氧化钙类制剂是强碱性药物，可使根管壁牙本质脆性增加，有继发根折的风险。

区域性牙发育不良报道多有恒牙萌出困难，密切观察本病例33、34、35萌出情况，适时拔除滞留73、74、75，切龈助萌，待恒牙萌出后及时行全牙冠的流动树脂充填，辅助牙周洁治，最大限度地控制了外源性感染。36拔除后37、38自动前移，及时行维护性治疗，使上下颌牙齿有良好的咬合关系，防止对颌牙过长。

区域性牙发育不良的"阴影牙"易与牙本质形成缺陷的"壳状牙"混淆。壳状牙常有家族史，牙釉质发育通常正常，可发生于全牙列；阴影牙不遗传，牙釉质、牙本质发育不良多发生于一个象限的几颗邻牙。

本病例患儿为左下1/4象限的恒牙全部受累，以最大限度地保留患牙为目的，从最初的对症治疗到后来的定期维护性治疗，已坚持了15年。完善的预约增加了患儿及家长的依从性，为后续治疗提供了保障。目前患者面部发育对称，左侧上下颌牙有良好的咬合关系，上颌牙未见明显下垂，下颌牙龈基本正常。

【小结】

区域性牙发育不良病例少见，对此类发育不良的牙齿早期干预很关键，控制感染、牙体-牙周联合治疗是保障。

【专家点评】

区域性牙发育不良是临床上较为罕见的病例，因其牙釉质、牙本质、牙髓和牙囊均存在发育障碍，X线片表现为大范围密度减低区，又称"阴影牙"。多发生于一个象限的几颗相邻牙齿。本病例患儿主要表现在左侧下颌牙齿。

患儿由于牙釉质和牙本质发育障碍，萌出过程中易患龋齿和牙齿折断。临床上主要采取对症治疗，本病例进行了根尖诱导成形术、冠修复、预防性流动树脂充填（PRR）、切开助萌、根管治疗、牙周维护等治疗方法。对于区域性牙齿发育不良患儿应尽可能保存患牙，维护患侧牙列完整和咀嚼功能，避免因偏侧咀嚼引起面部发育不对称。

为了防止疾病的进展，口腔卫生清洁和定期复查非常重要。本病例患儿定期复查长达15年，最后取得了较好的治疗结果。面部发育对称，咬合关系基本正常，而且资料完整，实在难能可贵。

（葛立宏）

参考文献

1. 于世风 . 口腔组织病理学 . 8 版 . 北京: 人民卫生出版社，2020.

2. 葛立宏 . 儿童口腔医学 . 2 版 . 北京: 北京大学医学出版社，2013.

3. 吴运堂 . 口腔颌面骨疾病临床影像诊断学 . 北京: 北京大学医学出版社，2005.

4. 高岩，李铁军 . 口腔组织学与病理学 . 2 版 . 北京: 北京大学医学出版社，2005.

下颌牙发育不良行综合治疗恢复咀嚼功能

病例提供者：李静

【基本信息】

患儿，女，11.5岁。因下颌牙齿发育不良，有冷热刺激痛，下颌前牙反复肿痛数年来就诊。自患儿恒牙萌出后，家长就发现其下颌牙齿颜色、形态异常。否认全身疾病，否认家族中有类似病史。

【临床检查】

面形基本对称，下颌轻度后缩，颏唇沟较明显（图31-1）。上颌牙列拥挤，下颌散在间隙，深覆𬌗。

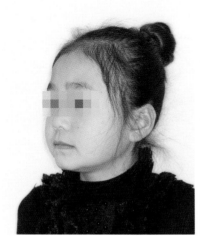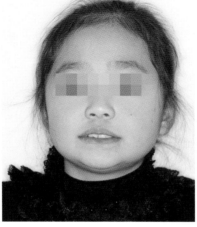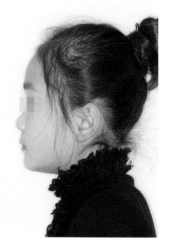

图 31-1 治疗前面像
A. 45°面像 B. 正面像 C. 侧面像

A | B | C

17—27 发育正常，多发龋坏。37—47 发育不良，失去恒牙正常结构和形态，牙釉质不完整，牙本质外露，牙齿表面粗糙，呈黄褐色，质地松软，牙齿之间散在间隙。

16、11 中龋，26 深龋，牙冠形态及颜色均未见异常。31、41 残根，叩痛（＋），Ⅱ°松动，牙龈窦道，有溢脓，根尖区外露。32 残冠，叩痛（＋），Ⅱ°松动，牙龈窦道，有溢脓。33、43 牙齿形态颜色异常，叩痛（－），无松动，牙龈窦道，轻度红肿。36、46 缺失，37、47 深龋，牙冠形态异常，37 在治疗口内牙齿期间，出现急性自发性疼痛（图 31-2）。42 深龋，牙冠形态异常，牙釉质不完整，牙本质外露，牙齿表面粗糙，呈黄褐色，质地松软，深龋，叩痛（－），无松动，牙龈基本正常。

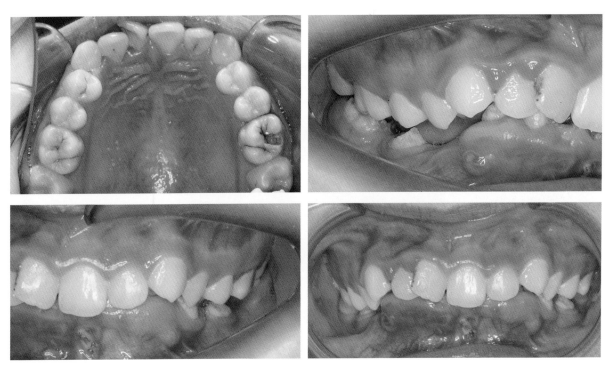

图 31-2　治疗前口内像

A. 上颌牙齿发育正常，牙齿存在不同程度的龋坏　B. 右侧后牙咬合情况，仅有 16 与 47 有咬合接触　C. 左侧后牙咬合情况，上下颌后牙之间没有咬合接触　D. 前牙深覆𬌗，上颌前牙拥挤，下颌前牙牙槽黏膜处可见多处窦道，31 牙根暴露

A	B
C	D

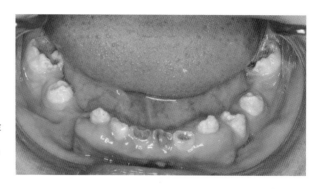

图 31-2（续）
E. 下颌牙齿形态结构异常，牙齿存在不同程度的龋坏；36、46 未见，散在大量间隙，牙槽骨形态不规整

E

根尖片示：31、41 残根，牙齿形态异常，根尖孔未闭合，根尖周低密度影；32 残冠，牙齿形态异常，根尖孔未闭合，根尖周低密度影；33、43 牙齿形态异常，根尖孔未闭合，根尖周低密度影；37 深龋，牙齿形态异常，牙根发育未完成，根尖周未见明显病变；42 深龋，牙齿形态异常，根尖孔未闭合，根尖周低密度影；47 深龋，牙齿形态异常，牙根发育未完成，根尖周未见明显病变（图 31-3，图 31-4，表 31-1）。

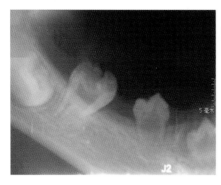
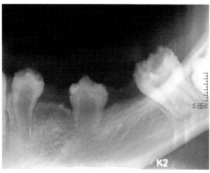
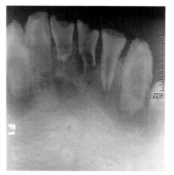

图 31-3　治疗前根尖片
可见牙齿形态结构异常，深龋、残冠、残根及根尖周病变
A、B. 下颌前磨牙及第二恒磨牙可见牙釉质薄，矿化度低，牙本质矿化度也低于正常恒牙，牙根发育中，根管壁薄，髓腔大，37、47 龋坏近髓，牙根发育接近完成　C. 下颌前牙可见广泛的根尖病变，牙冠、髓腔及牙根形态异常；31、41 可见根管壁菲薄，根中部有根折线，根尖区低密度影

A ｜ B ｜ C

病例 31　下颌牙发育不良行综合治疗恢复咀嚼功能

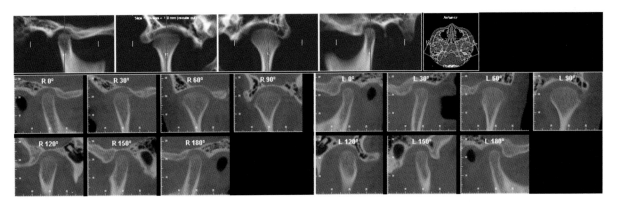

图 31-4　治疗前 CBCT

可见双侧颞下颌关节髁突位置下前移位

表 31-1　检查、诊断及治疗计划

牙位	临床检查	影像学检查	诊断	治疗计划
16、11	中龋，牙冠形态及颜色未见异常		16、11 中龋	充填治疗
26	深龋，牙冠形态及颜色未见异常		26 深龋	间接牙髓治疗
31、41	残根，叩痛（+），Ⅱ°松动，牙龈窦道，有溢脓，根尖区外露	31、41 残根，牙齿形态异常，根尖孔未闭合，根尖周低密度影	31、41 残根	拔除
32	残冠，叩痛（+），Ⅱ°松动，牙龈窦道，有溢脓	32 残冠，牙齿形态异常，根尖孔未闭合，根尖周低密度影	32 残冠	根尖诱导成形术，试保留
33、43	牙冠形态颜色异常，叩痛（−），无松动，牙龈窦道，轻度红肿	33、43 牙齿形态异常，根尖孔未闭合，根尖周低密度影	33、43 慢性根尖周炎	根尖诱导成形术
36、46	未见	未见	36、46 缺失	
37	深龋，牙冠形态异常，有急性疼痛	37 深龋，牙齿形态异常，牙根发育未完成，根尖周未见明显病变	37 急性牙髓炎	根尖诱导成形术
42	深龋，牙冠形态异常，牙釉质不完整，牙本质外露，牙齿表面粗糙，呈黄褐色，质地松软，深龋，叩痛（−），无松动，牙龈基本正常	42 深龋，牙齿形态异常，根尖孔未闭合，根尖周低密度影	42 慢性根尖周炎	根尖诱导成形术
47	深龋，牙冠形态异常	47 深龋，牙齿形态异常，牙根发育未完成，根尖周未见明显病变	47 深龋	间接牙髓治疗（GIC 充填）
37—47	下颌恒牙发育不良，牙冠失去恒牙正常结构和形态，牙釉质不完整，牙本质外露，牙齿表面粗糙，呈黄褐色，质地松软，散在间隙	牙釉质薄，矿化程度低；牙本质矿化程度低，根管壁薄，髓腔大。此种表现广泛出现在下颌牙列中	下颌恒牙发育不良	下颌覆盖义齿，活动式功能保持器

【诊断】

1. 16、11 中龋。

2. 26 深龋。

3. 31、41 残根。

4. 32 残冠。

5. 33、43 慢性根尖周炎。

6. 36、46 缺失。

7. 37 急性牙髓炎。

8. 42 慢性根尖周炎。

9. 47 深龋。

10. 下颌牙发育不良。

【临床决策分析】

（一）术式选择依据

1. 患儿下颌牙发育不良，因 31、41 已为残根，根尖区大面积病变，无法保留，且根尖区域炎症引起了局部骨质破坏，故不能保留。

2. 32、33、37、42、43 存在不同程度的牙髓、根尖周炎症，因为牙根未发育完成，根尖孔未闭合，故选择进行根尖诱导成形术，控制炎症、促进牙根进一步发育。

3. 口内其他龋齿，进行充填治疗。

4. 患儿下颌牙发育不良，对冷热酸甜刺激敏感，这是由于牙齿结构异常导致的，因此对牙齿的冠部进行树脂充填治疗有利于隔绝外界刺激，减少患牙的不适。

5. 使用下颌局部覆盖义齿，可以改善上下颌的咬合关系，并能促进患儿下颌的发育、提高咀嚼效率，改善面部美观。

（二）术前评估

患儿女，年龄为 11.5 岁，牙齿发育处于年轻恒牙阶段，应对下颌发育不良的牙齿进行积极治疗，尽量保留下颌牙齿，有利于成年之后的修复治疗。处于生长发育高峰之前，借助于下颌的生长发育潜力，通过咬合调整，有利于调整面部的肌肉力量、调整下颌骨相对于上颌的更好的位置，有利于颞下颌关节处于更为安全的位置。

因此，为患儿设定的近、远期治疗目标如下：

1. 解除炎症和疼痛。

2. 促进牙根的发育。

3. 美观和咀嚼功能恢复。

4. 牙列的三维间隙保持。

5. 颌骨关系及颞下颌关节发育。

6. 伴随咬合发育的相关治疗。

（三）治疗方案

1. 16、11 树脂充填治疗。

2. 26 间接牙髓治疗。

3. 31、41 拔除残根。

4. 32 根尖诱导成形术，试保留。

5. 37 根尖诱导成形术。

6. 42 根尖诱导成形术，试保留。

7. 33、43 根尖诱导成形术。

8. 47 间接牙髓治疗（GIC 充填）。

9. 下颌覆盖义齿，活动式功能保持器。

（四）术后注意事项

1. 定期检查。

2. 维护口腔卫生，防治龋齿。

3. 对于根尖诱导成形术的牙齿定期换药。

4. 密切观察颞下颌关节的发育情况。

【治疗过程】

具体治疗过程如下（图31-5~图31-9）:

1. 就诊当日 31、41残根在4%盐酸阿替卡因肾上腺素局麻下拔除,止血,观察。

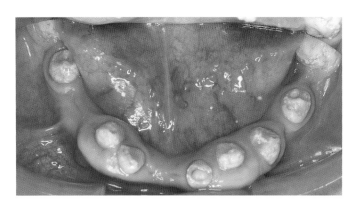

图31-5 部分下颌牙齿治疗后口内像

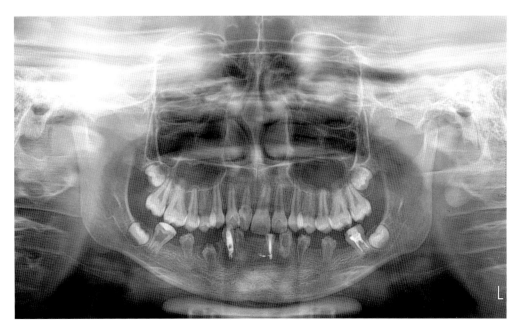

图31-6 部分牙齿治疗后曲面体层片
可见下颌骨骨量少,多颗牙齿缺失,颞下颌关节形态基本正常,前移位

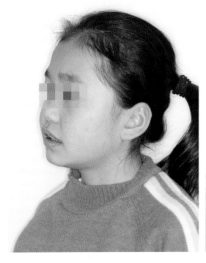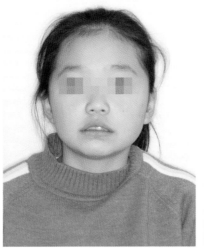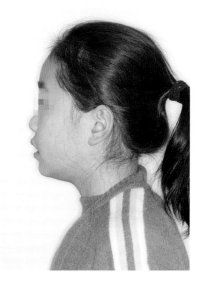

图 31-7 戴入活动式功能保持器后面像

A. 45°面像　B. 正面像　C. 侧面像

A ｜ B ｜ C

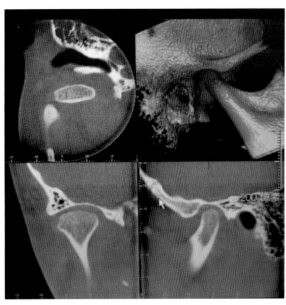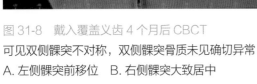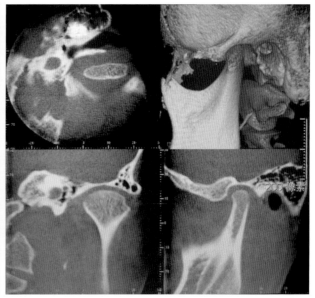

图 31-8 戴入覆盖义齿 4 个月后 CBCT

可见双侧髁突不对称，双侧髁突骨质未见确切异常

A. 左侧髁突前移位　B. 右侧髁突大致居中

A ｜ B

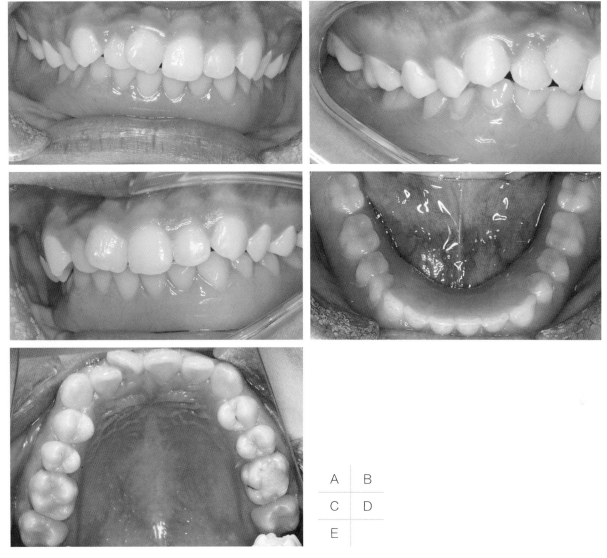

A	B
C	D
E	

图 31-9　戴入活动式功能保持器 4 个月后口内像

（本病例活动式功能保持器治疗由北京大学口腔医院修复科葛春玲医师提供）

A. 戴入覆盖义齿后，颌间高度、美观、咀嚼功能都有所改善　B. 右侧后牙区域建立了良好的咬合关系　C. 左侧后牙区域建立了良好的咬合关系　D. 戴入下颌覆盖义齿的𬌗面像　E. 上颌牙齿龋损治疗后𬌗面像

2. 第二次就诊（1 个月后）

（1）32、33、37、43 根尖诱导成形术：因患儿牙齿冠部较短，无法安置橡皮障，治疗全程由护士配合行纱卷配吸唾器进行隔湿。4% 盐酸阿替卡因肾上腺素局部浸润麻醉下，开髓，揭髓室顶，拔髓不成形，1.25% 次氯酸钠溶液冲洗，K 锉预备至 35 # 。由于患儿牙根根管壁较薄，主要进行化学消毒。根管预备后，纸尖擦干根管，配合使用螺旋输送器 Vitapex 充填根管。根充后根尖片示药物已充满。冠方使用 Fuji IX 玻璃离子水门汀充填，调磨抛光，涂隔水剂。

（2）47 间接牙髓治疗：由于患儿牙齿敏感，在局麻下使用慢速球钻进行去腐，近髓处保留部分软化的、颜色较深的光滑牙本质，冠方使用 Fuji IX 玻璃离子水门汀充填，调磨抛光，涂隔水剂。

3. 第三次就诊（6 个月后） 26 间接牙髓治疗，去除大部分腐质，近髓处保留少量软化牙本质，光固化玻璃离子护髓，自酸蚀粘接剂，光固化后牙树脂充填，调磨抛光。16、11 常规去腐净，自酸蚀粘接剂，光固化树脂充填治疗，调磨抛光。42 行根尖诱导成形术。

4. 第四次就诊（7 个月后） 制作下颌覆盖义齿，并戴用。

【术后复查与预后】

12 个月后复查：功能保持固位良好，无黏膜压迫，颌位关系稳定，口内牙未见炎症，充填体良好，未见新发龋坏（图 31-10）。

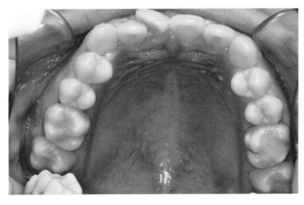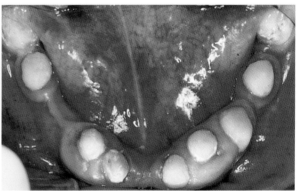

图 31-10　戴入活动式功能保持器 12 个月后复查时口内像

A. 上颌𬌗面像可见上颌牙充填体完好，未发现新龋坏　B. 下颌𬌗面像可见下颌牙冠部充填体完好，牙龈基本正常

【经验与体会】

本病例为单颌（下颌）牙齿发育不良，被称为"区域性牙齿发育不良"，是一种少见的疾病，为非遗传性发育异常，多见于儿童，女性多于男性。其特点是牙釉质和牙本质结构不良和钙化不足，牙髓和牙囊也有发育障碍；乳、恒牙均可受累，通常发生在一个象限，常有迟萌，患牙较小，形态异常，呈黄褐色，患牙质脆、易折，易患龋病，易发生牙髓炎、根尖周炎症。X线片示牙体硬组织薄，髓腔较大，牙根变短，缺乏清晰轮廓，呈幻影表现，故又称幽灵牙、幻影牙或阴影牙。

本病例患儿因为下颌牙齿结构形态异常，不能够良好清洁，加上长期没有得到治疗，很多牙齿出现了根尖病变，导致下颌前牙成为残根残冠而无法保留。在制订治疗计划时，首先应当考虑控制牙齿感染、炎症，促进牙根的发育，并尽量保留牙齿。尽管患儿下颌牙齿的数目已有缺失，下颌前牙残根残冠由于无法治疗，且牙槽骨中已有炎症，因此拔除了下颌前牙。对于已经出现症状，牙根和牙冠组织仍然完整的 43、32、37 进行了根尖诱导成形术，对于控制炎症、促进牙根进一步发育、保存患牙起到了良好的作用。47 表面广泛的缺损和龋坏，采取玻璃离子水门汀充填的间接牙髓治疗。治疗后回访及复查，没有出现不适症状。

美观和咀嚼功能的恢复，也是本病例的一个难点。对于多个区域牙齿的发育异常以及个别牙齿的早失，散在的大量间隙，单纯修复牙冠外形和间隙保持都难以实现美观和咀嚼功能的需求。丝圈式间隙保持器虽然可以维持近远中向的距离，但是多个缺牙间隙不能够提供足够的基牙；舌弓式间隙保持器可以在一定程度上维持下颌牙弓的周长，且可以找到两颗承担力量的基牙，但是不能够恢复咀嚼功能。以上两种间隙保持器均不能够提供牙齿形态，也不能帮助患儿解决咀嚼和美观的问题。本病例采用类似于覆盖义齿的功能保持器，帮助患儿恢复了下颌整体的咬合功能和美观要求。对于患儿来说，覆盖义齿的应用需要注意以下问题：患儿必须有效维护口腔卫生，基牙的萌出和位置变化，义齿基托的定期调改，随着生长发育定期更换义齿。

本病例还需要对牙列的三维间隙进行保持，进而调整颌骨关系，促进颞下颌关节发育。除了下颌牙弓周长的控制管理，对于颌间距离、上下颌骨之间的矢状向位置也应当考虑进来。患儿在治疗之前，由于牙齿的缺失和牙齿形态的异常，牙齿高度的不足，导致下颌呈现后缩的状态，这种状态对处于生长发育中的儿童，其下颌生长可能受到抑制，下颌的位置将由功能性后退位变成骨性后缩。过短的颌间距离会进而影响到面部肌肉的力量，也是不利于下颌骨发育的因素。因此，本病例除了积极对牙齿进行治疗外，对下颌骨的位置处理，即将下颌骨通过覆盖义齿调整到相对合理的空间位置，是主要的任务之一。

伴随咬合发育的相关治疗，从 11~12 岁的治疗和观察期中，患儿处于快速发育期，她的颌骨、面形、肌肉、咬合力量将会出现明显的变化，这也是人一生中面部变化最明显的时期。因此，对于这类患儿，伴随咬合发育的相关治疗仍然缺乏经验，因此需要密切的关注、定期随访复查，以及根据患儿的个体特点，适时调整治疗方案。本病例患儿治疗的最终目标是良好的面形发育，相对合理的下颌位置，有效的咀嚼功能，牙齿和面容的美观，颞下颌关节的功能良好。因此，未来几年的系统治疗，也将是口腔科医师和患儿要面对的。

【小结】

发生在单颌的牙釉质、牙本质发育不良原因不明，患儿就诊主诉常是咀嚼功能障碍。本病例是一例发生在下颌的牙齿发育不良，对患儿进行残根拔除、根尖诱导成形术及覆盖义齿功能保持等治疗，恢复了患儿的咀嚼功能。

单颌牙齿发育不良非常少见，如果不能够建立良好的咬合关系，对患儿咀嚼、美观、颌位关系和面形，进而对患儿营养摄入、口颌面系统的发育、功能协调、青春期身心发育等诸多方面均会造成影响。对于这类患儿，应从就诊时牙齿的自身疾病开始进行对症治疗，解决炎症、疼痛、龋病等问题。此后还要对患儿的咬合关系进行修整，促进咬合、颌骨、颞下颌关节、颜面的发育。因此，对本病例患儿的治疗贯穿于其生长发育的整个时期，目标是在患儿成年后，有更好的局部形态、结构、功能条件来进行修复治疗。

【专家点评】

　　有先天缺牙的青少年患者，正处在生长发育的过程中，尽管还不能进行种植修复或者固定修复，但可以通过过渡性的活动义齿满足其日常的咀嚼、美观和发音功能。在进行过渡性的活动义齿修复中，与常规的活动义齿修复比较，有以下几点需要特别注意：第一，尽量不要影响余留天然牙的继续萌出和形态，可选择胶连过渡义齿或者覆盖义齿修复，这样便于调改义齿；第二，为先天缺牙的青少年患者制作的义齿，尽量能够在 3 个月到半年复查 1 次，便于检查义齿是否与不断生长变化的牙齿和牙弓协调；第三，需要重新建立咬合的患者中，制作活动义齿时，参考的上下颌骨的水平关系要选择正中关系位，正中关系位是一个生理性的位置，在这个位置上进行义齿制作，更容易实现口颌功能协调及颌骨颞下颌关节的发育。

（北京大学口腔医院修复科　葛春玲）

参考文献

1. 张广德，盛芳，靳霞，等 . 区域性牙发育不良 1 例 . 口腔医学，2013，33（3）: 180-181.

2. IBRAHIM M M, SAMIR T N, ISMAIL MEHREZ M A. Generalised versus regional odontodysplasia: diagnosis, transitional management, and long-term followup—a report of 2 cases. Case Reports in Dentistry, 2013, 2013: 519704.

3. CAHUANA A, GONZÁLEZ Y, PALMA C. Clinical management of regional odontodysplasia. Pediatric Dentistry, 2005, 27（1）: 34-39.

4. 刘波，陈梅红，符昆慧，等 . 区域性牙发育不良 2 例 . 牙体牙髓牙周病学杂志，2011，6: 365.

5. DONALD H E, MARK G H. 颅面生长发育学 .2 版 . 林久祥，译，北京:北京大学医学出版社，2012.

6. 葛立宏 . 儿童口腔医学 .5 版 . 北京: 人民卫生出版社，2020.

年轻恒牙萌出前冠内病损伴根尖周病变（1）

病例提供者：周琼

【基本信息】

患儿，男，7岁。左下颌后牙区牙龈肿痛4天，发热39.5℃，张口受限，于外院行左下颌后牙牙龈脓肿穿刺引流，并使用抗生素（三代头孢）后，体温降至37.4℃，之后对左下颌第二乳磨牙行开髓治疗，肿痛无明显缓解。

【临床检查】

左侧下颌角区及口底肿胀，皮肤色红，皮温高，扪诊无波动感。下颌下腺导管口未见红肿，挤压无溢脓。张口无明显受限。

取出75封药棉球，可见露髓孔大小约1mm×2mm，有出血，叩痛（+++），不松动，颊侧牙龈略肿胀。75、36舌侧口底红肿明显，触痛明显，无明显波动感。36部分萌出，未见龋损，叩痛（+++），远中龈瓣未见明显红肿，挤压龈袋无溢脓，龈颊沟略肿胀，有扪痛，无波动感（图32-1A）。

根尖片示：75根分歧区骨密度降低，下方继承恒牙胚骨硬板完好；36拍到近中部分，近中髓角上方、釉牙本质界下方可见局限的低密度影像，根尖区未拍到（图32-1B）。CBCT示：36牙冠偏近中釉牙本质界下方可见大面积低密度影像，与近中颊侧髓角相通连，牙根发育Nolla 8期，近中根尖大面积低密度影像偏舌侧，相应位置的下颌骨舌侧骨皮质缺损（图32-1C）。

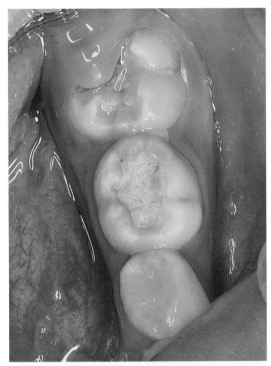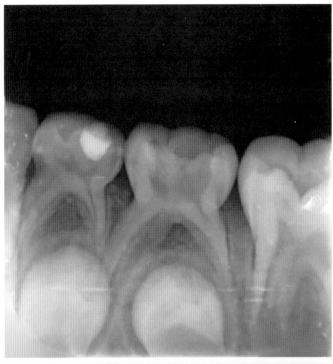

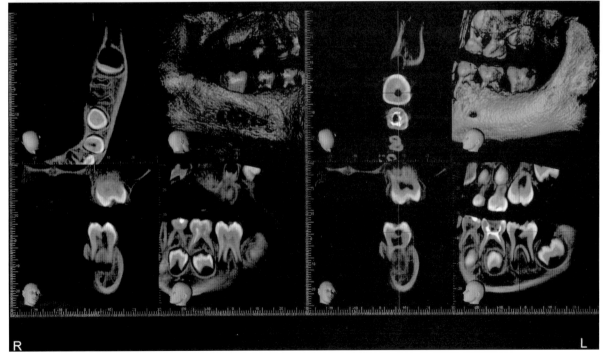

图 32-1 治疗前口内像、根尖片及 CBCT

A. 口内像可见 75 已开髓封药，36 部分萌出

B. 75、36 根尖片　C. 36CBCT

【诊断】

1. 36 萌出前冠内病损 + 慢性根尖周炎急性发作。

2. 75 慢性根尖周炎急性发作（开髓开放后）。

【临床决策分析】

（一）术式选择依据

1. 36 牙根发育十分年轻，牙根短，根尖孔粗大，首选牙髓血运重建术。

2. 75 根分歧区病变较为局限，继续进行牙髓摘除术。

（二）术前评估

1. 36 根尖病变范围较大，累及舌侧骨皮质，但是年轻恒牙的血运丰富，抗感染能力较强，经过有效治疗后愈合和继续发育的潜力很大。

2. 75 根分歧区骨密度降低，据文献报道，乳牙根管治疗的 2 年成功率仅为 70% 左右，伴有根尖周病的乳牙进行根管治疗后的预后相对更差，所以需要定期复查，观察疗效。

（三）治疗方案

1. 36 牙髓血运重建术治疗，若失败则改行根尖诱导成形术；

2. 75 牙髓摘除术。

（四）术后注意事项

定期复查。

【治疗过程】

1. 36 局部麻醉下电刀切除远中龈瓣，充分暴露牙冠后，橡皮障隔湿下开髓揭顶，髓腔空虚，无出血，找到 3 个根管（MB，ML，D）根管内亦空虚，少量渗血，根尖区有探痛，每个根管 20mL 1.25% 次氯酸钠溶液荡洗，擦干后封氢氧化钙，GIC 暂封（图 32-2）。

2. 分 3 次完成 75 乳牙牙髓摘除术，第 1 次就诊进行开髓拔髓，牙髓为半成形状态，CP 开放；第 2 次就诊完成根管预备，氢氧化钙糊剂封药；第 3 次完成根管充填，树脂充填。

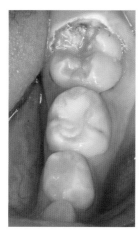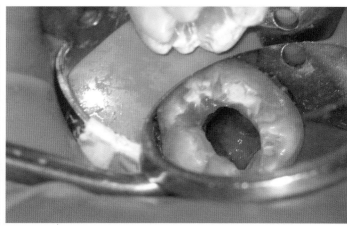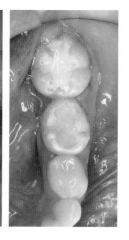

图 32-2　36 治疗中口内像

A. 电刀切除 36 远中龈瓣，充分暴露牙冠　B. 橡皮障隔离下行开髓揭顶，髓室内空虚，无出血　C. GIC 暂封

| A | B | C |

【术后复查与预后】

治疗后 1 周和 3 周复查时分别进行了氢氧化钙糊剂换药，急性炎症症状得到了明显缓解。治疗后 8 周和 3 个月复查时分别进行了三联抗生素糊剂（阿莫西林、环丙沙星、甲硝唑）换药，3 个月复查时探查根尖区有钙化屏障形成，根尖片可见 36 牙根进一步发育，根管壁增厚，根尖孔接近闭合（图 32-3A~C）。因此 36 改行根尖诱导成形术，19 个月复查时改行根管治疗术，行热牙胶充填（图 32-3D）。

75 根充后 7 个月出现明显的根尖周病变和牙根吸收，并随着时间延长病情进一步加重，期间曾建议拔除 75 后行间隙保持，但是因为患儿无任何不适症状，家长一直不同意拔牙。

A | B
C | D

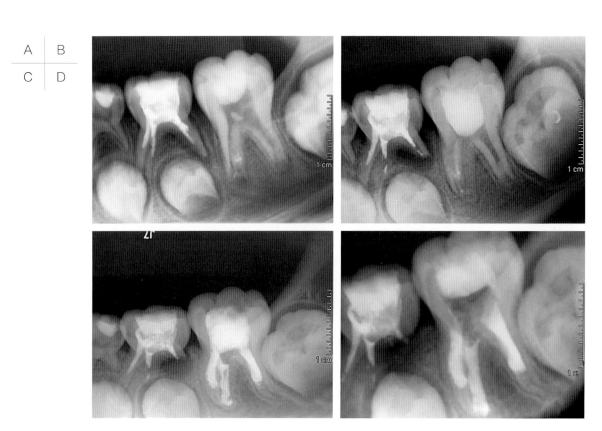

图 32-3　36 复查时根尖片

A. 3 个月复查：36 牙根进一步发育，根管壁增厚，根尖孔有闭合趋势　B. 7 个月复查：36 牙根继续发育；75 出现根尖周病变，远中根吸收　C. 13 个月复查：36 行 Vitapex 换药后，36 根尖 1/3 进一步发育，根尖孔接近闭合；75 远中根吸收加剧，下方恒牙胚骨硬板尚好　D. 19 个月复查：36 根尖病变消失，根尖孔闭合，完成了牙胶充填；75 根尖周病变范围进一步变大，下方恒牙胚骨硬板似有波及

年轻恒牙萌出前冠内病损伴根尖周病变（2）

【基本信息】

患儿，男，6岁。10个月来左下颌后牙反复出现牙龈肿包，否认冷热刺激痛、自发痛及夜间痛。8个月前因左侧面部肿痛伴高热于当地医院住院，于镇静麻醉下行脓肿切开，并进行抗炎治疗，治疗后发热缓解，但仍有反复肿包。近2周疼痛加重，面部肿胀。

【临床检查】

左下颌明显肿胀，扪痛。左颈上部淋巴结肿大。左下颌后牙区口腔卫生极差，大量牙石、菌斑堆积，牙龈探诊出血。

75牙冠完整，未探及龋坏，叩痛（++），Ⅲ°松动，颊侧牙龈呈半球形隆起，有波动感，探诊颊侧远中深度为10mm。36牙冠完整，未探及龋坏，叩痛（+++），不松动，颊侧牙龈呈半球状隆起，有波动感，龈沟可见溢脓；探诊颊侧近中至远中深度分别为8mm、10mm和4mm，舌侧分别为5mm、4mm和5mm。牙髓温度测试：36冷测无反应（图33-1）。影像学表现如图33-1所示。

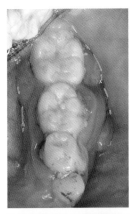
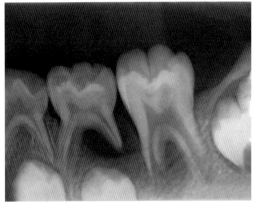
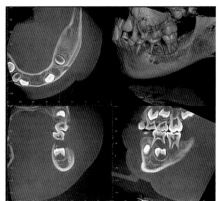

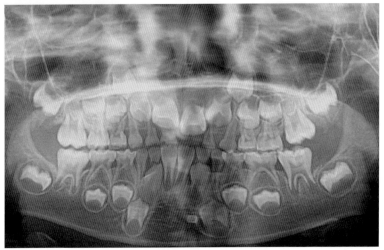

图 33-1　治疗前口内像及影像学表现

A. 口内像可见左下颌后牙区有大量牙石、菌斑堆积，36、75 牙龈肿胀明显，龈沟有溢脓　B. 根尖片可见 75 远中根及根分歧大面积低密度影像，下方恒牙胚的骨硬板尚可；36 牙冠偏远中釉牙本质界下方可见低密度影像，与髓角相通，近中根及根分歧区域大面积骨密度降低影像，牙根发育 Nolla 8 期　C. CBCT 可见 75 根方近远中向大面积低密度影像，与 36 根尖周低密度影像连通，35 硬骨板似有破坏；36 牙冠近中舌侧牙本质低密度影像累及髓腔，近中根尖周大面积低密度影像累及根分歧及远中根近颈 2/3，颊舌侧骨皮质完整，尚未累及　D. 8 个月前于外院拍摄曲面体层片，可见 36 牙冠偏远中釉牙本质界下方低密度影像清晰可见，接近髓腔，牙周膜尚清晰连续，75 未见明显根尖周病变

A　B　C

D

【诊断】

1. 36 萌出前冠内病损 + 慢性根尖周炎急性发作。

2. 75 慢性根尖周炎。

3. 菌斑性龈炎。

【临床决策分析】

（一）术式选择依据

1. 36 根尖周病变范围不是特别大，牙齿发育特别年轻，首选牙髓血运重建术。

2. 75 远中根的病变范围虽然较大，但是下方恒牙胚的骨硬板尚可，且病变是由 36 近中根波及而来，若 36 根尖炎症治愈，75 根尖周病变有可能会得到有效的控制，结合患儿家长的意愿，选择暂且保留，行牙髓摘除术，密切观察，酌情拔除。

3. 患儿病程长，反复肿痛，影响进食，有明显的偏侧咀嚼习惯，口腔卫生差，牙石菌斑多，为典型的菌斑性龈炎，需要强化 OHI，进行牙周基础治疗。

（二）术前评估

1. 36 为年轻恒牙，牙根年轻，根尖周病变较为局限，根尖牙乳头的再生能力强，根尖周病变愈合，牙根继续发育的可能性很大。

2. 75 远中根根尖周病变范围较大，预后不是很明确，需要密切随诊观察。

（三）治疗方案

1. 36 牙髓血运重建术，若失败则改行根尖诱导成形术。

2. 75 牙髓摘除术（试保留）。

3. 牙周基础治疗。

（四）术后注意事项

注意口腔卫生，定期检查。

1. 局部麻醉下，上橡皮障隔湿，打开36牙冠舌侧偏远中，可及一个深大空腔，暗褐色软化牙本质样物质，与髓腔通连，开髓揭顶，大量出血，探及3个根管口（MB，ML，D），拔髓均不成形，用20mL 1.25%次氯酸钠溶液+10mL 3%过氧化氢溶液冲洗，封氢氧化钙，GIC暂封。1周后复诊时炎症得到明显缓解，颊侧肿胀消退。36进行20mL 1.25%次氯酸钠溶液+10mL 17%EDTA溶液+10mL生理盐水根管冲洗后，行三联抗生素糊剂（阿莫西林、环丙沙星、甲硝唑）封药。4周后复诊时再次打开36，发现根尖大量渗血，再次进行氢氧化钙糊剂封药。6周后复诊时再次进行氢氧化钙糊剂换药。10周后复诊时无不适症状，检查36不松动，叩诊无不适，牙龈无异常，生理盐水超声荡洗后，根尖穿刺引血，ML根引血入根管内至根管口，MB根和D根引血入根管内至根管中段，iRoot置于根管口，上方树脂完善充填（图33-2）。

2. 分2次完成75牙髓摘除术，治疗过程中发现4个根管（MB，ML，DB，DL），牙髓成形，氢氧化钙糊剂封药1周后完成氧化锌碘仿糊剂的根充及冠方的树脂修复。

3. 75、36急性炎症消退后，对全口牙齿进行了洁治抛光处理。

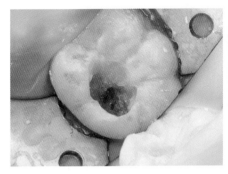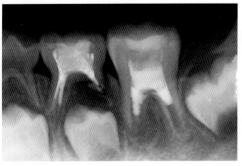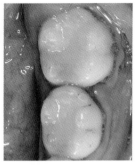

图33-2　36治疗中口内像及根尖片　　　　　　　　　　　　　　A ｜ B ｜ C

A. 打开36牙冠偏舌侧远中可见深大空腔，暗褐色软化牙本质样物质，可探及露髓点　B. 10周后复诊时36急性炎症得到了有效控制，无明显不适症状及体征，3个根完成穿刺引血后iRoot封药　C. 36完成引血iRoot封药后冠方树脂充填

【术后复查与预后】

1. 6 个月、1 年、2 年复查时，36 均无主诉症状，充填体良好，叩诊无不适，不松动，牙龈缘略红肿。根尖片示根尖周病变愈合，牙根继续发育，牙根增长，根管壁增厚，根尖有闭合趋势（图 33-3）。

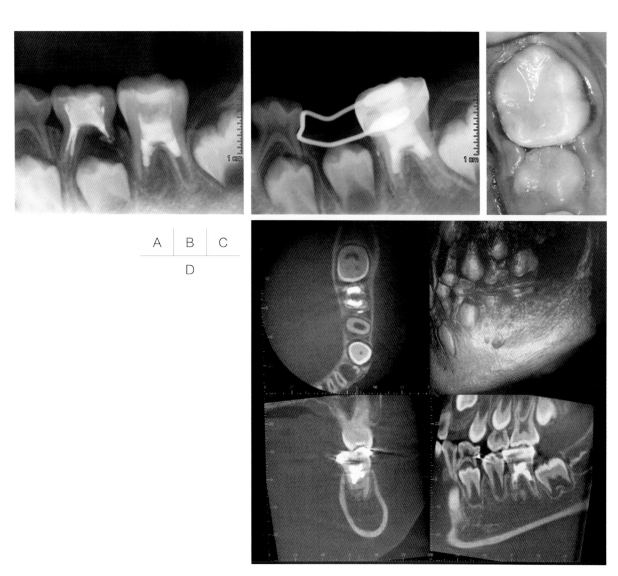

图 33-3　36 复查时口内像、根尖片及 CBCT

A. 6 个月复查时根尖片示 36 根尖周病变明显缩小，牙根进一步发育；75 根尖周病变进一步加重，远中根吸收　B. 1 年复查时根尖片示 36 根尖周病变完全消失，牙根进一步发育，牙根增长，根管壁增厚；35 向𬌗方移动，骨硬板消失　C. 2 年复查时口内像示 36 树脂充填体完好，35 早萌　D. 2 年复查时 CBCT 示 36 牙根继续发育，牙根增长，根管壁增厚，根尖有闭合趋势

2. 6 个月复查时，根尖片示 75 根尖周病变进一步扩大，拔除后行间隙保持。

3. 2 年复查时 35 早萌，摘除了间隙保持器。

【经验与体会】

病例 32 和病例 33 均为左下颌第一恒磨牙萌出前冠内病损伴根尖周病变，而对萌出前冠内病损了解较少且缺乏临床经验的口腔医师，易造成漏诊和延误治疗。如病例 33 的患儿因反复下颌肿痛于当地医院就诊，拍摄曲面体层片可轻而易举地看到左下颌第一恒磨牙牙冠偏远中釉牙本质界下方有大面积低密度影像累及髓角，结合临床症状，如果接诊医师具备相关的知识背景，则可以作出正确诊断和及时处理，可以免去患儿后续很多不必要的痛苦。

萌出前冠内病损由 Skillen 于 1941 年首次报告，它表现为未萌的或部分萌出的恒牙冠部邻近釉牙本质界的牙本质出现异常的透影区。病因仍不清楚，目前较为流行的是牙本质吸收学说，是来源于周围组织中的细胞通过有缺陷的牙囊、牙釉质或牙骨质，进入牙本质，形成吸收或继发的钙化。组织学切片可以看到病损内有多核巨细胞、破骨细胞，以及吸收陷窝。根据以往文献，该病的发病率高低不一，调查的人群量从 278 到 5 554 人，牙数从 1 384 到 20 780 个不等，发病率在 0.7%~27.3%（n/ 人）和 0.32%~3.47%（n/ 牙）。在 Seow 开展的一项流行病学调查中发现，有异位的牙齿 28% 会有牙冠内吸收，牙冠内吸收可发生在异位牙齿本身，也可能发生在其邻牙。有牙冠内病损的患牙中，牙齿异位的发生率为 6%，在没有牙冠内病损的患牙中，牙齿异位的发病率为 2%（$P<0.001$）。国内赵东方调查了 43 颗萌出前牙冠内病损的患牙，发现该疾病好发于混合牙列，其次是乳牙列，恒牙列最低，下颌单发多见，偶见 2 颗或多颗牙同时发生。牙位发病率为第二恒磨牙 > 第一恒磨牙 > 尖牙、第二前磨牙，43 颗患牙中 86.05% 发生在下颌。50% 的缺损小于牙本质厚度的 1/3，牙釉质基本正常。

对于萌出前冠内病损的治疗，关键在于早期发现，应根据其病变大小决定观察至其萌出后进行窝沟封闭或充填治疗，或是在接近萌出前进行翻瓣后处理。如果发生在第三恒磨牙，则可以考虑早期拔除；如果发现得晚，已经出现了牙髓及根尖周病变，则应根据病变范围及牙根发育状态来确定治疗计划。

病例 32 和病例 33 的患儿牙根发育在 Nolla 8 期，虽然根尖周病变范围较大，但是根尖孔粗大，血运丰富，愈合能力相对较强，进行牙髓血运重建术及根尖诱导成形术后均获得了不错的疗效，根尖周病变消失，牙根继续发育，根管壁增厚。其中病例 32 的患牙原本计划进行牙髓血运重建术，但是根尖周病变过大，术者进行了为期较长的氢氧化钙糊剂多次换药，最终发现根尖出现了钙化屏障，不得已改行根尖诱导成形术。

另外，病例 32 和病例 33 患儿的左下颌第二乳磨牙根尖周炎症经过牙髓摘除术后，根尖病变均未得到有效控制，病变范围进一步变大，牙根出现吸收。这提示我们即使原发病灶恒牙的根尖周病变得到了有效控制甚至痊愈，因为乳牙根管系统的复杂性，机械与化学预备的局限性，根充材料的根尖封闭性欠佳，乳牙易出现牙根吸收等各方面的因素，已出现根尖周病变的乳牙预后是不佳的，在临床上治疗计划不要过于保守。

【专家点评】

萌出前牙冠内病损是未萌或部分萌出的恒牙牙冠部的缺陷，由于表现与龋齿相似，早期曾被称为"萌出前龋"。通常无症状，也有像病例 32 和病例 33 可引起牙髓或者根尖周病变。根据发病时牙根的发育程度，可以选择牙髓血运重建术或根尖诱导成形术，因此这两个病例的治疗均很成功。

对于萌出前牙冠内病损，早期发现非常重要。这里再次提示，在混合牙列早期拍摄全口曲面体层片非常重要，能够帮助及早发现类似的病损。该病损最好发于恒磨牙，因此对于恒磨牙牙冠部的影像要仔细读片以免漏诊。

对于该类病损的治疗时机有以下两种不同的主张：一种观点是主张外科暴露及早充填，以免病损进展到牙髓；另一种主张是定期观察，等待牙齿萌出再治疗。选择后者时应定期拍片确定病损是进展性还是静止性。如果发现病损进展，则应积极外科暴露治疗，避免累及牙髓。

另外，病例 32 计划拟行牙髓血运重建术，因氢氧化钙封药过程中出现钙化而改行根尖诱导成形术。那么氢氧化钙封药的时长多少合适？如何避免类似的情况的发生？这需要在临床中不断探索以积累经验。同样，两个病例中 2 颗乳磨牙根管治疗均失败了，如何更好地把握适应证，更好地控制乳磨牙根管内的感染，提高乳磨牙根管治疗的成功率也是临床需要不断研究的课题。

（刘　鹤）

参考文献

1. SEOW W K.Pre-eruptive intracoronal resorption as an entity of occult caries. Pediatr Dent，2000，22（5）：370-376.

2. SEOW W K，LU P C，MCALLAN L H. Prevalence of pre-eruptive intracoronal dentin defects from panoramic radiographs. Pediatr Dent，1999，21（6）：332-339.

3. SCHWIMMER Y，ZELTSER R，MOSKOVITZ M.Deep caries due to pre - eruptive intracoronal resorption in a newly erupted primary molar. Int J Paediatr Dent，2017，27（4）：313-315.

4. SEOW W K，HACKLEY D.Pre-eruptive resorption of dentin in the primary and permanent dentitions：case reports and literature review. Pediatr Dent，1996，18（1）：67-71.

5. HATA H，ABE M，MAYANAGI H.Multiple lesions of intracoronal resorption of permanent teeth in the developing　dentition：a case report. Pediatr Dent，2007，29（5）：420-425.

6. SEOW W K.Multiple pre-eruptive intracoronal radiolucent lesions in the permanent dentition：case report. Pediatr Dent，1998，20（3）：195-198.

7. Seow W K, Wan A, McAllan L H.The prevalence of pre-eruptive dentin radiolucencies in the permanent dentition. Pediatr Dent, 1999, 21（1）: 26-33.

8. OZDEN B. Prevalence and characteristics of intracoronal resorption in unerupted teeth in the permanent dentition: a retrospective study. Oral Radiology, 2009, 25（1）: 6-13.

9. AL-BATAYNEH O B, ALJAMAL G A, ALTAWASHI E K.Pre-eruptive intracoronal dentine radiolucencies in the permanent dentition of Jordanian children. Eur Arch Paediatr Dent, 2014, 15（4）: 229-236.

10. UZUN I, GUNDUZ K, CANITEZER G, et al.A retrospective analysis of prevalence and characteristics of pre-eruptive intracoronal resorption in unerupted teeth of the permanent dentition: a multicentre study. Int Endod J, 2015, 48（11）: 1069-1076.

11. GRUNDY G E, PYLE R J, ADKINS K F .Intra - coronal resorption of unerupted molars. Australian Dental Journal, 1984, 29（3）: 175-179.

12. SAVAGE N W, GENTNER M, SYMONS A L.Preeruptive intracoronal radiolucencies: review and report of case. ASDC J Dent Child, 1998, 65（1）: 36-40.

13. HOLAN G, EIDELMAN E, MASS E.Pre-eruptive coronal resorption of permanent teeth: report of three cases and their treatments. Pediatr Dent, 1994, 16（5）: 373-377.

14. MCNAMARA C M, FOLEY T, O' SULLIVAN V R, et al. External resorption presenting as an intracoronal radiolucent lesion in a pre-eruptive tooth. Oral Diseases, 1997, 3（3）: 199-201.

15. MOURA B F, SILVEIRA G R , RODRIGUES-JUNIOR S A.Diagnosis and clinical management of pre-eruptive intracoronal resorption-a case report. RSBO, 2016, 13（2）: 109-115.

16. DE SOUZA N, VAZ A, CHALAKKAL P.Intracoronal Radiolucency in An Unerupted Premolar: a Rare Occurrence. J Clin Diagn Res, 2017, 11（1）: ZD04-ZD05.

17. CZARNECKI G, MORROW , PETERS M, et al. Pre-eruptive intracoronal resorption of a permanent first molar. J Dent Child（Chic）, 2014, 81（3）: 151-155.

18. DAVIDOVICH E, KREINER B, PERETZ B.Treatment of severe pre-eruptive intracoronal resorption of a permanent second molar. Pediatr Dent, 2005, 27（1）: 74-77.

19. COUNIHAN K P, O' CONNELL A C.Case report: pre-eruptive intra-coronal radiolucencies revisited. Eur Arch Paediatr Dent, 2012, 13（4）: 221-226.

20. YAMANA A, NAKANO K, SASAKI H, et al.Radiolucent lesion identified in unerupted mandibular left first permanent molar case report and literature revie. Pediatric Dental Journal, 2010, 20（2）: 207-211.

21. LENZI R. Pre - eruptive intracoronal resorption in a third upper molar: clinical, tomographic and histological analysis. Pediatric Dental Journal, 2017, 62（2）: 223-227.

22. BRUNET-LLOBET L, LAHOR-SOLER E, MIRANDA-RIUS J.Oral pain due to severe pre-eruptive intracoronal resorption in permanent tooth. Eur J Paediatr Dent, 2014, 15（3）: 332-334.

23. KLAMBANI M，LUSSI A，RUF S. Radiolucent lesion of an unerupted mandibular molar. Am J Orthod Dentofacial Orthop，2005，127（1）: 67-71.

24. KJAER I，STEINICHE K，KORTEGAARD U，et al.Preeruptive intracoronal resorption observed in 13 patients. Am J Orthod Dentofacial Orthop，2012，142（1）: 129-132.

25. MOSKOVITZ M，HOLAN G. Pre-eruptive intracoronal radiolucent defect: a case of a nonprogressive lesion. J Dent Child（Chic），2004，71（2）: 175-178.

26. RUTAR J E. Paediatric dentistry: coronal radiolucency. Case reports. Aust Dent J，1997，42（4）: 221-224.

27. 赵东方，张媛媛，郭青玉. 43 个萌出前牙冠内吸收发病情况调查及对策. 牙体牙髓牙周病学杂志，2015，10: 618-620.

牙瘤致乳牙迟萌

病例提供者：吴晓冉

【基本信息】

患儿，男，3 岁 10 个月。因左下颌后牙乳牙一直未萌，要求检查就诊。家长诉余牙均在 3 岁前正常萌出。

【临床检查】

乳牙列。75 未萌，牙槽嵴黏膜未见异常。余牙萌出均未见异常。行曲面体层片及 CBCT 检查（图 34-1）。

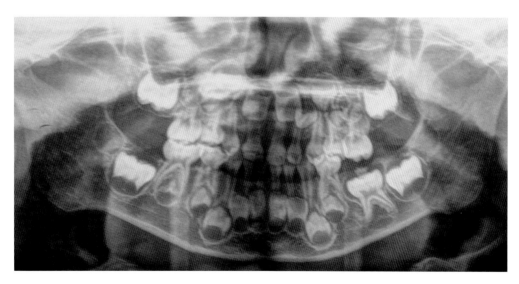

图 34-1　治疗前曲面体层片及 CBCT

A. 曲面体层片可见 75 在，牙根发育完成，稍弯曲，冠方可见高密度团块影像，35 牙胚未见

A

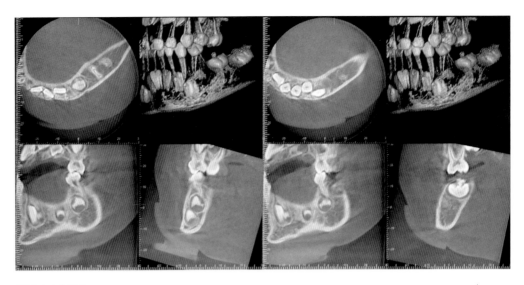

图 34-1（续）

B

B. CBCT 可见高密度团块影像位于 75 殆面中央部位，上方无明显骨质

【诊断】

1. 左下颌区牙瘤。

2. 75 阻生、迟萌。

3. 35 先天缺失。

【临床决策分析】

（一）术式选择依据

个别乳牙萌出过迟发生率相对较低，其病因尚不明确，目前多倾向于遗传因素的影响。但也可能与额外牙（又称多生牙）、牙瘤等局部因素相关，在尽早手术去除局部影响因素后，多数牙齿可正常萌出。

（二）术前评估

患儿年龄为 3 岁 10 个月，第二乳磨牙在去除其萌出道上阻力后，仍有自行萌出可能性。第二恒磨牙牙胚硬组织开始矿化年龄为 2.5 岁左右，此时在曲面体层片上未看到 35 恒牙胚的影像，考虑为 35 先天缺失。少数情况可能恒牙胚发育较晚或因阻生的 75 影响阻挡未能看到 35 恒牙胚影像，可在后续治疗过程中观察，以明确最终诊断。

因患儿年龄较小，不能配合在门诊进行局麻下牙瘤摘除术，故选择静脉深度镇静下行牙瘤摘除术。

（三）治疗方案

1. 牙瘤摘除术。

2. 观察 75 萌出情况。

（四）术后注意事项

注意口腔卫生维护，定期复查 75 萌出情况。

【治疗过程】

常规镇静术前检查无异常，于静脉深度镇静下行牙瘤摘除术，电刀去除 75 对应牙槽嵴位置的黏膜，可见牙瘤直径约 6mm，去除牙瘤后可见 75 牙囊，不完整、较韧，去除 75 冠方牙囊组织，暴露殆面，置碘仿纱条（图 34-2）。

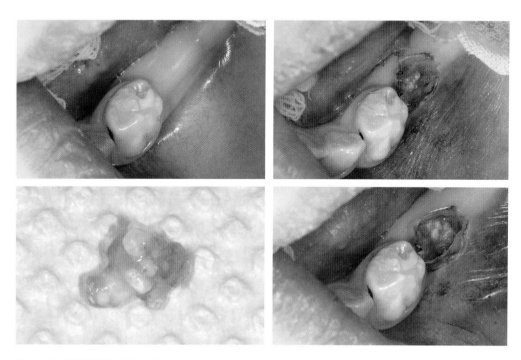

图 34-2　牙瘤摘除术口内像
A. 可见 75 未萌　B. 切开牙龈后可见牙瘤　C. 牙瘤，可见为硬组织团块，无牙齿解剖形态，为混合性牙瘤　D. 去除牙瘤后暴露 75 殆面

A	B
C	D

【术后复查及预后】

1. 治疗后 1 个月复查　75 殆面可见，位于龈下 2~3mm（图 34-3）。

2. 治疗后 6 个月复查　可见 75 殆面已完全萌出，但牙冠萌出高度不足，略向近中倾斜，此时牙齿清洁较困难，且牙齿表面窝沟较深，行 75 窝沟封闭术（图 34-4）。

3. 治疗后 13 个月复查　可见 75 已完全萌出并建立咬合（图 34-5）。

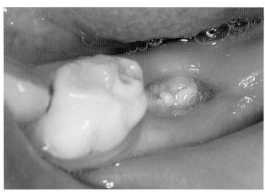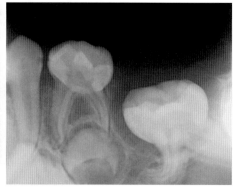

图 34-3　治疗后 1 个月复查口内像及根尖片
A. 口内像可见 75 殆面暴露，但未萌出至口内　B. 根尖片可见冠方无硬组织影像

A | B

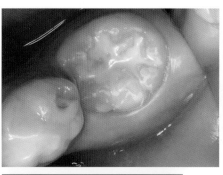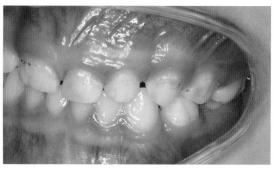

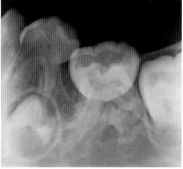

A | B
C

图 34-4　治疗后 6 个月复查口内像及根尖片
A. 可见 75 殆面完全萌出，高度不足　B. 75 高度约为牙冠高度 1/3　C. 根尖片可见牙周膜清晰，根分歧区域有高密度影像，但显示不清晰，不能判断为恒牙胚影像

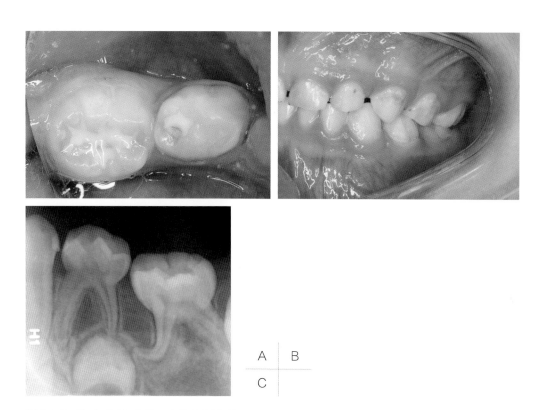

A | B
C |

图 34-5　治疗后 13 个月口内像及根尖片
A. 可见 75 完全萌出　B. 75 建立咬合　C. 根尖片可见牙根有弯曲，35 恒牙胚未见

【经验与体会】

乳牙的个别牙齿迟萌相对恒牙来说更为少见，其原因并不明确，多数表现为牙齿固连。本病例中导致乳磨牙牙齿迟萌的原因为牙瘤这一局部影响因素，观察根尖片可见 75 牙根处仍可见到牙周膜间隙影像，并未出现牙齿固连。因此，在去除局部障碍后，牙齿得以顺利萌出。

牙瘤分为两种类型，后牙区的牙瘤多为混合性牙瘤，即一团结构紊乱的牙组织块，但没有牙齿解剖形态。牙瘤通常无症状，临床表现多为因牙齿不萌、阻生拍摄根尖片而发现。有研究指出，48% 的牙瘤病例伴随牙齿不萌出。

目前个别牙先天缺失的病因尚未明确。除第三磨牙外最常发生缺失的牙齿就是下颌第二前磨牙。有研究表明，发生乳牙固连的牙齿其继承恒牙胚先天缺

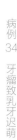

失发生率增高，但此病例中左下颌第二前磨牙缺失是否与其乳牙的阻生迟萌有关不能确定。

【小结】

1. 及时去除局部影响因素，可使得阻生牙得以顺利萌出。

2. 在乳磨牙发生阻生、迟萌时，应注意观察是否有牙齿固连，恒牙胚缺失现象。

【专家点评】

儿童口腔科医师对每一个患儿都要检查与其年龄相对应的牙齿萌出和脱落情况。

本病例患儿 3 岁 10 个月，左下颌第二乳磨牙一直未萌。第二乳磨牙迟萌发病率较其他牙齿更为常见。常见原因为牙齿固连、牙瘤和额外牙等。第二乳磨牙迟萌由于患侧咀嚼困难，会引起偏侧咀嚼和患侧的第一恒磨牙萌出异常，甚至颜面部发育不对称。因此，要及时检查和处理。

本病例制订的治疗方案为牙瘤摘除术，观察牙瘤下方第二乳磨牙萌出情况。由于患儿年龄小，不能配合，该病例采用镇静下牙瘤摘除术。需要注意的是摘除牙瘤后，下方乳磨牙仍会萌出困难，因此，切除乳磨牙上方的牙囊组织，并暴露𬌗面后，应放置碘仿纱条。放置碘仿纱条可以有消炎和阻挡食物的作用，并可防止伤口快速愈合，影响牙齿萌出。

迟萌磨牙切开助萌后，向外萌出需要一定时间，牙齿不容易清洁，易患龋齿。因此，待牙冠𬌗面萌出后，应及时行窝沟封闭。本病例治疗后半年对左下颌第二乳磨牙进行了窝沟封闭治疗，防止了龋病发生。

本病例左下颌第二乳磨牙下方未见到第二前磨牙的牙胚，考虑先天缺失。乳牙萌出障碍会压迫下方恒牙胚，应定期拍摄 X 线片进行观察，直到迟萌牙齿萌出。

患儿初诊时年龄较小，无法拍摄根尖片，因此拍摄曲面体层片和CBCT。如患儿初诊时配合，拍摄根尖片会更清晰，有利于诊断。本病例复诊时均拍摄局部根尖片，而不是反复拍摄曲面体层片和CBCT，使患儿减少了射线辐射，同时保证了治疗效果。

（葛立宏）

参考文献

1. 邓辉. 儿童口腔医学. 北京: 北京大学医学出版社，2005.

2. 葛立宏. 儿童口腔医学. 2版. 北京: 北京大学医学出版社，2013.

3. DEAN J A，AVERY D R，MCDONALD R E.McDonald and Avery's Dentistry for the Child and Adolescent.9th ed. St. Louis: Mosby, 2010.

埋伏额外牙致前牙外翻的序列治疗

病例提供者：杨杰

【基本信息】

患儿，女，7 岁半。上颌中切牙萌出后排列不齐，于外院就诊检查时发现上颌前牙区有一倒置埋伏额外牙，家长来北京大学口腔医院儿童口腔科就诊要求拔除额外牙。患儿平素没有不良习惯，家族中无额外牙病史。

【临床检查】

口腔卫生差，上颌前牙及磨牙龈缘可见软垢堆积。

52 呈Ⅱ°松动，62 脱落，22 未萌。11 萌出 2/3，远中切角唇向扭转。21 萌出 2/3，位置正常。11、21 之间间隙约 2.5mm。16、26、36、46 萌出完全。

根尖片示：11、21 萌出 2/3，牙根形成 2/3。21 位置正常，11 扭转。11 根尖区可见一倒置锥形埋伏额外牙，冠周可见低密度影包绕（图 35-1）。CBCT 示：11 根尖区舌侧可见一倒置斜行锥形埋伏额外牙，牙冠位于 11 根尖区舌侧，牙根偏向 11、21 之间。额外牙与 11 牙根之间几乎无骨质，额外牙牙冠周围可见约 2mm 低密度影包绕，边界清晰，额外牙牙根上方有少量骨质覆盖，厚约 1mm（图 35-2）。

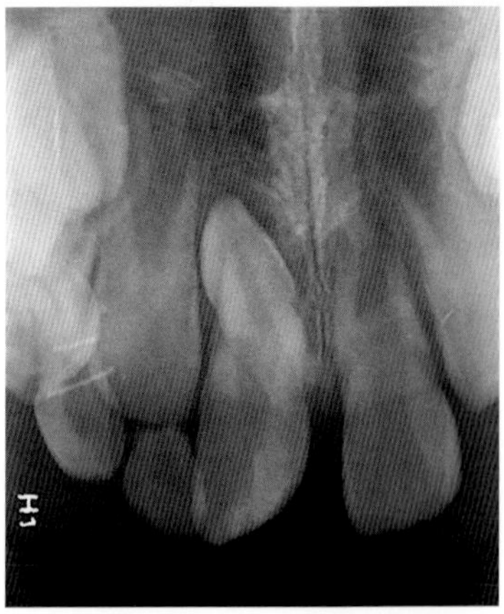

图 35-1　治疗前根尖片
11 根尖区可见一倒置锥形额外牙

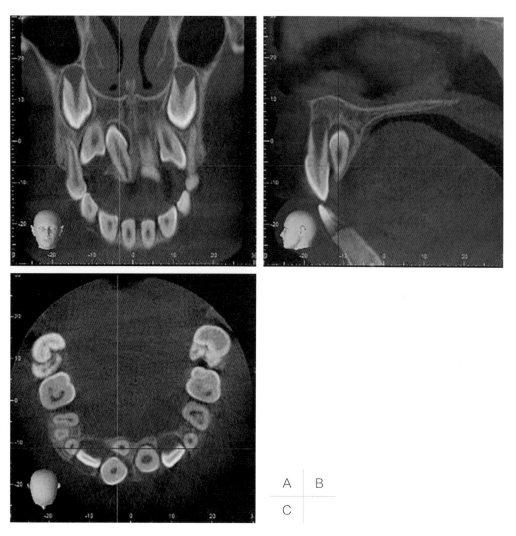

<table>
<tr><td>A</td><td>B</td></tr>
<tr><td>C</td><td></td></tr>
</table>

图 35-2　治疗前 CBCT
可见锥形倒置额外牙位于 11 舌侧，上方骨质约 1mm
A. CBCT 冠状面　B. CBCT 矢状面　C. CBCT 横断面

【诊断】

1. 11、21 区倒置埋伏额外牙。

2. 11 外翻。

【临床决策分析】

（一）术式选择依据

本病例患儿因上颌前牙区牙列不齐要求矫治，在外院就诊时发现上颌前牙区有一颗倒置埋伏额外牙。该额外牙是导致患儿上颌前牙区牙列不齐的主要原因，因此需要先拔除额外牙，再进行错𬌗畸形矫治。

对邻牙造成影响的额外牙，其拔除时机存在不同的观点，需要考虑的相关因素较多，主要关注于拔除额外牙过程中是否对邻牙牙根发育造成影响。

对于替牙期早期错𬌗畸形的阻断性治疗，"2×4"矫治技术是一种有效的方法，其具有固定矫治器有效、快速移动牙齿的特点，并且操作较为简单，支抗利于控制。

（二）术前评估

患儿就诊时 11、21 萌出 2/3,此时牙根已经形成 2/3,12、22 尚未替换萌出。虽然 CBCT 显示倒置埋伏额外牙紧贴 11 舌侧，但距离 11 根尖牙乳头尚有距离，且埋伏深度较浅，属于拔牙时机。同时患儿临床配合度好，VAS 1 级，故可考虑局部麻醉下行额外牙拔除术。

额外牙拔除术后需要定期复诊，观察术区骨质愈合情况以及邻牙牙根继续发育情况。而错𬌗畸形的矫治一般在拔牙 3 个月之后再考虑开始，本病例则需要等到 12、22 萌出后再行"2×4"矫治。

（三）治疗方案

1. 局部麻醉下拔除埋伏额外牙。

2. 定期复诊，观察术区恒牙牙根继续发育情况。

3. 待 12、22 完全萌出后，行 "2×4" 矫治，排齐前牙。

（四）额外牙拔除术注意事项

1. 术前注意事项

（1）由于是局部麻醉下进行额外牙拔除，因此需要患儿能够完全配合治疗，如果患儿不能配合或者配合度差，则需要考虑镇静或全麻下手术拔除。

（2）术前血液学检查正常方可进行手术，手术约定日期前患儿如有感冒、发热等症状，需要改约手术或择期手术。

（3）为了避免术后感染，术前 1 天开始连续 3 天预防性口服消炎药。

2. 术后注意事项

（1）术后即刻咬纱布或棉卷 30 分钟以压迫止血。

（2）术后 30~60 分钟之后麻醉效果逐渐消退，患儿会出现疼痛，其程度与手术的复查程度相关，即埋伏牙位置越深，难度越大，术后反应也越大；同时，疼痛的反应也因人而异，即每个患儿对疼痛的表现程度会有不同。根据患儿的疼痛情况，可口服止痛药以缓解症状。

（3）为了避免感染，术后除了需要继续服用抗生素外，还要注意保持口腔卫生。

（4）术后 1 个月需要进行常规复诊，通过临床检查和影像学检查来观察手术愈合情况。

【治疗过程】

1. 术前检查

（1）影像学检查：术前拍摄根尖片及 CBCT，明确定位额外牙。

（2）血液学检查：血常规、凝血功能检查、肝功能检查，以及 HBV、HCV、HIV 和梅毒等传染病检查。

2. 局麻下拔除上颌前牙区埋伏额外牙

（1）向家长说明情况及治疗计划，签署阻生埋伏复杂牙拔除同意书。

（2）4%盐酸阿替卡因上颌前部局部浸润麻醉，常规消毒铺巾，沿52、11、21、62腭侧龈沟切开牙龈，翻瓣，去骨少量，暴露额外牙，挺松、拔除，清理牙槽窝，生理盐水冲洗，置2块可吸收性明胶海绵，可吸收线缝合5针，压迫止血。医嘱局麻后注意事项和阻生埋伏牙拔牙注意事项。

3. 额外牙拔除术后定期复诊

（1）1个月复诊：术区牙龈愈合好，拆除未吸收的缝线。根尖片示术区骨质愈合好，恒牙牙根继续发育，未见病变（图35-3）。

（2）3个月复诊：11扭转同前，无明显改善。根尖片示术区骨质愈合好，恒牙牙根继续发育，未见病变（图35-4）。

4. 应用"2×4"矫治技术排齐上颌前牙　额外牙拔除术后10个月复诊时，双侧上颌中切牙、侧切牙萌出2/3。11远中边缘嵴唇向扭转，11、21之间有约2.5mm间隙。前牙区覆𬌗覆盖正常，双侧第一恒磨牙为中性关系（图35-5A~C）。头颅侧位片未见明显骨性错𬌗畸形（图35-5D）。

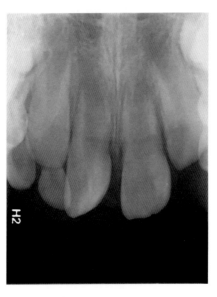
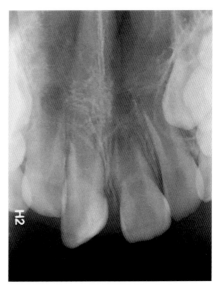

图35-3　1个月复诊根尖片
可见额外牙拔除术区骨质愈合好，恒牙牙根未见病变

图35-4　3个月复诊根尖片
可见11、21牙根继续发育

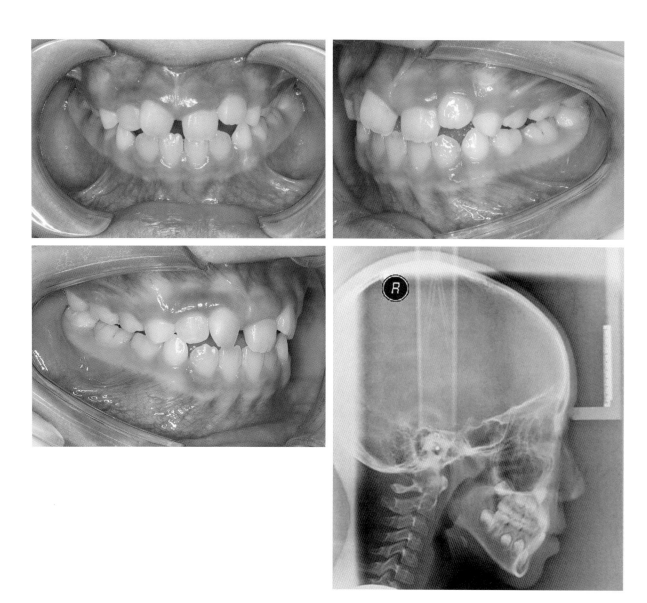

图 35-5　10 个月复诊口内像及头颅侧位片

A. 12、22 完全萌出，正面𬌗像可见上颌个别前牙错𬌗畸形　B. 左侧𬌗像可见左侧磨牙关系为中性关系　C. 右侧𬌗像可见右侧磨牙关系为中性关系　D. 头颅侧位片可见患儿未见明显骨性错𬌗畸形

A	B
C	D

患儿家长要求排齐前牙，交待病情后，建议应用"2×4"矫治技术排齐上颌前牙，家长知情同意。55、12、11、21、22、65粘托槽，上0.012″NiTi弓丝，半结扎，之后每月复诊加力（表35-1，图35-6~图35-10）。

正畸加力6个月后，前牙排齐，完成矫治。拆除矫治器，55、12、11、21、22、65抛光（图35-11A、B）。根尖片示11、21牙根发育Nolla 9期，牙周膜清晰，未见根尖病变（图35-11C）。

表35-1　每月复诊加力采用的弓丝及结扎方式

	弓丝	结扎方式
1	0.012″ NiTi 弓丝	半结扎
2	0.012″ NiTi 弓丝（不换弓丝）	全结扎
3	0.016″ NiTi 弓丝	全结扎
4	0.016″ × 0.025″ NiTi 弓丝	皮圈结扎
5	0.016″ × 0.025″ NiTi 弓丝	链状皮圈（long）结扎（收缝）
6	0.016″ × 0.025″ NiTi 弓丝（不换弓丝）	链状皮圈（short）结扎（保持1个月）

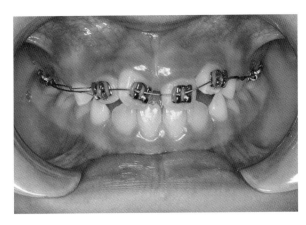

图35-6　55、12、11、21、22、65粘托槽，上0.012″ NiTi 弓丝，皮圈半结扎

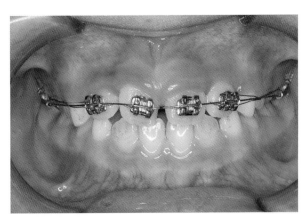

图35-7　正畸加力1个月后，上0.012″ NiTi 弓丝，结扎丝结扎

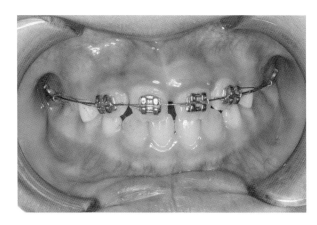

图 35-8　正畸加力 3 个月后，上 0.016″ NiTi 弓丝，结扎丝结扎

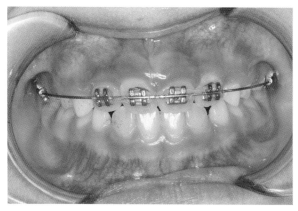

图 35-9　正畸加力 4 个月后，上 0.016″×0.025″ NiTi 弓丝，链状皮圈结扎，关闭间隙

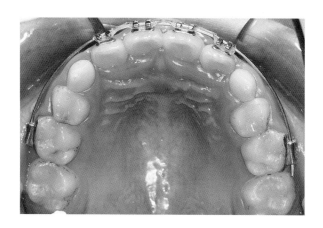

图 35-10　正畸加力 4 个月后上颌𬌗面像

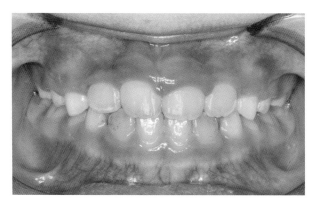
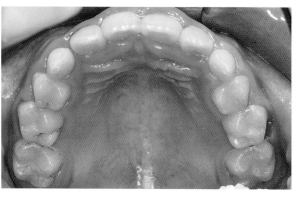

图 35-11　正畸加力 6 个月后口内像及根尖片
A. 牙齿排齐，去除矫治器后的正面𬌗像　B. 去除矫治器后的上颌𬌗面像

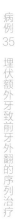

A ∣ B

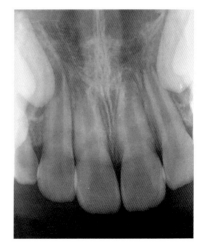

图 35-11（续）
C. 去除矫治器后根尖片可见 11、21 牙根发育 Nolla 9 期，牙周膜清晰，未见根尖病变

【经验与体会】

1. 额外牙的发病率 额外牙是临床常见的发育异常，恒牙列的发病率为 0.1%~3.6%，乳牙列的发病率为 0.3%~0.8%。研究显示额外牙的发病率与种族和性别等因素有关，如在蒙古人中额外牙的发病率较高，可达 3%。在性别上，男性额外牙的发病率更高。

额外牙的存在可能导致前牙间隙、牙列拥挤或错𬌗畸形，患者也常因这些错𬌗畸形就诊时才发现存在额外牙。而要进行错𬌗畸形的矫治，前提是拔除额外牙。

2. 埋伏额外牙的拔除时机 对邻牙造成影响的额外牙，其拔除时机上存在不同观点。额外牙拔除时机选择考虑因素众多，例如，额外牙与相邻恒牙牙根的关系，恒牙牙根的发育程度，额外牙的埋伏深度、患儿的年纪及配合程度等因素。一般认为邻近恒牙牙根刚开始形成时拔除额外牙可能会造成牙根发育异常；如果在牙根已形成 2/3 之后拔除额外牙，则对牙根发育的影响明显减小。但对于牙根发育完成之后再拔除额外牙，则可能会增加牙根吸收或者牙髓坏死的可能。本病例选择在患儿 7 岁 8 个月时进行手术，此时 11、21 牙根形成 2/3，手术对恒牙牙根的发育影响较小。

3. "2×4" 矫治技术的应用 "2×4" 矫治技术由 T.F. Mulligam 于 1982 年提出，是标准方丝弓矫治技术的一种改良技术，矫治中使用细丝及轻力原则，涉及的牙齿少且多使用圆丝，矫治力较弱且单纯，有利于支抗控制。操作较为简单，患者戴用也较为舒适。适用于替牙期一些早期错𬌗畸形的阻断性矫治。替牙期乳牙先后脱落，新萌出的牙齿牙根尚未发育完成，因此可提供支抗固位的基牙较少，可摘式矫治器难以获得有效固位或者无法固位，而由于 "2×4" 矫治器的特点正好弥补了可摘式矫治器的这一不足。本病例使用 "2×4" 矫治技术简单、快速地排齐前牙并且关闭间隙，达到了良好的早期矫治效果。

【专家点评】

混合牙列期是儿童牙齿、颌骨和颜面部发育的快速生长期，各种牙源性、功能性或骨性因素均有可能导致错𬌗畸形的发生，早期发现并及时去除相关致病因素，可有效阻断错𬌗畸形的发生、发展，并诱导牙列正常发育。

本病例是一例典型的牙源性错𬌗畸形，由于上颌前牙区倒置埋伏额外牙导致上颌前牙扭转。对埋伏额外牙的治疗方案选择取决于其对恒牙发育的影响，如不妨碍恒牙萌出和排列，可观察或择期拔除；如有妨碍，则应在不影响恒牙发育的情况下早期拔除。本病例患儿的埋伏额外牙导致上颌前牙扭转，因此在进行充分术前评估的基础上，包括 CBCT 准确定位埋伏额外牙、拔除术中损伤恒牙牙根的因素分析以及患儿术中配合程度的评价，及时进行了手术拔除。

替牙列的一些早期错𬌗畸形，在去除致病因素后可以自行调整，但本病例在拔牙后观察 10 个月，12、22 已萌出，而 11 扭转无明显改善，故及时采取正畸矫治，矫治半年后上颌前牙排齐，取得了良好的临床效果。

（赵玉鸣）

参考文献

1. AÇIKGÖZ A，AÇIKGÖZ G，TUNGA U，et al. Characteristics and prevalence of non-syndrome multiple supernumerary teeth：a retrospective study. Dentomaxillofac Radiol，2006，35（3）：185-190.

2. ARATHI R，ASHWINI R. Supernumerary teeth：a case report. J Indian Soc Pedod Prev Dent，2005，23（2）：103-105.

3. DAVIS P J. Hypodontia and hyperdontia of permanent teeth in Hong Kong schoolchildren. Community Dent Oral Epidemiol，1987，15（4）：218-220.

4. BÄCKMAN B，WAHLIN Y B. Variations in number and morphology of permanent teeth in 7-year-old Swedish children. Int J Paediatr Dent，2001，11（1）：11-17.

5. SHAH A，GILL D S，TREDWIN C，et al. Diagnosis and management of supernumerary teeth. Dent Update，2008，35（8）：510-512.

6. OMER R S，ANTHONAPPA R P，KING N M. Determination of the optimum time for surgical removal of unerupted anterior supernumerary teeth. Pediatr Dent，2010，32（1）：14-20.

7. 赵春洋，李强，黄爱萍.2×4矫治技术的临床应用.实用口腔医学杂志，2003，9（2）：176-177.

下颌第一恒磨牙埋伏阻生的外科 - 正畸序列治疗

病例提供者：章晶晶

【基本信息】

患儿，女，7 岁 6 个月。诉右下颌后牙未长出。无特殊家族史。

【临床检查】

替牙列。前牙替换中，前牙深覆𬌗Ⅲ°，覆盖正常，上下中线对正；尖牙关系中性偏远中。侧貌直面型。

85 金属预成冠修复，边缘密合，叩痛（-），不松动，牙龈未见异常。曲面体层片示：85 近中根吸收，根尖周低密度影；远中根内根充物影像密实，根尖周未见低密度影；下方恒牙胚在，牙根发育 Nolla 6 期，骨硬板不明显。16、26、36 萌出正常，16 未见明显伸长。46 口内未见。曲面体层片示：46 低位阻生，上方骨质密度减低，骨板覆盖，牙根发育 Nolla 8 期，根尖接近下颌骨下缘；11、21 之间可见 2 个倒置额外牙影像；其余牙齿数目正常，髁突未见异常；上下颌第三磨牙未见（图 36-1）。

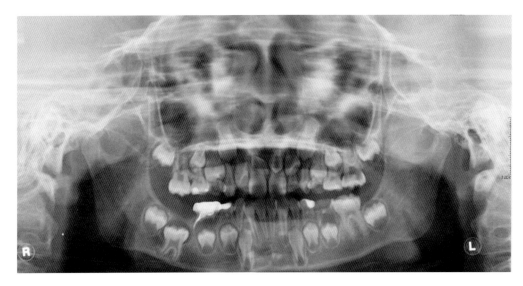

图 36-1　初诊时曲面体层片（2013 年 12 月 17 日）

【诊断】

1. 46 含牙囊肿。

2. 11、21 之间额外牙 2 颗。

【临床决策分析】

（一）术式选择依据

患儿 46 阻生情况较重，根尖区接近下颌骨下缘，牙根发育 Nolla 8 期，根尖疑似弯折，治疗难度较大。一方面考虑到患儿年龄较小，去除囊肿后 46 存在自行萌出的可能。另一方面，下颌未见第三磨牙牙胚影像，不存在恒牙期正畸牵引第二磨牙向近中替代第一磨牙的可能，如果 46 不能萌出或正畸牵引到位，46 需考虑成年后种植修复。

（二）术前评估

患儿年龄较小，46 低位阻生，牙冠部包绕囊肿，囊肿开窗手术难度较大，考虑到患儿配合度问题，决定在全身麻醉下行 46 囊肿开窗术。

（三）治疗方案

1. 全身麻醉下 46 含牙囊肿开窗术。

2. 11、21 间额外牙观察。

3. 观察 46 萌出，必要时恒牙期正畸治疗。

（四）术后注意事项

维护口腔卫生，定期复查，观察 46 萌出。

【治疗过程】

1. 初诊后 2 个月复诊（2014 年 1 月 19 日） 全麻下行 46 含牙囊肿开窗术（图 36-2），术后病理检查显示符合含牙囊肿。

2. 46 含牙囊肿开窗术后复诊（2014 年 1 月—2017 年 1 月，术后 36 个月） 观察 46 萌出，复诊时多次拍摄曲面体层片，可见 46 萌出良好，牙冠完全暴露，牙根发育良好，牙根长度尚可，近远中根尖 1/3 弯向远中（图 36-3）。

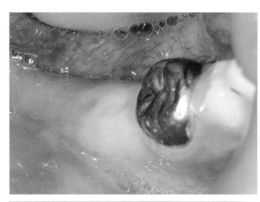
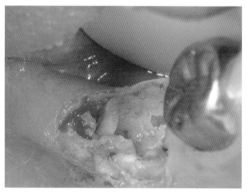
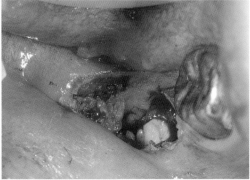

A	B
C	

图 36-2 46 含牙囊肿开窗术口内像
A. 术前口内像　B. 去除恒牙胚上方骨质
C. 暴露牙冠

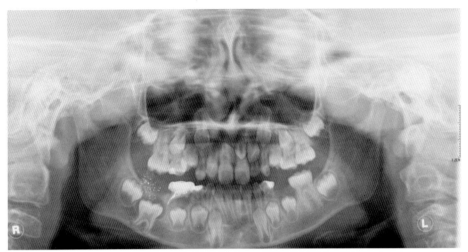

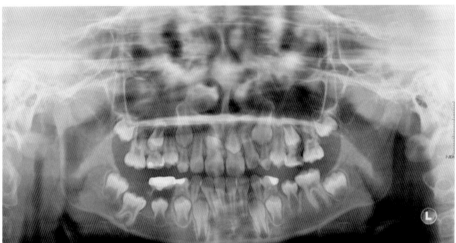

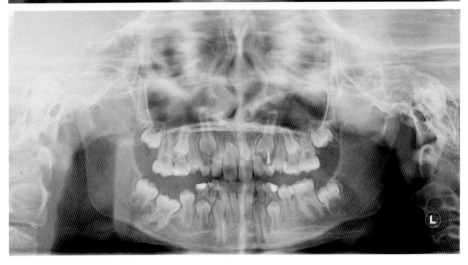

图 36-3　46 含牙囊肿开窗术后复诊曲面体层片

A. 开窗术后 4 天（2014 年 1 月 23 日）　B. 开窗术后 6 个月（2014 年 7 月 17 日）

C. 开窗术后 12 个月（2015 年 1 月 29 日）

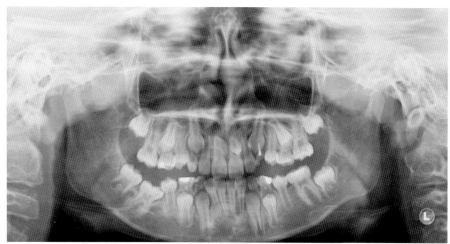

D │
─── │
E │

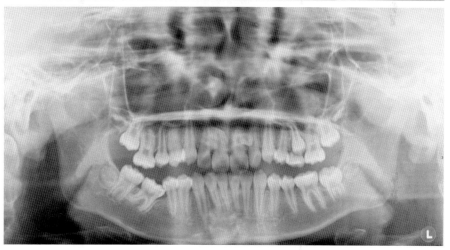

图 36-3（续）

D. 开窗术后 18 个月（2015 年 7 月 7 日） E. 开窗术后 36 个月（2017 年 1 月 17 日），曲面体层片可见 46 萌出情况良好，逐渐萌出到位

3. 46 含牙囊肿开窗术后复诊（2017 年 3 月 14 日，术后 38 个月） 46 牙冠完全暴露，近中倾斜，未及龋坏。47 萌出完全，窝沟龋坏，腐质软，探不敏感，近中无间隙。16 舌尖伸长下垂 1.5mm。上颌前牙直立，前牙深覆𬌗Ⅲ°，覆盖正常。上下颌牙列中线对正。磨牙关系偏远中，尖牙关系偏远中。上下牙列轻度拥挤，侧貌直面型。

曲面体层片示 11、21 间额外牙 2 颗，其余牙齿数目正常，髁突未见异常；上下颌第三磨牙未见。头影测量后提示为骨性Ⅱ类，下颌后缩，均角，上颌前牙直立，下颌前牙牙长轴基本正常（图 36-4）。

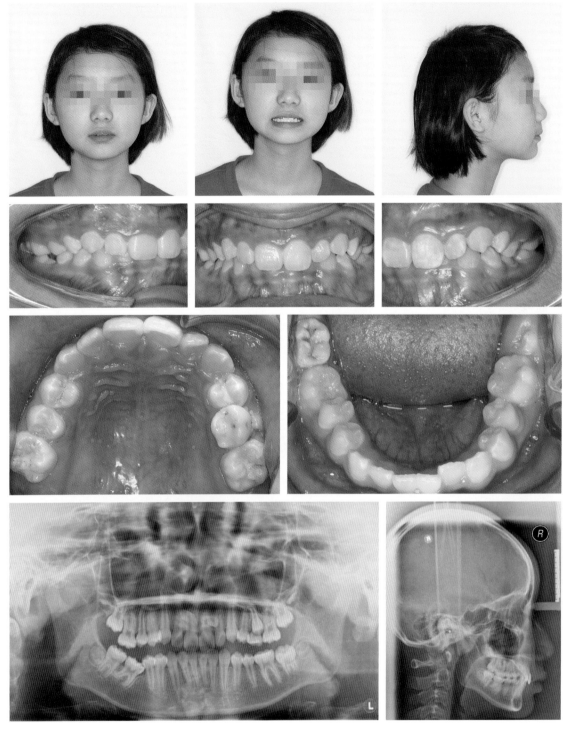

图 36-4　正畸治疗前面像、口内像及 X 线片（2017 年 3 月 14 日）

A. 正面像　B. 正面微笑像　C. 侧面像　D. 右侧𬌗像　E. 正面𬌗像　F. 左侧𬌗像

G. 上颌𬌗面像　H. 下颌𬌗面像　I. 曲面体层片　J. 头颅侧位定位片

A	B	C
D	E	F
G	H	
I	J	

与家长沟通进一步治疗方案，是否进行全口牙正畸固定矫治，或单纯进行右下区段矫治直立 46。家长考虑后顾虑上颌前牙区拔除额外牙的手术痛苦及风险，决定只进行右下颌区段的正畸治疗。

4. 46 含牙囊肿开窗术后复诊（2017 年 4 月—2017 年 9 月，术后 39~44 个月） 右下区段正畸片段弓技术直立排齐 46（图 36-5）。

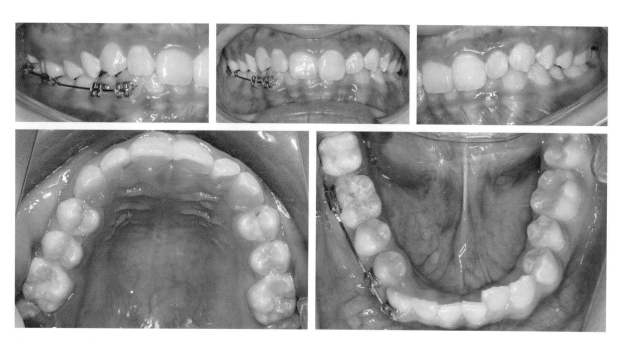

图 36-5 正畸片段弓技术直立排齐 46 口内像
A. 右侧𬌗像 B. 正面𬌗像 C. 左侧𬌗像 D. 上颌𬌗面像 E. 下颌𬌗面像

A	B	C
D		E

【术后复查与预后】

正畸治疗结束后（46 含牙囊肿开窗术后 44 个月）复查，46、47 萌出并排齐，后牙咬合关系良好，双侧磨牙关系基本中性。头影测量示下颌前牙牙长轴未出现唇倾（图 36-6）。

病例 36 下颌第一恒磨牙埋伏阻生的外科·正畸序列治疗

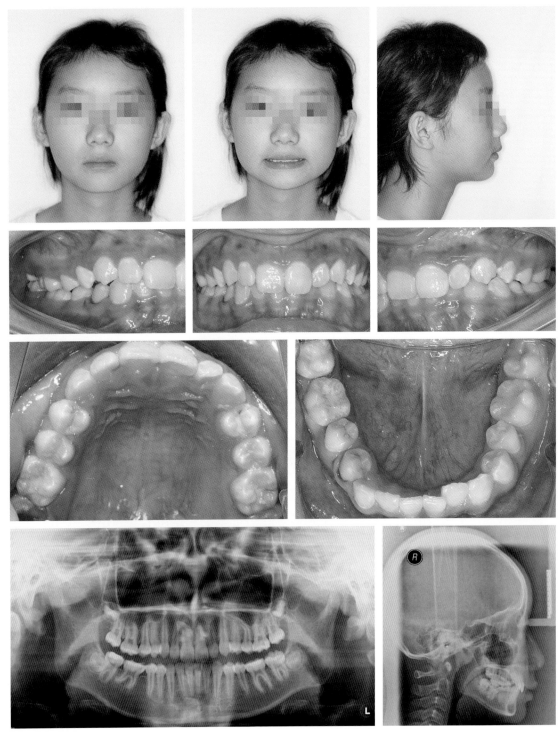

图 36-6　正畸治疗结束后面像、口内像及 X 线片

A. 正面像　B. 正面微笑像　C. 侧面像　D. 右侧𬌗像　E. 正面𬌗像　F. 左侧𬌗像

G. 上颌𬌗面像　H. 下颌𬌗面像　I. 曲面体层片　J. 头颅侧位定位片

A	B	C
D	E	F
G		H
I		J

【经验与体会】

含牙囊肿是替牙期儿童较为常见的颌骨囊肿，由于牙冠或牙根形成之后在缩余釉上皮与牙冠之间出现液体渗出而形成，常会阻碍恒牙萌出。本病例患儿右下颌第一恒磨牙含牙囊肿导致恒牙阻生，牙胚持续低位，根尖接近下颌骨下缘，牙根发育受到阻碍，不及时治疗对患儿的咬合平衡及牙列发育均会产生不利影响。

含牙囊肿的治疗原则是囊肿刮治术，手术除去除囊壁外，还需拔除包含于囊内的受累牙。但对于替牙期的含牙囊肿，目前大量研究表明，囊肿开窗减压术有助于患牙的自然萌出，避免因过早拔除恒牙而造成的颌骨发育不良及成年后的修复问题。本病例患儿右下颌第一恒磨牙囊肿开窗术后经过 3 年多的观察，恒牙萌出良好，牙冠逐步萌出，牙根继续发育。

正畸片段弓技术是常用的区段矫治技术，通过较为简单的正畸治疗纠正牙列中局部的牙齿排列或咬合问题，而不影响全口的咬合关系。本病例通过为期 5 个月的右下颌区段固定矫治，排齐直立右下颌第一恒磨牙，解决了右下颌第一恒磨牙萌出后近中倾斜的问题，建立了后牙区良好的咬合关系，为良好的口腔卫生维护创造条件。事实上，本病例患儿除了右下颌第一恒磨牙近中倾斜的问题外，还存在轻度下颌后缩，前牙深覆𬌗，上下颌前牙轻度拥挤等问题，治疗设计之初考虑进行全口固定矫治，但由于患儿上颌前牙区存在 2 颗额外牙，全口矫治前需拔除额外牙，家长考虑手术创伤后决定不进行全口矫治。

通过对本病例的长期随访观察，我们发现对于已经较为严重影响恒牙萌出的替牙期含牙囊肿，仍然可以尝试采用囊肿开窗术解除萌出阻力，尽早消除萌出障碍后恒牙仍存在自然萌出的可能性。当然，更为全面有说服力的证据还需要更多的病例支持，我们将在日后的工作中继续努力。

【小结】

1. 替牙期含牙囊肿可能会造成恒牙低位阻生，及时行囊肿开窗术有利于解除恒牙的萌出阻力。

2. 替牙期含牙囊肿开窗术后，恒牙存在自行萌出到位的可能性。

3. 正畸片段弓技术可以在较短的时间内对恒牙进行直立排齐，而不影响口内其他牙齿的位置及咬合关系。

【专家点评】

对于儿童患者，特别是对混合牙列患者行口内检查时，一定要注意检查其应当脱落的牙齿是否已脱落，应当萌出的牙齿是否已萌出，牙齿有无异常。本病例患儿 46 未萌，其余第一恒磨牙已经完全萌出。曲面体层片示 46 低位阻生，上方骨质密度减低，牙根发育 Nolla 8 期，根尖位置接近下颌骨下缘。因此，46 诊断为含牙囊肿。

对于儿童口内疾病或异常，除要明确诊断外，还应寻找其病因。本病例患儿 85 患有慢性根尖周炎，虽做过预成冠及根管治疗，但慢性炎症未得到控制，有可能成为 46 患含牙囊肿和埋伏阻生的原因。初诊时考虑有以下三种处理方法：①拔除 85；②拔除 85，同时 46 手术切除囊肿，暴露46 牙冠；③先切除含牙囊肿，暴露 46 牙冠，观察 46 萌出，达到 85 远中根尖时拔除 85。第一种处理方法是拔除 85 后，46 仍无法萌出，还需要择期切除囊肿，延长了治疗时间；第二种处理方法是手术创面较大，影响患儿咀嚼和面部发育；第三种处理方法是分两次完成，手术创面较小，符合儿童口腔科操作中尽可能微创无痛的原则。本病例主治医师先切除含牙囊肿，暴露 46 牙冠，观察半年时间，待 46 向上萌出达到 85 远中根尖时拔除 85，是临床上提倡的方法。

迟萌牙齿首先需要考虑萌出问题，待萌出后需考虑位置排列。本病例患儿 46 萌出后向近中倾斜，采用了正畸片段弓矫治技术，使 46 直立排齐，获得了良好的治疗效果。第一恒磨牙前倾移位在儿童口腔科临床中较为常见，有多种矫治方法。儿童口腔科医师应根据倾斜程度、部位等选择适当的方法。

　　磨牙切开助萌后，因萌出过程中易患龋齿，故选择适当时机做窝沟封闭也很重要。本病例多次拍摄曲面体层片以显示 46 的萌出情况，而事实上对于含牙囊肿的诊断以及随访过程，局部根尖片有时更能显示囊肿的愈合情况及牙齿位置的改变。

（葛立宏）

参考文献

1. BONARDI J P, GOMES-FERREIRA P H, DE FREITAS S L, et al.Large dentigerous cyst associated to maxillary canine. J Craniofac Surg, 2017, 28（1）: e96-e97.

2. CONTAR C M, THOME C A, POMPERMAYER A, et al.Marsupialization of dentigerous cyst: report of a case.J Maxillofac Oral Surg, 2015, 14（1）: 4-6.

3. 汪隼，曹慧珍，冯希平. 儿童替牙期含牙囊肿开窗减压保守治疗及疗效观察. 上海交通大学学报（医学版），2009，29（6）: 716-718.

4. 陈颖，钱文涛，罗怡，等. 替牙期儿童下颌含牙囊肿开窗减压术的临床观察. 口腔颌面外科杂志，2015，4: 284-287.

第四篇
特殊儿童的
口腔治疗与
健康维护

先天性大疱性表皮松解症患儿多发龋的综合治疗

病例提供者：田靖

【基本信息】

患儿，男，11岁。多年来口内多颗牙齿发现龋坏，曾于外院就诊，因全身情况欠佳未能进行治疗。1个月前右上颌后牙区牙龈肿痛、面部肿痛，服用抗生素2天后肿痛消退。平日进食软食及流食较多，较少进食甜食，每日早上漱口、晚上电动牙刷刷牙。全身患有营养不良型大疱性表皮松解症。

【临床检查】

面部左右两侧基本对称，可见多处疱破损后形成的结痂，部分伴有脓性渗出（图37-1）。

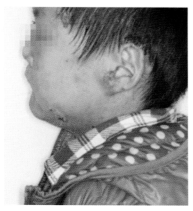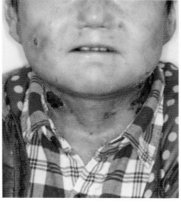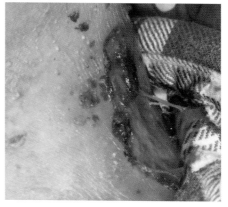

图 37-1 治疗前面像
A.侧面像 B.正面像 C.左颈部血疱破损

A | B | C

口腔卫生状况差，张口度1~2横指，口周皮肤瘢痕挛缩。唇颊舌黏膜萎缩、光滑，舌部及上腭可见小范围糜烂。左上颌磨牙区可见一血疱形成。全口牙牙周探诊深度（PD）约1~3mm，且均有Ⅰ°左右松动，曲面体层片示全口牙牙槽骨有轻度吸收。

11、13、21、26、41大面积龋坏，叩痛（-），Ⅰ°松动，牙龈无异常，冷测疼痛；曲面体层片示冠部低密度影近髓，根尖孔闭合，未见根尖周低密度影。12位于牙弓舌侧，与11、13形成三角区，周围有大量菌斑堆积，大面积龋坏，叩痛（-），Ⅰ°松动，牙龈无异常，冷测疼痛；曲面体层片示冠部低密度影近髓，根尖孔闭合，未见根尖周低密度影。14、35、44、45中龋，叩痛（-），Ⅰ°松动，牙龈无异常。15口内及曲面体层片均未见。16、36、42、46大面积龋坏，叩痛（±），Ⅰ°松动，牙龈无异常；曲面体层片示冠部低密度影达髓腔，根尖孔闭合，可见根尖周低密度影。22、31、32、33、34大面积龋坏，叩痛（-），Ⅰ°松动，牙龈无异常；曲面体层片示冠部低密度影达牙本质深层，根尖孔闭合，未见根尖周低密度影。24位于牙弓舌侧，与23、25形成三角区，周围有大量菌斑堆积，大面积龋坏齐龈，龈上基本无正常牙体组织，叩痛（±），Ⅰ°松动，牙龈无异常；曲面体层片示冠部低密度影达髓腔，根尖孔未闭合，可见牙周膜增宽影像（图37-2，图37-3）。

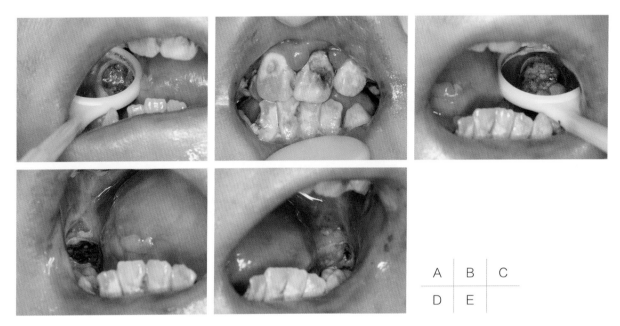

A	B	C
D	E	

图37-2 治疗前口内像
A. 16 𬌗面像 B. 正面𬌗像 C. 26 𬌗面像 D. 右侧下颌𬌗面像 E. 左侧下颌𬌗面像

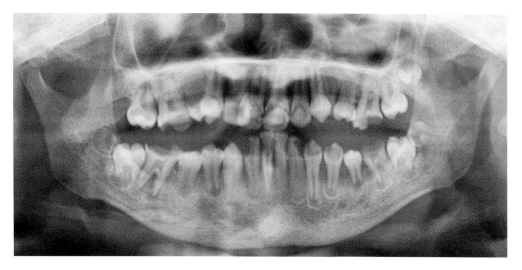

图 37-3 治疗前曲面体层片

【诊断】

1. 大疱性表皮松解症。
2. 15 先天缺失。
3. 24 残冠。
4. 11、13、21、26、41 慢性牙髓炎。
5. 12 慢性牙髓炎。
6. 14、35、44、45 中龋。
7. 16、36、42、46 慢性根尖周炎。
8. 22、31、32、33、34 深龋。

【临床决策分析】

（一）术式选择依据

　　患儿全身皮肤黏膜触碰易起血疱、口周皮肤黏膜瘢痕挛缩开口度较小，能进行的治疗操作有限，且患儿平日为避免起血疱只能进软食及流食，对咀嚼功能的要求不高。因此最主要的目标是控制牙源性疼痛、炎症及龋齿，不追求完美的根管治疗及充填效果，在操作完善度和避免创伤血疱之间寻找到平衡点，对于 24、12 这种位于牙弓外，且对咀嚼贡献有限又不易清洁容易堆积菌斑的牙齿不过于保守。

（二）术前评估

患儿开口度小，后牙区使用橡皮障困难，但考虑到黏膜皮肤碰触或使用吸唾器吸引时易起血疱，应尽量使用凡士林保证口周皮肤润滑，并使用橡皮障保护皮肤黏膜组织；患儿消化道黏膜亦较脆弱，应避免磨除的组织或暂封物掉落患儿口腔，防止误吞后划伤咽喉部及消化道壁，尽量保证患儿在治疗过程中的安全并减少创伤。

（三）治疗方案

1. 口腔卫生宣教。
2. 全口洁治。
3. 12、24 拔除。
4. 11、13、16、21、26、36、41、42、46 根管治疗。
5. 14、22、31、32、33、34、35、44、45 树脂充填。

（四）术后注意事项

患儿进软食及流食的习惯不能改变，且口腔卫生维护相对有难度，需定期复查，除检查是否有新发龋、继发龋等问题，还应注意定期涂氟及龈上洁治，与家长和患儿一起努力提高口腔卫生状况。

【治疗过程】

1. 初诊时，用挖匙去除上颌多颗前牙龋洞表面较软腐质后，Fuji IX 玻璃离子暂时充填，全口洁治及涂氟（图 37-4），延缓龋损进展后再逐一治疗。请口腔黏膜科医师会诊，给予对症治疗建议，予乳酸依沙吖啶溶液、复方盐酸金霉素软膏和口腔溃疡散 II 号。

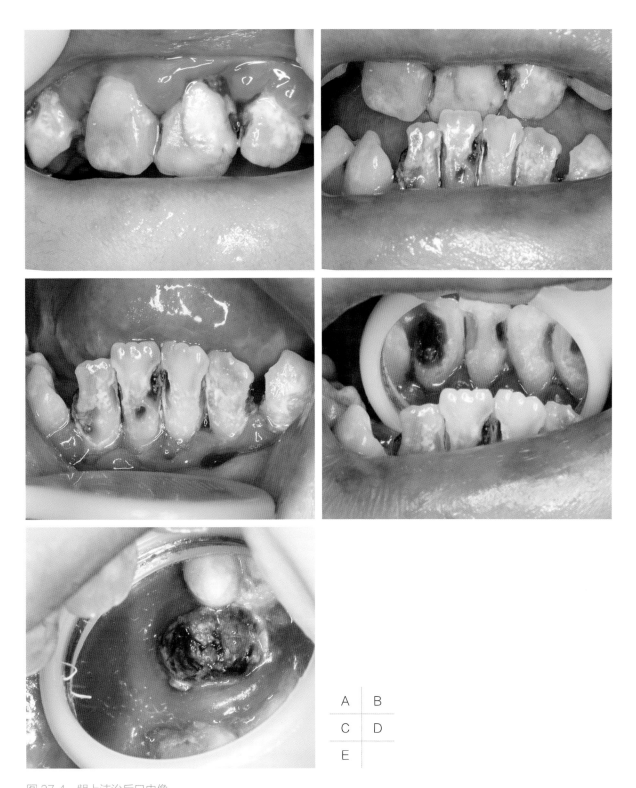

图 37-4 龈上洁治后口内像

A. 上颌前牙正面像　B. 上下颌前牙正面像　C. 下颌前牙正面像　D. 下颌前牙舌面像　E. 24 殆面像

A	B
C	D
E	

2. 每次复诊均强调口腔卫生的重要性，并指导患儿与家长如何维护口腔卫生。1 年多的复诊时间内，医师对患儿先后进行了以下治疗：①多次全口龈上洁治。②12、24 拔除。③11、13、16、21、26、36、41、42、46 根管治疗，其中 16（图 37-5）、26、36、46（图 37-6）进行了开口度限度内可以实施的根管预备，不追求完全到达工作长度（防止造成较大的血疱形成），根管内填充 Vitapex 糊剂。余牙使用 Protaper 预备至 F2 号，AH-Plus 糊剂 + 热牙胶根充。④14、22、31、32、33、34、35、44、45 行树脂充填，治疗过程中每 3 个月涂氟一次。

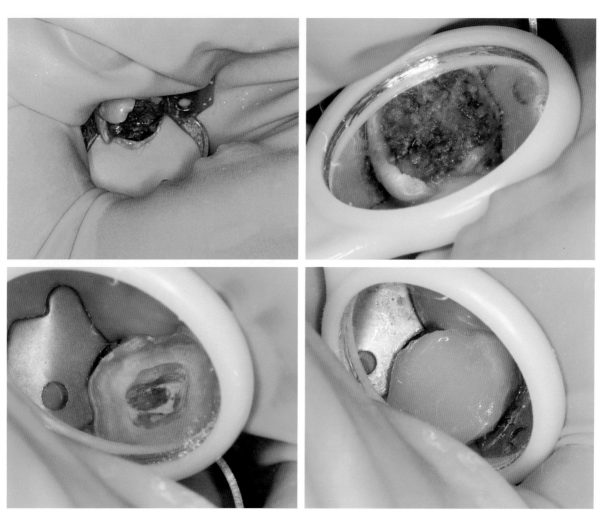

图 37-5　16 治疗过程口内像
A. 上橡皮障后　B. 治疗前　C. 放置根充糊剂后　D. 树脂充填后

A	B
C	D

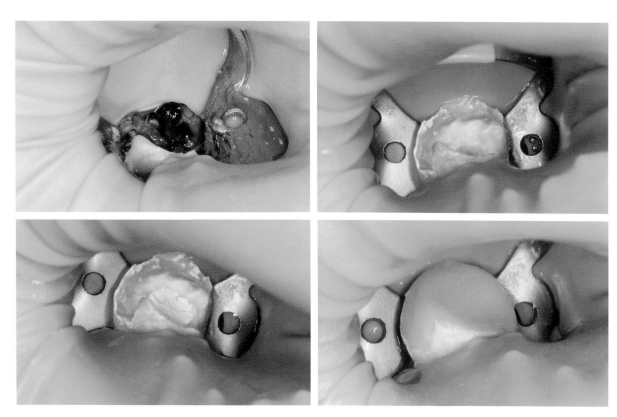

图 37-6　46 治疗过程口内像

A. 上橡皮障后　B. 放置根充糊剂后　C. ceivitron 垫底后　D. 树脂充填后

A	B
C	D

3. 每次治疗前在患儿口周及橡皮障会覆盖到的颊部涂布凡士林，治疗期间如果需要还会补涂，每次充填及根管治疗均使用橡皮障。因患儿每次治疗后口腔内会有一两个血疱生成需要恢复期，因此一般隔 2~3 周以上复诊一次，整个治疗周期为 1 年多。

【术后复查与预后】

治疗后 3 个月复查时患儿无不适，充填体未见异常（图 37-7），咀嚼效率提高。曲面体层片示多颗牙的根尖周病变缩小或消失（图 37-8）。行龈上洁治及涂氟治疗，口腔卫生宣教（特别针对下颌前牙舌侧）。17、27、37、47 均萌出且有浅到中等龋坏，因开口度受限无法上橡皮障或棉卷隔湿，分次行 17、37、47 去腐后，Fuji IX 玻璃离子充填。27 颊向倾斜严重，开口度范围内无法行龋洞充填治疗，且患儿诉该牙与 26 间常有食物嵌塞，与家长沟通后行拔除治疗。

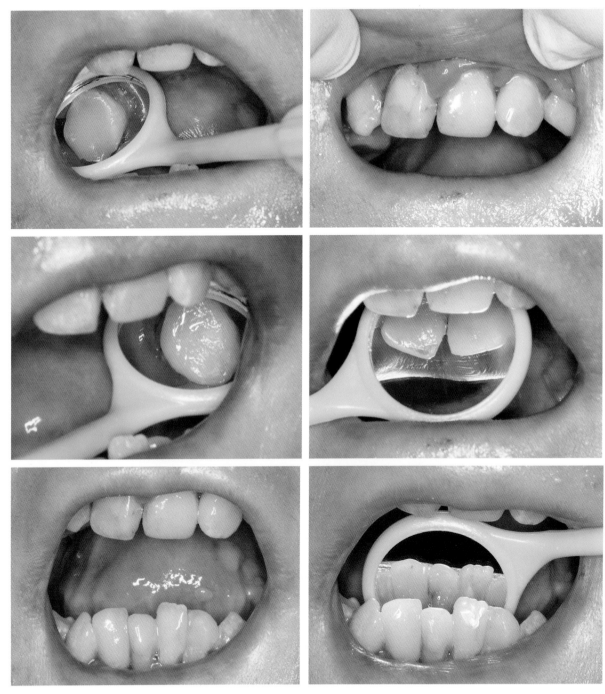

图 37-7　治疗后 3 个月复查口内像

A. 16 殆面像　B. 上颌前牙正面像　C. 26 殆面像　D. 上颌前牙舌面观

E. 上下颌前牙正面像　F. 下颌前牙舌面观

A	B
C	D
E	F

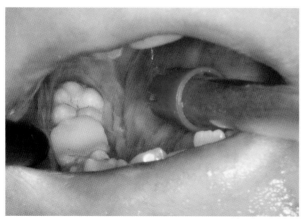

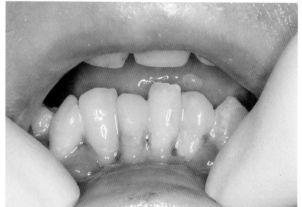

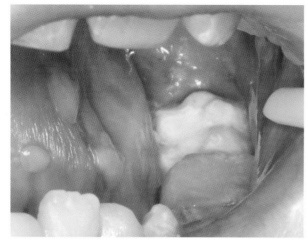

G	H
	I

图 37-7（续）

G. 右下后牙𬌗面像　H. 下颌前牙正面像　I. 左下后牙𬌗面像

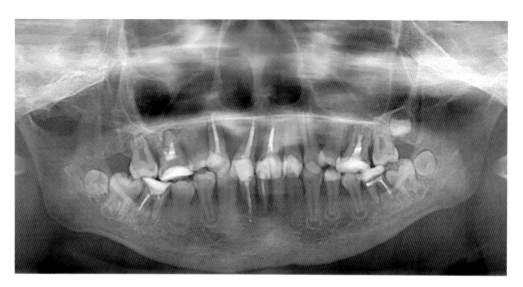

图 37-8　治疗后 3 个月复查曲面体层片

【经验与体会】

大疱性表皮松解症（epidermolysis bullosa，EB）是一种罕见的遗传疾病，表现为皮肤非常脆弱，因日常的轻微摩擦而反复发作起疱，不传染。约 5 万个新生儿中会有一个患 EB。所有种族都会患 EB，且男女比例相同。多数 EB 是遗传性的，偶尔也有因自体免疫引起的后天的大疱性疾病，称为获得性 EB。其与天疱疮鉴别诊断要点为先天性，皮损的疱大小不等，尼氏征阴性，且可通过免疫病理区分。

EB 分型如图 37-9 所示，根据皮肤裂隙位置不同分为单纯型 EB（EBS）、交界型 EB（JEB）、营养不良型 EB（DEB）以及金德乐综合征（KS）。其中多数单纯型 EB（EBS）和显性遗传营养不良型 EB（DDEB）为常染色体显性遗传；交界型 EB（JEB）和隐性遗传营养不良型 EB（RDEB）属于常染色体隐性遗传。本病例患儿即为常染色体隐性遗传营养不良型 EB（RDEB）。

本病例患儿每日早、晚清理包扎伤口基本需要 1 小时左右。其平时使用的外用药有莫匹罗星（百多邦）、烧伤膏、长皮膏、红霉素软膏、碘伏和生理盐水；使用的敷料有优拓敷料、凡士林纱布、无纺纱布和绷带。

EB 患儿的口腔黏膜容易受食物的摩擦以及温度的刺激，而出现表皮剥脱、糜烂，频发口腔糜烂和溃疡，或深在性口腔溃疡伴严重瘢痕和挛缩，重者可见伸舌受限和咀嚼困难。以营养不良型 EB（DEB）居多，特别是常染色体隐性遗传营养不良型 EB（RDEB），往往具有较严重的口腔黏膜损害。EB 患儿的龋失补指数（DMFT）明显高于对照组，张口度显著小于对照组（实验组中位数为 0.84~2.84cm，对照组为 4.3~4.9cm），唾液 pH 和缓冲能力与对照组没有显著差异。高患龋率主要与全身状况和牙釉质发育不全、进高营养软食和不能有效刷牙有关。

通过 1 年多的复诊治疗，术者逐渐积累经验，血疱产生的情况越来越少，患儿治疗的舒适度也逐渐提高，医患之间建立了良好的理解和信任关系。在口腔治疗前唇红及周围皮肤可能接触到橡皮障的位置均应使用凡士林保护，术中也应注意补涂凡士林，手法轻柔，尽量使用橡皮障，可较大程度避免血疱产生，同时避免次氯酸钠溶液灼伤或者碎屑吞咽划伤黏膜，治疗结束后产生的血疱应挑破并释放疱液，可缓解不适，并促进愈合。

皮肤裂隙位置	主要 EB 类型	主要 EB 亚型	靶向蛋白质
表皮内	单纯型（EBS）	基底层上型（suprabasal）	转谷氨酰胺酶 5，血小板亲和蛋白 1，桥斑蛋白，片珠蛋白
		基底层型（basal）	角蛋白 5/14，网蛋白，外营养蛋白 5（Slac2-b），大疱性类天疱疮抗原 1
透明板内	交界型（JEB）	交界型，泛发性	层粘连蛋白 -332，XVII 型胶原蛋白，整合素 α6β4，整合素 α3
		交界型，局限性	XVII 型胶原蛋白，层粘连蛋白 -332，整合素 α6β4
致密板下	营养不良型（DEB）	显性遗传营养不良型（DDEB）	VII 型胶原蛋白
		隐性遗传营养不良型（RDEB）	VII 型胶原蛋白
多种位置	金德乐综合征（KS）	—	Fermitin 家族同源蛋白 1（黏着斑蛋白 -1）

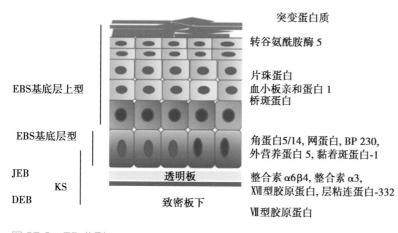

图 37-9　EB 分型

因上橡皮障的过程较困难，特别是后牙，有时候橡皮障滑到龈下较深部位后因患儿张口度有限难以摘除，尽量一次从头到尾完成一颗牙的全部治疗，特别是后牙；但从全身背景考虑，治疗时间又应尽量缩短，治疗时间过长患儿翼下颌皱襞处会因长期张口出现血疱，患儿躺于牙椅上，身体受压部位也容易出现血疱。因此，在治疗内容和治疗时间之间要寻找平衡点。对于 16 和 26 的治疗，因为张口度受限且口镜牵拉容易导致血疱产生，医师可能需要采取直视下开髓的体位，有时机头已经占据所有口腔可用的有限空间，无法看清视野，这就需要根据术者经验估计位置进行开髓及去腐，因此对于此类患儿的治疗需要积累经验循序渐进、不急于求成，可减少术者的压力及患儿治疗过程中的额外痛苦。

16、36、46 均有根尖周病变，且长期的炎症导致根管有钙化，开口度较小无法疏通根管进行预备和充填。目前姑息治疗后根尖周病变有缩小，但充填体的维护和定期复查十分重要，若后期出现继发龋或充填体脱落等情况可能会再次发生肿痛，只能根据实际情况再计划治疗方案。

本病例患儿拔除 12、24 和 27，其中 24 是残冠，几乎无正常的剩余牙体组织，且位于牙弓腭侧形成的三角区不易清洁，即使在无全身疾病背景的健康儿童中治疗计划也是拔除。但如果是健康儿童，其 12 和 27 是可以保留的，通过根管治疗或充填配合正畸治疗即可解决问题，但本病例患儿无法行正畸治疗、对咀嚼的要求不高，故 12 拔除后可解决拥挤导致的三角区不易清洁的问题；27 拔除后可解决食物嵌塞的问题，且可避免因 27 太过颊倾无法充填龋洞而后期发展成残冠残根更难拔除的情况。

治疗及复查过程中，可看到患儿的口腔卫生状况有明显改善，患儿和家长也更有信心维护口腔卫生，但个别部位如下颌前牙舌侧仍然清洁不到位，每次复查需仔细检查并向家长和患儿反馈，来共同努力维护口腔健康。

【小结】

1. 对于大疱性表皮松解症患儿，口腔治疗过程中要十分轻柔，唇红及皮肤上注意使用凡士林等润滑减少疱的产生，在单次尽量完成一颗牙全部操作和减少操作时间之间寻找平衡点。

2. 帮助患儿和家长养成口腔卫生保健习惯十分重要，不追求完美的治疗效果，以消除牙源性疼痛和肿胀，并尽量恢复一定咀嚼功能和美观为目的。

3. 患儿不能进食较硬的食物、对咀嚼功能的需求不高，且不可能行正畸治疗，因此对于龋坏较严重或位于牙弓外的牙齿不必过于保守，拔除患牙可简化治疗过程，减少患儿治疗痛苦并有助于维护口腔卫生。

【专家点评】

本病例是一个先天性大疱性表皮松解症的患儿，龋病及其导致的牙髓根尖周病变的总体治疗原则并没有改变，但需要看到，整个治疗过程的设计在遵循设计原则的基础上需要与患儿的全身情况相妥协。考虑到患儿的耐受程度和预后，术者提出针对患儿特殊情况的改良治疗方案，对有些常规可能保留的牙齿进行了拔除，对有些牙齿采取了相对简单的姑息治疗，既减轻了患儿的痛苦，也使得后期的效果更有保证。

本病例的治疗体现了很好的系统性。对于广发的严重龋坏，先对多颗牙齿龋洞简单挖匙去腐后用玻璃离子水门汀材料充填，可以延缓龋损的进展，争取治疗的时间。同时口腔卫生的维护和预防也必须同时做好。

先天性大疱性表皮松解症的患儿皮肤黏膜触碰易起血疱，极其痛苦，医师在诊治过程中从局部黏膜的保护，到寻找治疗时间的平衡点，从细节处体现了良好的爱伤观念，是一例成功的治疗范例。

（刘　鹤）

参考文献

1. 杨建强，杨卫平. 遗传性大疱性表皮松解症口腔黏膜损害特点分析. 中国优生与遗传杂志，2012，20（02）：129-130，125.

2. LEAL S C，LIA E N，AMORIM R，et al. Higher dental caries prevalence and its association with dietary habits and physical limitation in epidermolysis bullosa patients：a case control study. J Contemp Dent Pract，2016，17（3）：211-216.

掌跖角化 - 牙周破坏综合征

病例提供者：杨媛

【基本信息】

患儿，男，4 岁。2 年来乳牙松动，逐渐脱落。患儿 2 岁时乳前牙出现松动，咀嚼无力，伴随全口牙龈反复肿痛，有口臭。服用抗菌药物，牙龈肿痛症状缓解，但反复发作。在当地医院进行牙周袋冲洗、上药治疗，症状没有明显改善，随后其他乳牙也出现松动，陆续脱落。

患儿出生后 4 个月双侧脚掌出现皮肤干燥、角化，随后手掌、膝盖部也发现皮肤的角化现象，随年龄逐渐加重，角化具有冬重夏轻的季节波动性。严重时足部皲裂出血，影响行走。在北京大学第三医院皮肤科诊断为"掌跖角化症"，局部使用维 A 酸软膏，角化改善不明显。

患儿全身发育未见明显异常，智力正常。无同胞兄弟姐妹，家族三代以内无类似患者。父母非近亲结婚，掌跖皮肤正常，口腔检查牙齿无异常松动和缺失。

【临床检查】

只剩余四颗第二乳磨牙，Ⅲ°松动，周围牙龈暗红色，松软，探诊有溢脓。牙龈退缩 2~3mm，牙周袋深 7~8mm（图 38-1）。3 岁时拍摄的曲面体层片示全口牙齿、牙槽骨存在不同程度的吸收，上下颌切牙缺失（图 38-2A）。4 岁时拍摄的曲面体层片示第二乳磨牙牙槽骨吸收到根尖水平，牙槽嵴低平，其他乳牙缺失（图 38-2B）。

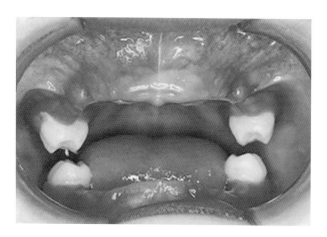

图38-1 就诊时口内像

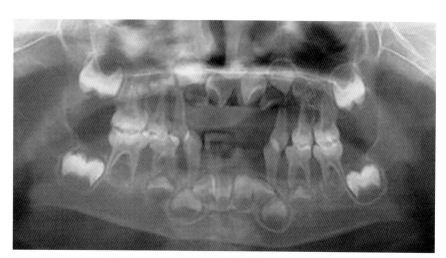

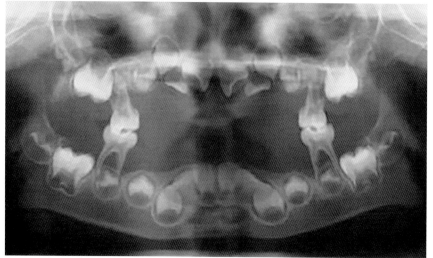

图 38-2 曲面体层片

A. 3岁时曲面体层片 B. 4岁时曲面体层片

双侧手掌、指关节、足部皮肤大片的发红、角化和脱屑。双侧手掌的角化延伸至大小鱼际和腕部，角化区可见多处深皲裂（图 38-3A）。足部皮肤角化累及足底、足弓侧方至足跟部（图 38-3B）。皮损界限清楚，左右对称。双侧膝部皮肤可见 3.5cm×4cm 的皮肤角化区（图 38-3C），臀部和骶骨部位皮肤也可见局限性角化（图 38-3D）。

实验室检查： 血清磷水平升高 1.70mmol/L（正常值范围 0.81~1.46mmol/L），血清中乳酸脱氢酶水平升高 259U/L（正常值范围 109~245U/L）。基因检测发现患儿存在组织蛋白酶 C（cathepsin C，CTSC）基因的复合型杂合突变，突变同时来源于父亲的缺失突变 c.112delCCTG 和母亲的错义突变 c.851G>A（p.S284N）。

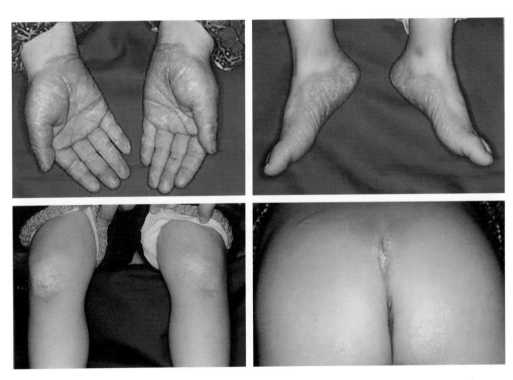

图 38-3 初诊时患儿皮肤角化部位

A. 手掌皮肤角化 B. 足部皮肤角化 C. 膝部皮肤角化 D. 骶骨部位皮肤角化

A	B
C	D

【诊断】

掌跖角化 - 牙周破坏综合征。

【临床决策分析】

（一）治疗方案

1. 拔除 4 颗第二乳磨牙，全口义齿修复，恢复患儿的咀嚼功能。

2. 患儿家在外地，不能定期来京复查，联系当地医院进行定期复查，观察恒牙萌出情况。

3. 恒牙萌出后进行牙周的支持治疗，调改义齿。

（二）术后注意事项

维护口腔卫生，定期复查。

【治疗过程】

2004 年 3 月，拔除松动的 4 颗第二乳磨牙（图 38-4A），进行全口义齿修复（图 38-4B）。

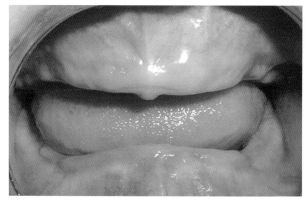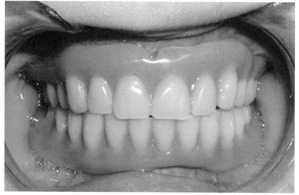

图 38-4　拔牙后进行全口义齿修复
A. 拔除第二乳磨牙　B. 全口义齿修复缺失牙

A ｜ B

【术后复查与预后】

1. 治疗后 10 年复查 2014 年 7 月患儿再次到北京大学口腔医院复查，其掌跖皮肤角化未见明显改善。口腔内恒牙正常萌出，牙龈颜色形态基本正常，牙龈探诊深度 2~3mm，无牙龈退缩和溢脓，牙齿无松动（图 38-5）。

2. 治疗后 11 年复查 2015 年 7 月因牙龈出血、口臭半年再次来京就诊。检查发现口腔卫生情况较差，牙龈充血水肿，以上下颌前牙为重。牙周袋探诊深度 3~5mm，牙龈出血，上颌前牙Ⅰ°松动。前牙深覆盖，下颌前牙咬至上颌切牙龈乳头（图 38-6）。根尖片示前牙区和第一恒磨牙存在骨吸收。转诊牙周科进行系统治疗。

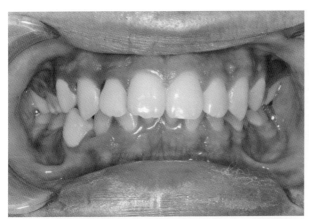
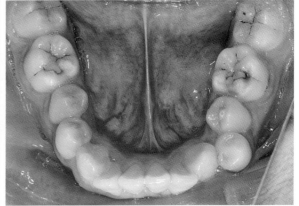
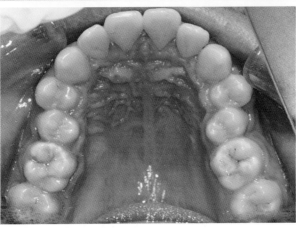

A	B
C	

图 38-5　治疗后 10 年复查口内像
A. 正面𬌗像　B. 下颌𬌗面像　C. 上颌𬌗面像

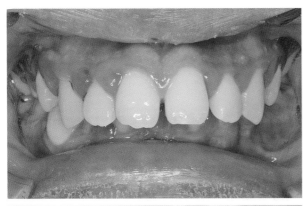
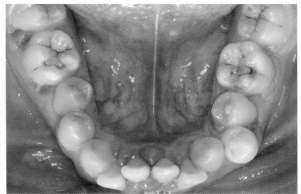
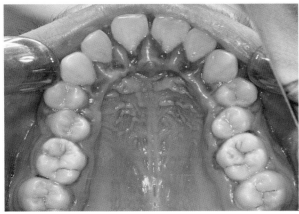

图 38-6　11 年后复查口内像
A. 正面𬌗像　B. 下颌𬌗面像　C. 上颌𬌗面像

【经验与体会】

　　根据患儿典型的临床表现诊断为掌跖角化 - 牙周破坏综合征，其主要表现是掌跖皮肤过度角化和早发性牙周炎。这是一种临床上很罕见的遗传性疾病，遗传方式为常染色体隐性遗传，文献报道其发病率仅为 1/100 万 ~4/100 万。临床上我们之前记录的类似病例也仅有 2~3 例，均表现为乳牙牙周炎症和牙齿早失，但皮肤角化轻微或不明显，可疑掌跖角化 - 牙周破坏综合征。本病例患儿的临床表现非常典型，因此诊断比较明确。随着文献对疾病的认识和基因检测技术的发展，我们收集到患儿和其父母的血液标本进行了基因学的检查，也证实了疾病的诊断。基因技术的发展为此类遗传性疾病的确诊提供了可靠的依据。在今后的临床工作中遇到类似不典型的病例，可以通过基因技术来辅助诊断。

第一次接诊掌跖角化 - 牙周破坏综合征患儿时，我们没有太多的经验可以参考。最初就诊时患儿牙周破坏情况已经很严重了，大部分乳牙已缺失，剩余的 4 颗第二乳磨牙牙槽骨也吸收到根尖，因此治疗上没有太多的选择，在拔除剩余的 4 颗牙齿后进行了全口义齿修复，恢复患儿的颌间高度和咀嚼功能，以利于他颌骨的正常发育，对患儿的容貌改善和心理方面也有积极的作用。患儿全口义齿修复后就可以进行正常咀嚼，家长很满意术后的效果。文献指出患儿的牙周情况在乳牙全部脱落后恢复正常，但是恒牙萌出后会出现牙周的再次感染，因此指导患儿及家长认真进行患儿口腔卫生清洁，定期牙周维护，以清除牙周病原微生物，防止恒牙也受感染是患儿随诊治疗的重点。

研究发现该疾病实际上属于一种常染色体隐性遗传病，患儿早发性的牙周重度破坏，造成牙齿早失是由于其相关基因的缺陷所导致的。Toomes 和 Hart 等人最早研究显示组织蛋白酶 C 基因是疾病的致病基因，该基因突变导致机体的免疫反应失调，中性粒细胞、T 细胞和 B 细胞的功能障碍，抑制了对病原微生物引起的牙周组织感染的免疫和炎症反应。此外，也有学者认为组织蛋白酶 C 基因参与上皮细胞的分化和脱落，该基因突变增加了牙周组织对炎症的易感性。

对此类患儿进行长期追踪观察的文献报道较少。对本病例患儿长达 10 年的观察中，我们发现乳牙脱落后恒牙能够正常萌出，在积极进行菌斑控制和专业的牙周维护下，恒牙的牙周状况维持良好。但是由于学业紧张，患儿半年内住校没有监护人的督促，没有认真刷牙，半年后就出现了明显的牙周病变，表现为牙龈出血伴口臭，临床检查有牙周袋形成、牙槽骨丧失及牙齿松动和移位。这种变化提示菌斑的控制对于患者牙周健康的维护非常重要，由于患者存在自身免疫的缺陷，一旦牙周破坏启动，疾病进展将非常迅速，会导致牙周病的复发，如果不加干预，会导致恒牙的快速脱落。

【小结】

1. 患儿由于牙齿松动早失往往会到口腔科就诊，需要口腔科医师能认识并正确的诊断这一罕见的遗传性疾病。

2. 乳牙列的牙周炎症对于常规的牙周治疗效果较差，拔除患牙为恒牙萌出创造了良好条件。

3. 菌斑的控制对于患儿恒牙列的牙周健康维护非常重要。一旦牙周破坏启动，疾病将迅速进展。

【专家点评】

掌跖角化 - 牙周破坏综合征是一种罕见的常染色隐性遗传性掌跖外胚叶发育不良型，其特点为手掌和足跖部皮肤的过度角化、脱屑，牙周组织迅速、重度破坏。目前的研究显示组织蛋白酶 C 基因是主要致病基因，位于常染色体 11q14-q21。组织蛋白酶 C 是一种含半胱氨酸的溶酶体二肽酶，在上皮组织和免疫炎症细胞如中性粒细胞、细胞毒性的淋巴细胞、自然杀伤细胞、牙槽骨内巨噬细胞以及肥大细胞中表达较高，主要功能是去除蛋白质或肽链 N- 末端的二肽，激活免疫炎症细胞中多种丝氨酸蛋白酶，包括组织蛋白酶 G、中性粒细胞丝氨酸蛋白酶、弹性酶和蛋白酶 3，这些蛋白酶的失活会导致机体的免疫反应失调。

掌跖角化 - 牙周破坏综合征患儿常以牙齿松动脱落来口腔科就诊。因本病例已在综合医院的皮肤科确诊，临床结合典型的口腔表现诊断并不困难。而对首诊于口腔科的低龄儿童，如果表现为牙周组织重度炎症、牙齿松动脱落、牙根无明显吸收的情况，应重点检查患儿手掌、脚掌和膝盖部位，如发现皮肤的过度角化则应高度怀疑为掌跖角化 - 牙周破坏综合征，疾病诊断的金标准是检测到组织蛋白酶 C 基因突变及血清中组织蛋白酶 C 活性降低。

对本病的治疗目前尚没有特效方法可以恢复突变基因的功能，临床医师可以进行干预的措施主要是改善口腔卫生状况，缓解牙周炎症，降低牙周组织的破坏速度，尽可能延长牙齿在口腔内的存留时间，因此定期复查、进行专业口腔健康维护非常重要，而本病例的病情发展情况充分证明了这一点。患儿在定期专业牙周维护的 10 年中，恒牙能够正常萌出且牙周状况维持良好，而一旦放松了口腔卫生维护，仅仅半年就出现了明显的牙周病变，且进展非常迅速。

掌跖角化 - 牙周破坏综合的治疗还有一个关键点是及时拔除重度牙周炎症的乳牙。有研究显示患者的牙周袋中伴放线聚集杆菌为牙周优势菌，可能在牙周组织破坏中发挥重要作用。因此建议在第一颗恒牙萌出至少 6 个月前，应将所有乳牙拔除以去除病原体，防止恒牙受到感染，且建议在拔牙前 2 周口服抗生素以控制致病菌。本病例患儿在恒牙萌出前及时拔除了感染乳牙，促进了恒牙的牙周组织健康。

（赵玉鸣）

参考文献

1. GORLIN R J, SEDANO H, ANDERSON V E.The syndrome of palmar-plantar hyperkeratosis and premature periodontal destruction of the teeth. A clinical and genetic analysis of the papillon-lefèvre syndrome.J Pediatr, 1964 (65): 895-908.

2. HART T C, HART P S, BOWDEN D W, et al. Mutations of the cathepsin C gene are responsible for Papillon-Lefèvre syndrome. J Med Genet, 1999, 36 (12): 881-887.

3. TOOMES C, JAMES J, WOOD A J, et al. Loss-of-function mutations in the cathepsin C gene result in periodontal disease and palmoplantar keratosis. Nat Genet, 1999, 23 (4): 421-424.

4. DE HAAR S F, JANSEN D C, SCHOENMAKER T, et al. Loss of function mutations in cathepsin C in two families with Papillon-Lefèvre syndrome are associated with deficiency of serine proteinases in PMNs. Human Mutation, 2004, 23 (5): 524.

5. PHAM C T, LEY T J. Dipeptidyl peptidase I is required for the processing and activation of granzymes A and B in vivo. Proc Natl Acad Sci USA, 1999, 96: 8627-8632.

6. PIMENTEL S P, KOLBE M F, PEREIRA R S, et al. Papillon-Lefèvre syndrome in 2 siblings: case report after 11-year follow-up. Pediatr Dent, 2012, 34 (7): e231-236.

7. WANG XW, LIU Y, LIU Y, et al. Long-term change of disease behavior in Papillon-Lefèvre syndrome: Seven years follow-up. Eur J Med Genet, 2015, 58 (3): 184-187.

8. WIEBE C B, HÄKKINEN L, PUTNINS E E, et al. Successful periodontal maintenance of a case with Papillon-Lefèvre syndrome: 12-year follow-up and review of the literature. J Periodontol, 2001, 72 (6): 824-830.

中性粒细胞减少症致牙周损害

病例提供者：吴晓冉

【基本信息】

患儿，女，2.5 岁。1 个月前家长发现患儿右上颌前牙牙龈处"溃疡"，牙龈红肿，"溃疡"持续约 0.5 个月后愈合，后出现牙龈退缩，牙龈红肿未减轻，并发现牙齿松动。近期无发热、乏力等症状。患儿自出生后频繁发热。曾于儿童医院就诊，无明确诊断。服用"羧甲淀粉钠溶液"及其他中草药类药物（具体不详）调节免疫力。

患儿出生为 41 周剖宫产。曾诊断为贫血，未治疗。患儿之前的血常规检查结果可见自出生后 7 个月至 2.5 岁患儿多次进行了血常规检查，中性粒细胞百分比及中性粒细胞绝对值均明显降低，中性粒细胞百分比最低为 3.3%，最高为 13.2%（正常值范围 40%~75%）；中性粒细胞绝对值最低为 0.22×10^9/L，最高为 1.41×10^9/L，正常值范围 1.8×10^9~6.3×10^9/L。免疫学检查发现 IgG 和 IgA 升高；CD3（T 淋巴细胞亚群总数）、CD4（辅助性 T 细胞亚群）、NK-C（自然杀伤细胞）均降低。病毒学检查可见 EBV-CA-IgG(＋)和 EBV-NA-IgG(＋)。患儿曾行骨髓穿刺检查，结果显示骨髓增生活跃，粒细胞系统增生减低，各阶段比值减低，部分成熟阶段细胞可见中毒颗粒，嗜酸性粒细胞易见；红细胞系统增生尚可，粒红比例偏低，形态大致正常；巨核细胞及血小板不减少；成熟淋巴细胞比值增高；浆细胞易见。

【临床检查】

乳牙列，口腔卫生差，大量软垢。全口牙龈红肿明显，质地松软，探易出血。51、52 牙龈退缩 3~4mm，余牙牙龈退缩 1~2mm。

51、71、81Ⅲ°松动，52、61、62、82Ⅱ°松动，53、54、55、64、72、73、83Ⅰ°松动（图 39-1）。曲面体层片示：全口牙槽骨不同程度吸收，前牙区明显（图 39-2）。

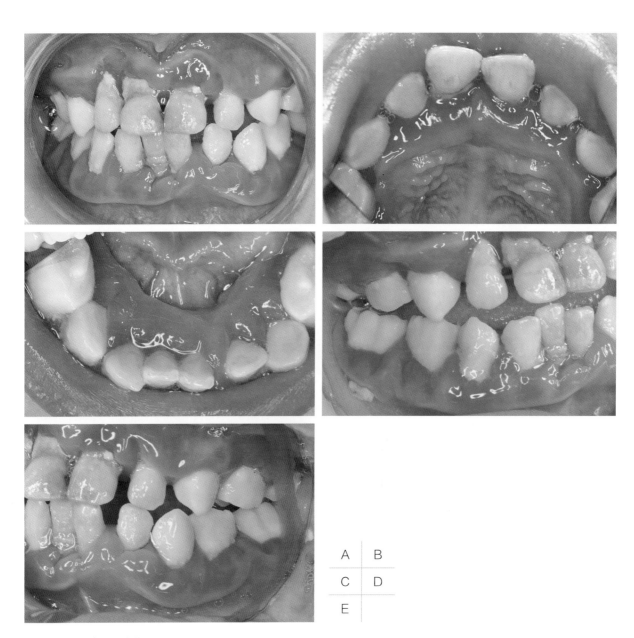

A	B
C	D
E	

图 39-1 初诊时口内像

A. 正面𬌗像　B. 上颌𬌗面像　C. 下颌𬌗面像　D. 右侧𬌗像　E. 左侧𬌗像

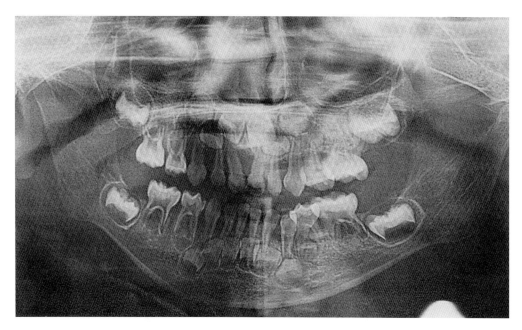

图 39-2 初诊时曲面体层片

可见全口牙槽骨不同程度吸收，前牙区明显

【诊断】

中性粒细胞减少症相关性牙周炎。

【临床决策分析】

（一）诊断依据及鉴别诊断

中性粒细胞减少症是外周血中性粒细胞绝对值计数（白细胞总数 × 中性粒细胞百分比）减少。粒细胞减少症的主要合并症为感染，包括肺部感染、口腔感染、皮肤感染等。口腔感染主要表现为牙龈红肿、糜烂，牙齿松动，牙槽骨吸收，同时易出现牙龈坏死性溃疡，常被灰白色或黑色假膜覆盖。

本病例患儿血常规检查有明显的中性粒细胞减少，且临床表现与其相关的牙周感染符合，可诊断为中性粒细胞减少症相关性牙周炎。同时，血常规检查未发现磷酸酯酶降低，及血磷、血钙异常，排除低磷酸酯酶症，并曾于北京大学口腔医院牙周科就诊，行牙龈组织切取活检术，排除朗格汉斯组织细胞增多症。临床检查患儿手脚皮肤，排除掌跖角化 - 牙周破坏综合征（图 39-3）。

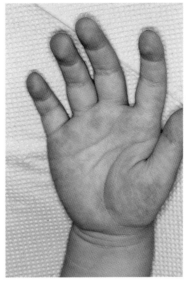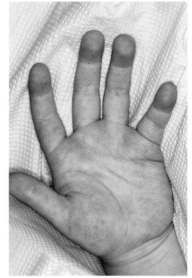

图 39-3　患儿手部皮肤
A. 右手　B. 左手

A ｜ B

（二）患儿状态及治疗方案选择分析

中性粒细胞减少症患者口腔并发症预后与全身状况改善情况相关，如外周血中性粒细胞绝对值升高后，牙周状况会出现明显好转。因此，积极改善全身状况是治疗的基础。

由于患儿牙周感染症状明显，牙龈红肿、糜烂严重，需进行牙周治疗，但患儿年龄较小，配合程度低，牙周治疗需逐步实施，轻柔操作。同时由于患儿有明显的出血、疼痛等症状，患儿家长之前未能进行良好的口腔清洁，故需进行长期的口腔卫生宣教及良好的口腔卫生指导。

（三）治疗方案

1. OHI。
2. 牙周基础治疗。
3. 择期拔除Ⅲ°松动牙。
4. 综合医院就诊，改善全身状况。

（四）术中、术后注意事项

1. 患儿抗感染能力降低，牙周治疗及拔牙治疗时需尽量避免感染，同时拔牙操作应选择在患儿全身状况较好时进行。

2. 需进行长期随访，积极对患儿家长进行口腔卫生指导。

【治疗过程】

1. 初诊　洁治，并建议患儿于综合医院就诊以改善全身状况。

2. 初诊后 4 个月（2 岁 10 个月）复诊　右侧面部肿胀 3 天，伴发热。

检查：

（1）右侧下颌下区及右侧面部肿胀。

（2）84 未见龋坏，Ⅰ°松动，颊舌侧牙龈灰色坏死状，右侧下颌区牙龈广泛性红肿，未扪及波动感。

（3）血常规检查：中性粒细胞绝对值为 0.58×10^9/L，中性粒细胞百分比 9.2%。

（4）曲面体层片示前牙区牙槽骨吸收加重，几乎达根尖水平，64、84 牙槽骨吸收明显，根分歧下有透影区（图 39-4）。

处置： 请口腔外科医师会诊，认为患儿中性粒细胞过低，拔牙后感染风险较大，建议局部用药，全身情况改善后拔牙。

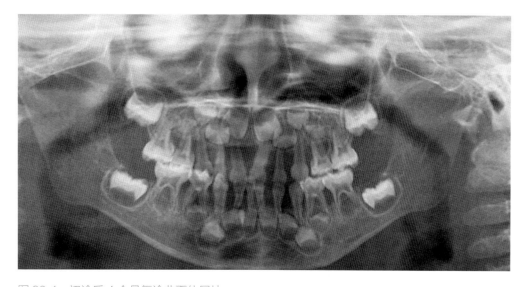

图 39-4　初诊后 4 个月复诊曲面体层片

（1）局部清洁，上碘甘油，予复方氯己定含漱液。

（2）后患儿家长一直未复诊拔牙，且未进行复查。

3. 初诊后 14 个月（3 岁 8 个月）复诊　多颗牙齿自行脱落。自述半年前发热合并中耳炎，1~2 个月前牙齿陆续脱落。

检查（图 39-5）：

（1）口腔卫生差，大量软垢及食物残渣。

（2）全口龈缘红肿，牙龈退缩 2~3mm。84 颊侧牙龈退缩至根尖，牙根基本完全暴露。

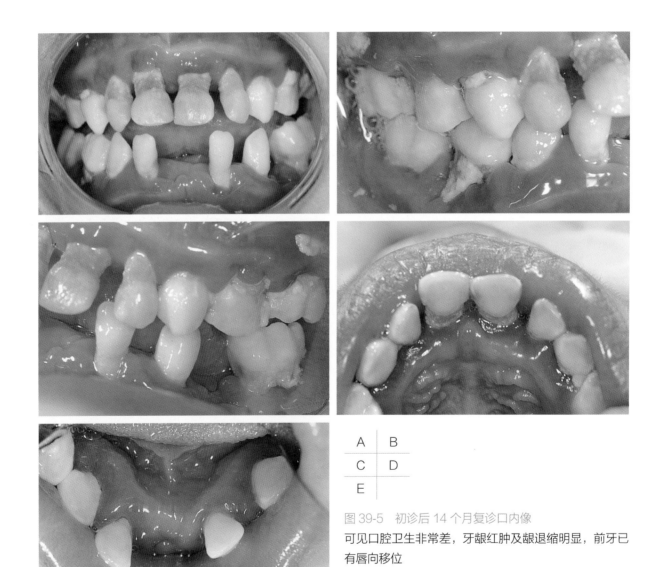

A	B
C	D
E	

图 39-5　初诊后 14 个月复诊口内像

可见口腔卫生非常差，牙龈红肿及龈退缩明显，前牙已有唇向移位

A. 正面𬌗像　B. 右侧𬌗像　C. 左侧𬌗像　D. 上颌𬌗面像　E. 下颌𬌗面像

（3）71、74、81缺失，51、72、75、82、84Ⅲ°松动。

（4）血常规检查：中性粒细胞百分比4.4%，中性粒细胞绝对值为0.25×10⁹/L。

处置：

（1）OHI，洁治。

（2）建议拔除Ⅲ°松动牙齿。家长拒绝，要求择期治疗。

4. 初诊后17个月（3岁11个月）复诊

检查：84牙龈退缩至根尖，远中根完全暴露，根分歧区可见硬组织团块，似恒牙胚。根尖片示84周围牙槽骨吸收至根尖，44恒牙胚发育Nolla 3期，位于乳牙根分歧区。

处置：拔除84，可见恒牙胚脱出（**图39-6**）。

5. 其余牙治疗过程见**表39-1**。

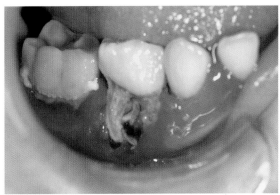
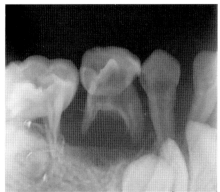
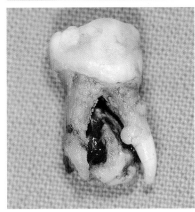
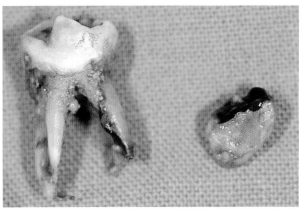

图39-6 初诊后17个月复诊口内像及根尖片

A. 可见84颊侧牙龈退缩至根尖，根分歧区硬组织团块 B. 根尖片可见牙槽骨吸收至根尖 C. 拔除84，可见根分歧区硬组织为恒牙胚 D. 84及恒牙胚

A	B
C	D

表 39-1　其余牙齿治疗过程

日期	牙位	临床检查	诊断	处置	
初诊后 19 个月（4 岁 1 个月）	75	Ⅲ°松动，牙龈退缩 4mm，牙龈红肿	75 重度牙周炎	拔除	
初诊后 21 个月（4 岁 3 个月）		36、46、31、41 萌出		全口洁治	
	52、61、62、72、82	Ⅲ° 松动，牙龈退缩 4~6mm	52、61、62、72、82 重度牙周炎	建议拔除	患儿不合作，未能拔除松动牙
	54、64	Ⅱ°松动，牙龈退缩 5mm，根分歧暴露	54、64 重度牙周炎		
	85	Ⅱ°松动，远中移位，牙龈退缩 3mm	85 重度牙周炎		
初诊后 27 个月（4 岁 9 个月）	51、52、61、71、72、74、75、81、84	缺失		全口洁治	患儿家长要求择期拔牙
	16、31、36、41、46	萌出			
初诊后 45 个月（6 岁 3 个月）	55、65	牙根基本完全暴露，近中倾斜，Ⅲ°松动	55、65 重度牙周炎	65 拔除	
	53、63、73、83	牙根暴露 1/2，Ⅲ°松动	53、63、73、83 重度牙周炎	建议拔除	
	16、26	萌出 2/3，不松动		洁治	
	31、32、36、41、42、46	萌出 2/3，Ⅰ°松动			
初诊后 47 个月（6 岁 5 个月）				55 拔除	

【术后复查与预后】

　　由于牙槽骨吸收明显，患儿多颗牙齿出现早萌，且第一恒磨牙出现牙根暴露、根面龋。在后续复查中，对根面龋进行了治疗，并对早萌牙齿进行了窝沟封闭，防止过早发生龋坏。同时，在多次口腔卫生指导后，患儿的口腔卫生也得到了一定程度的改善，牙龈红肿情况较前有明显减轻。

　　初诊后 50 个月复查时，可见经过反复口腔卫生宣教及椅旁口腔清洁指导、洁治，患儿口腔卫生较前有明显改善，牙龈红肿逐渐消退，但因牙槽骨吸收明显，多颗牙齿缺失，且仍有松动牙未拔除，影响患儿咬合，前牙区较多间隙，对口腔清洁造成一定困难，牙龈仍有轻微红肿（后续复查过程中松动牙相继拔除或自行脱落）（图 39-7）。

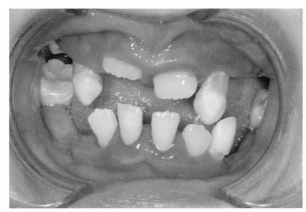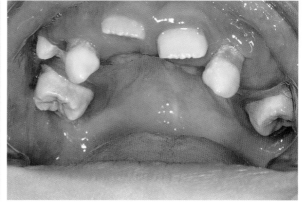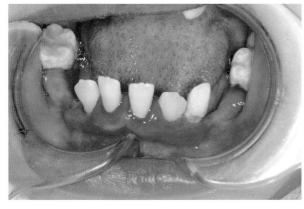

A	B
C	

图 39-7　初诊后 50 个月复查口内像

A. 正面𬌗像　B. 上颌𬌗面像　C. 下颌𬌗面像

初诊后 53 个月复查时拍摄曲面体层片，可见上下颌牙槽骨吸收明显，多颗恒牙胚缺失，牙齿早萌（图 39-8）。

初诊后 63 个月复查时，患儿中性粒细胞减少情况也得到了较好的改善，此时中性粒细胞绝对值为 1.63×10^9/L（正常值范围 1.8×10^9~6.3×10^9/L），初诊前最低为 0.22×10^9/L，最高为 1.41×10^9/L；中性粒细胞百分比为 44.9%（正常值范围 40%~75%），初诊前最低为 3.3%，最高为 13.2%。为后续的治疗提供了良好的基础（表 39-2）。

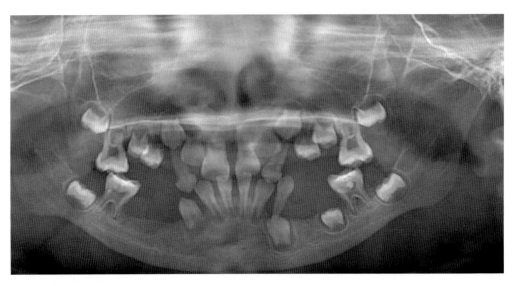

图 39-8 初诊后 53 个月复查曲面体层片
可见上下颌牙槽骨吸收明显，多颗恒牙胚缺失，牙齿早萌

表 39-2　复查及后续其他治疗情况

日期	牙位	临床检查	诊断	处置	其他
初诊后 49 个月 （6 岁 7 个月）	46	颊侧龈退缩 2mm，颈部及𬌗面龋坏	46 深龋	充填	
	14	颊尖萌出			
初诊后 50 个月 （6 岁 8 个月）	14	完全萌出	14 早萌，深窝沟	窝沟封闭	
	36	牙颈部暴露，颈部及𬌗面龋坏，不松动	36 深龋	充填	
初诊后 53 个月 （6 岁 11 个月）	16	颊侧及𬌗面龋坏	16 中龋	充填	洁治
初诊后 54 个月 （7 岁）	26	𬌗面龋坏	26 中龋	充填	
	15	𬌗面萌出	15 早萌，深窝沟	窝沟封闭	
初诊后 59 个月 （7 岁 5 个月）	24、25	𬌗面萌出	24、25 早萌，深窝沟	窝沟封闭	洁治
	63	牙根暴露 2/3，Ⅲ°松动	63 重度牙周炎	拔除	
	43	牙尖萌出	43 早萌		
初诊后 63 个月 （7 岁 9 个月）	73	牙根暴露 2/3，Ⅲ°松动	73 重度牙周炎	拔除	洁治

【经验与体会】

　　本病例为全身疾病相关的牙周损害，在临床中相对少见。患儿发病年龄小，牙周损害严重。在接诊到此类患儿时，应积极寻找全身背景因素，以便能够做到更好地对因治疗。

　　本病例患儿复查时间较长，在整个治疗与复查过程中，有以下几点经验教训可与大家分享：

　　1. 由于牙周组织感染及破坏主要与全身状况相关，在治疗方面，积极治疗全身疾病，改善全身状况是最终的解决方案。此患儿在初诊治疗之前，家长对其全身背景对口腔感染的影响没有足够的认识，仅仅自服了一些"提高免疫力"类药物。后续患儿家长就诊于综合医院，经过5年多治疗，患儿中性粒细胞百分比及绝对值得到较大幅度的提升，也为口腔牙周组织感染的控制提供了良好的基础。

2. 此类患儿由于牙周组织感染，牙龈红肿溃疡，患儿及家长由于疼痛、牙龈出血等原因，常不能保持良好的口腔卫生，导致牙周感染的进一步加重，因此，口腔科医师接诊时，帮助患儿保持良好的口腔卫生状况是非常重要的。此时的口腔卫生宣教应不仅局限于口头宣教，还应在椅旁进行示范，教会家长如何进行口腔清洁，同时尽量缩短复诊间隔，督促患儿及家长保持口腔卫生。

3. 由于患儿年龄较小，不能配合门诊治疗，且家长对拔牙一直存在疑虑，因此，本病例患儿牙槽骨吸收明显的多颗乳牙未能得到及时拔除，后期34、45恒牙胚在乳牙脱落后自行排出而缺失，44恒牙胚也因牙槽骨吸收明显而在74拔除后脱落，这提示我们由于严重的牙周组织感染，牙槽骨吸收非常明显时，会影响到恒牙胚的发育，甚至导致其被动排出而脱落。因此，对于牙槽骨吸收明显的牙齿，建议全身状况允许的条件下尽早拔除，避免损害到恒牙胚。

4. 由于牙槽骨吸收，牙龈退缩，患儿口腔卫生不佳，恒牙萌出后容易发生根面龋，但由于牙龈易出血，且刚萌出恒牙牙本质小管粗大，比较敏感，可考虑先用玻璃离子类材料进行充填。

【小结】

1. 对于由于全身疾病导致的牙周损害，积极治疗全身疾病，改善全身状况是牙周治疗的基础。

2. 治疗过程中应严格做到定期复查，缩短复查时间，清除软垢、牙石等牙周刺激因素，以最大限度地保护牙周组织，减少牙槽骨的破坏。

3. 对此类患儿应进行良好的口腔卫生宣教，包括积极的椅旁口腔卫生保健及对患儿口腔卫生状况的监督。

4. 对于牙槽骨吸收严重的乳牙，在全身状况允许的情况下要尽早拔除，避免对恒牙胚的进一步影响。

【专家点评】

导致儿童牙齿过早脱落的全身相关性疾病主要有中性粒细胞减少症、低磷酸酯酶症、掌跖角化-牙周破坏综合征和朗格汉斯细胞组织细胞增多症。需要根据患儿的口腔情况、全身情况，以及血常规、血生化等实验室检查，甚至病理检查等进行鉴别诊断，术者一一进行了排查。

中性粒细胞减少症的患者由于中性粒细胞的数量减少，全身抵抗力下降，经常出现发热等情况。其中有一种周期性中性粒细胞减少症的患者，呈现周期性的变化，比如每3~4周就出现发热。对于这种患者，注意可能一次检查不能发现异常，需要选择不同的时间点多次进行血常规检查。

此类患者口腔卫生的维护和及时治疗非常重要，遗憾的是没能得到家长的有效配合，导致出现严重的累及恒牙胚的后果。后期加强与家长的沟通交流，强化口腔卫生和定期检查治疗仍将是一个长期的工作，合适的时机还需选择过渡性修复，以刺激牙槽骨的发育为将来修复创造条件。

（刘　鹤）

参考文献

1. ANTONIO A G，ALCANTARA P C，RAMOS M E，et al.The importance of dental care for a child with severe congenital neutropenia：a case report. Spec Care Dentist，2010，30（6）：261-265.

2. CHEN Y，FANG L，YANG X.Cyclic neutropenia presenting as recurrent oral Ulcers and periodontitis. J Clin Pediatr Dent，2013，37（3）：307-308.

3. FILLMORE W J，LEAVITT B D，ARCE K . Dental extraction in the neutropenic patient. J Oral Maxillofac Surg，2014，72（12）：2386-2393.

Axenfeld-Rieger 综合征口腔对症治疗

病例提供者：章晶晶

> ## 【基本信息】
>
> 患儿，女，6 岁。因"口内多颗前牙缺失多年"来院就诊。患儿双眼异常，曾于外院诊断"多瞳孔""瞳孔异位"等，于 8 月龄和 1 岁时分别行"眼小梁切除术"。目前左眼失明，右眼眼压高，外院诊为"青光眼"。否认口腔不良习惯，家族中无反殆者。

【临床检查】

侧貌凹面型，上颌发育不足，上颌前牙区牙槽嵴呈刃状。全牙列反殆，前牙区反覆盖 2~3mm，后牙区反覆盖 0.5~1mm。双侧第二乳磨牙末端平面近中关系，双侧乳尖牙近中关系，下颌不能后退至前牙对刃位。上唇系带附着低，达牙槽嵴顶水平。

曲面体层片示：17、15、14、54、13、12、52、11、51、21、61、22、23、24、64、25、27、35、34、33、31、42、82、43、44、45 缺失，双侧髁突形态基本对称。

脐部外突。左眼失明，无光感；右眼视力 1.0（图 40-1）。

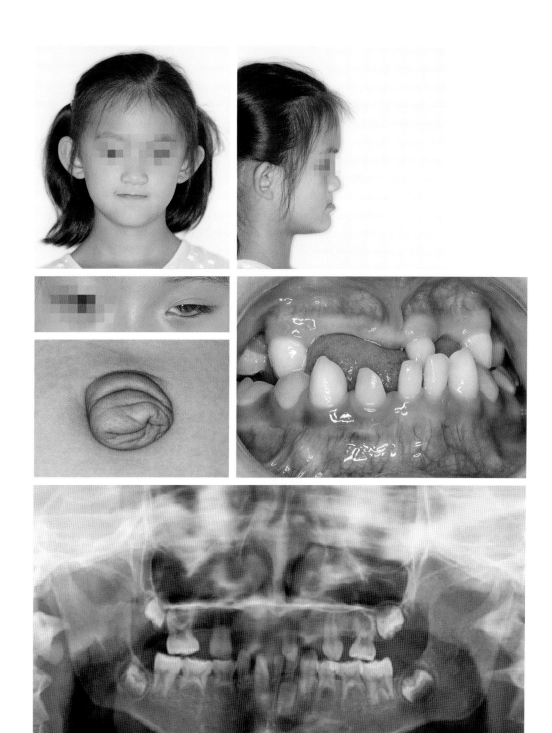

图 40-1　初诊时相关检查影像

A. 正面像　B. 侧面像　C. 眼部特写像　D. 脐部特写像　E. 正面殆像

F. 曲面体层片

A	B
C	E
D	
F	

【诊断】

1. 全牙列反殆。

2. 17、15、14、54、13、12、52、11、51、21、61、22、23、24、64、25、27、35、34、33、31、42、82、43、44、45 缺失。

3. Axenfeld-Rieger 综合征。

【临床决策分析】

（一）术式选择依据

1. Axenfeld-Rieger 综合征未见对骨代谢及颌骨生长发育影响的相关报道，口腔治疗考虑遵循常规治疗原则，改善功能并减轻畸形对健康的影响。

2. 多颗牙先天缺失，影响患儿美观及功能，需要义齿修复。鉴于患儿目前处于生长发育期，建议可摘义齿修复，并定期复查，根据生长情况酌情更换义齿。

3. 患儿后牙反殆程度较轻，纠正反殆后利于义齿修复及功能恢复，考虑先行纠正后牙反殆，再行义齿修复。

4. 患儿上颌严重发育不足，多颗牙缺失，需根据生长情况决定是否在生长发育期采取早期正畸干预，以缓解颌骨发育畸形，但不排除成年后正颌手术可能，成年后根据情况决定最终修复方案。

（二）术前评估

1. 侧貌凹面型，上颌发育不足，上颌前牙牙槽嵴呈刃状。

2. 全牙列反殆，下颌不能后退。

3. 上唇系带附着低，达牙槽嵴顶水平。

4. 全口多颗牙先天缺失。

（三）治疗方案

1. 上颌快速扩弓解除后牙反殆。

2. 上唇系带附着低，达牙槽嵴顶水平，义齿修复前行上唇系带修整术。

3. 上颌可摘义齿修复。

4. 观察替牙情况，定期复查，酌情更换义齿。

5. 观察颌骨发育，必要时正畸干预缓解颌骨发育畸形。

6. 成年后永久修复，不排除种植修复可能，种植前植骨的可能性大，不排除正畸 - 正颌联合治疗可能。

（四）术后注意事项

1. 观察替牙情况，定期复查，酌情更换义齿。

2. 观察颌骨发育。

【治疗过程】

制作上颌螺旋快速扩弓器进行扩弓，解除后牙反𬌗。选择 55、53、63、65 粘接带环制作矫治器，玻璃离子粘接固定，随后进行扩弓加力，加力频率为 1 次 /d，共加力 1 周，后牙反𬌗解除，之后原矫治器保持 8 周（**图 40-2**）。

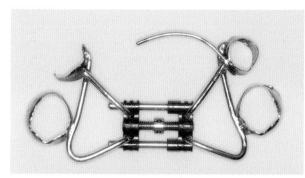
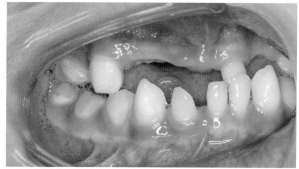
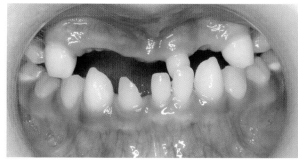
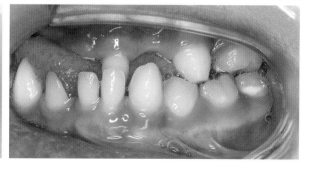

图 40-2　上颌螺旋快速扩弓器及扩弓后口内像
A. 上颌螺旋快速扩弓器，为扩弓后拍摄，53 处带环断裂　B. 扩弓后右侧𬌗像　C. 扩弓后正面𬌗像
D. 扩弓后左侧𬌗像

A	B
C	D

取下上颌螺旋扩弓器，行上唇系带修整术。

取上颌印模，取咬合记录，送加工上颌可摘义齿，由于上颌前牙反覆盖较大，义齿设计为牙尖交错位时前牙反𬌗，防止上颌前牙过度唇倾导致前伸𬌗不稳定（图40-3）。

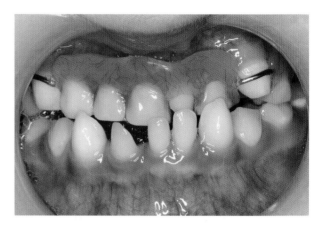

图40-3　上颌义齿戴入后即刻正面𬌗像

【术后复查】

上颌义齿戴入后半年复查，可以看到半年后下颌前牙伸长，反覆𬌗加深，后牙咬合基本稳定（图40-4）。

义齿修复后2年复查，发现26、36、46萌出；双侧后牙覆盖减小，接近对刃，前牙反覆𬌗Ⅱ°～Ⅲ°，反覆盖2mm，下颌不能后退；下颌前牙散在间隙4mm，下颌前牙不松动。决定更换新义齿前先行正畸治疗改善咬合。制作上颌活动扩弓器进一步扩大上颌牙弓，制作下颌活动唇弓矫治器回收前牙减小前牙反覆盖，以利于新义齿修复（图40-5）。

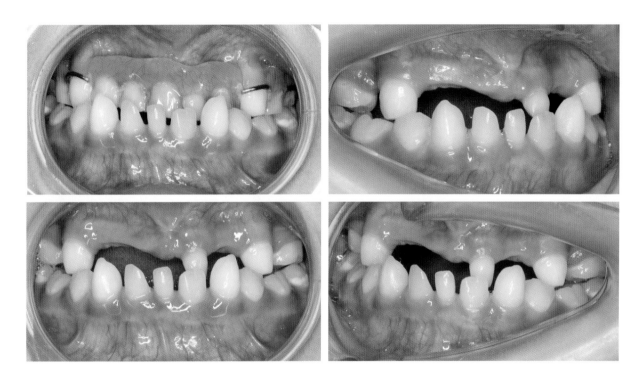

图 40-4 上颌义齿戴入后半年复口内像

A. 上颌义齿戴入半年后正面殆像　B. 半年后复查右侧殆像　C. 半年后复查正面殆像

D. 半年后复查左侧殆像

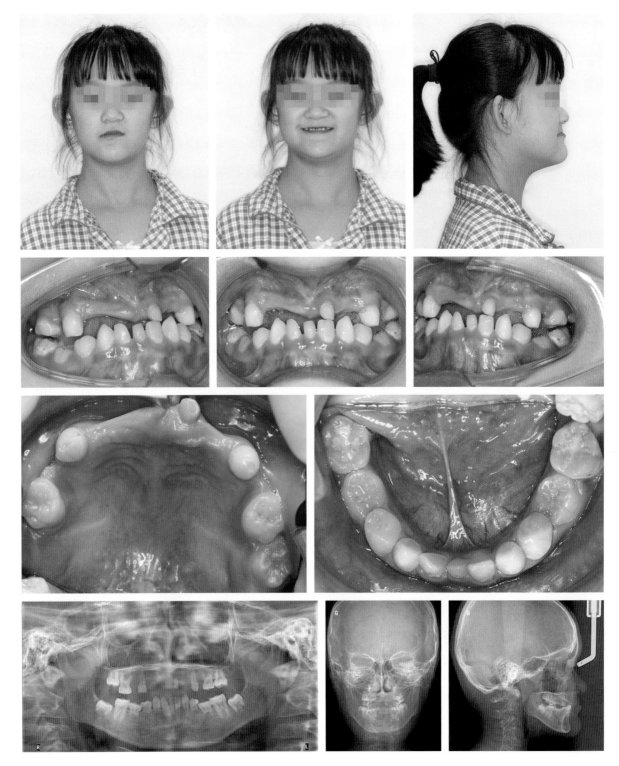

图 40-5　上颌活动扩弓器及下颌活动唇弓矫治器治疗后面像、口内像及 X 线片

A.正面像　B.正面微笑像　C.侧面像　D.右侧𬌗像　E.正面𬌗像　F.左侧𬌗像

G.上颌𬌗面像　H.下颌𬌗面像　I.曲面体层片　J.头颅正位定位片　K.头颅侧位定位片

A	B	C
D	E	F
G		H
I	J	K

矫治后，后牙覆盖基本正常，前牙浅覆殆、浅覆盖，但患儿侧貌仍为明显的凹面型，头颅侧位定位片示骨性Ⅲ类，上颌发育不足，戴入矫治器后由于下颌前牙伸长改善不明显，且长期戴用矫治器抑制后牙伸长，牙尖交错位时后牙呈开殆状态。

由于患儿存在明显的颌骨发育畸形，且随着生长发育的不断进行，颌骨畸形有不断加重的趋势，不仅不利于目前的义齿修复，对成年后的修复治疗也造成了极大的困难。成年后严重的骨性Ⅲ类错殆畸形需要借助正颌手术纠正颌骨畸形后，才能完成较为满意的修复治疗，因此建议在生长发育期进行上颌前方牵引治疗，促进上颌向前生长，缓解骨性Ⅲ类错殆畸形，为目前及以后的义齿修复提供更好的基础条件。但患儿上颌多颗牙先天缺失，丧失以牙为支抗进行上颌前方牵引的条件，需在两侧尖牙支柱附近植入钛板作为牵引装置。家长考虑后决定进行钛板植入手术并行上颌前方牵引治疗。目前上颌前方牵引治疗2个月，侧貌已经得到明显改善。上颌前方牵引每侧牵引力为500g左右，每天戴用8~10小时，每月复诊一次，计划牵引1年。之后根据情况再行新的可摘义齿修复（图40-6，图40-7）。

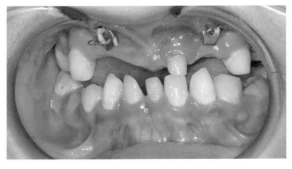 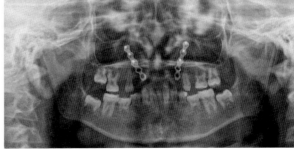

图 40-6　上颌钛板植入后 2 周复查口内像及曲面体层片

A. 正面殆像　B. 曲面体层片

A ｜ B

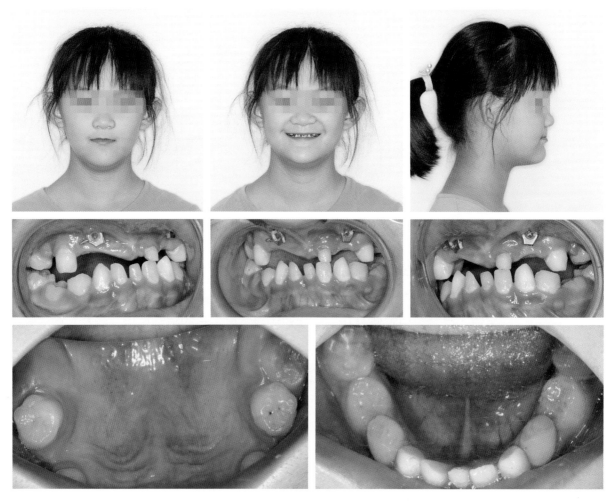

图 40-7 骨支抗下的上颌前方牵引治疗 2 个月后复查面像及口内像

A. 正面像　B. 正面微笑像　C. 侧面像　D. 右侧殆像　E. 正面殆像　F. 左侧殆像

G. 上颌殆面像　H. 下颌殆面像

A	B	C
D	E	F
G		H

由于上颌钛板周围黏膜牵拉疼痛，导致拉钩牵拉不到位，殆面像拍摄欠满意，但可以看到侧貌改善明显，同时后牙开殆情况及前牙覆殆覆盖逐渐改善。

【经验与体会】

Axenfeld-Rieger 综合征是一类罕见的常染色体显性遗传病，主要表现为眼部的发育异常，也可合并有口腔颌面部或脐部等其他部位的异常表现。口腔颌面部主要表现为上颌发育不足、面部扁平、鼻梁低平、眼距过宽、内眦距远，口内先天缺牙、小牙、畸形牙、锥形牙、牛牙样牙，也有牙釉质发育不全、牙齿迟萌、上唇系带过长和腭裂等方面的报道。本病例患儿的表现较为典型，存在眼部、脐及口腔颌面部多个方面的表现，同时患儿还进行了基因方面的筛查，结果显示 PITX2 基因出现染色体微缺失。对 Axenfeld-Rieger 综合征的相关报道中未见该疾病对牙齿移动及骨代谢的影响，因此对患儿的修复及正畸口腔治疗遵循改善功能和减轻畸形对健康的影响原则。

对于处在生长发育期的替牙期儿童，进行可摘义齿修复需要考虑到对生长发育的影响。可摘义齿需要在保证固位的基础上尽量减少卡环、邻间钩等固位装置，尽量避免颊侧基托，防止对颌骨宽度生长的限制作用。随着儿童生长发育的不断进行，可摘义齿逐渐变小，有时甚至可以观察到局部黏膜的压痕，因此需要定期复查，适时更换可摘义齿，复查频率为半年左右，一般不超过 1 年。本病例患儿上颌可摘义齿的设计仅采用双侧圈卡进行固位，没有颊侧基托，但仍然可以观察到 2 年后后牙覆盖减小，说明生长发育的影响确实存在，不容忽视。

上颌前方牵引治疗主要应用于生长发育高峰期前的骨性Ⅲ类上颌发育不足的错𬌗畸形患儿，可以使上颌骨得到最大的骨改变量。一般来说，上颌前方牵引以上颌牙齿为支抗施加矫形力量改善颌骨发育畸形，但不可避免地会造成上牙列的前移及上颌前牙的唇倾移动。为了得到更多的骨改变，尽可能少的唇倾上颌前牙，近年来出现了以使用微小钛板植入上颌骨作为口内固定装置完成前方牵引的治疗。研究表明，这种方式确实可以有效地减小上颌前牙唇倾度，实现更多的上颌骨前移。本病例患儿上颌多颗牙缺失，丧失了以牙为支抗完成上颌前方牵引的条件，因此设计采用植入上颌钛板作为牵引支抗的方式进行前方牵引治疗，希望可以尽可能改善颌骨发育畸形，为目前及将来的义齿修复创造更好的基础条件。上颌前方牵引 2 个月后的治疗效果表明，患儿侧貌改善明显，但长期疗效还需要进一步观察。

对于类似于 Axenfeld-Rieger 综合征的复杂病例的口腔治疗，由于需要长期不懈的复诊观察，适时改变治疗方案，患儿及家长的配合显得尤为重要。本病例患儿及家长的依从性极好、配合度极高，良好的医患沟通及信任为治疗措施的执行实施提供了良好的保证，是患儿取得良好治疗效果的重要因素，在此非常感谢患儿及家长的信任及配合。

【小结】

1. Axenfeld-Rieger 综合征是一类罕见的常染色体显性遗传病，主要表现为眼部发育异常，也可合并有口腔颌面部或脐部等其他部位的异常表现。本病例主要展示了 Axenfeld-Rieger 综合征患儿的口腔早期修复及正畸治疗。

2. 替牙期儿童的可摘义齿修复需要考虑生长发育的影响，可摘义齿修复后需要定期复查，酌情更换义齿。

3. 上颌植入钛板后进行上颌前方牵引治疗可以有效改善骨性Ⅲ类上颌后缩骨性畸形，为先天多牙缺失的患儿提供了缓解颌骨发育畸形的治疗选择。

【专家点评】

Axenfeld-Rieger 综合征是罕见的常染色体显性遗传病（OMIM 180500），是 ARS 中最严重的一种类型，其发病率为 1∶200 000，男女之间发病率无显著差异，主要表现为眼、颅面口腔和脐部的发育异常。其口腔颅面部的表现主要为上颌发育不足、面部扁平、下颌相对前突、鼻梁低平、眼距过宽、内眦距远、先天缺牙、小牙、畸形牙、锥形牙等，也有牙釉质发育不全、上唇系带过长、腭裂等方面的报道。目前对这类疾病还没有彻底根治的方法，临床治疗原则是尽可能减轻畸形对健康的影响，积极对症治疗，改善功能，有利于保证患者全身健康。这类患者由于从小饱受疾病折磨，加上多重全身治疗，患者心理较为脆弱，对无痛治疗要求非常高，另一方面患者及家长对改善口腔健康状况，提高患者生活质量要求较高。医师在接诊此类特殊患儿时需要更多的耐心和爱心，倾听患者及家长的诉求，更多地给予一些人文关怀。

本病例患儿就诊时已是 6 岁学龄儿童，于外院诊断"多瞳孔""瞳孔异位""青光眼"，并已经经历了 2 次眼科手术，右眼眼压仍高，左眼已经失明。初诊时家长提出 2 项要求，解决因多颗牙先天缺失导致的咀嚼功能低下的问题，希望医师可以帮助纠正颌骨发育畸形，争取使患儿成年时有一个相对正常的容貌，有利于融入社会生活，减轻疾病对患儿心理发育的影响；另外，希望查出致病基因，便于科学安排今后生活。

针对患儿及家长的要求，术者首先采用上颌快速扩弓解除后牙反𬌗，在义齿修复前对带附着在牙槽嵴顶处的上唇系带实施了修整术。12 周内完成了上颌可摘义齿修复，使患儿有了相对正常的外貌，改进了咀嚼功能，帮助孩子正常融入小学生社会生活。本病例患儿由于基因异常导致的颌骨发育畸形会随着生长发育畸形有不断加重的趋势，这类严重的骨性Ⅲ类错𬌗畸形需要成年后借助正颌手术才能纠正，由于患儿大部分恒牙先天缺失，特别是上颌前牙均缺失，骨量严重不足，正颌手术难度也很大，因此建议患儿在生长发育期行上颌前方牵引治疗来促进上颌向前生长，显得尤为重要。有效的上颌前方牵引治疗可以缓解骨性Ⅲ类错𬌗畸形，为成年正颌手术提供较好的口腔条件。本病例已治疗 4 年余，现患儿 10 岁，虽然全部治疗远未结束，上颌前方牵引效果已经显现，患儿侧貌明显改善，后续长期系列治疗需要持续到成年。

在本院就诊前，患儿在外院曾"抽血检查致病基因"，但没有得到阳性结果。在我们前期研究通过对 PITX2 基因的外显子和内含子外显子交界处进行直接测序也未发现新发突变。后对患者的 PITX2 基因进行拷贝数的检测，发现了染色体微缺失，给患儿和家长一个科学准确的答复，取得了患儿及家长的信任，为后续治疗顺利开展，打下了良好基础。

（秦　满）

参考文献

1. CHA B K，CHOI D S，NGAN P，et al.Maxillary protraction with miniplates providing skeletal anchorage in a growing Class Ⅲ patient. Am J Orthod Dentofacial Orthop，2011，139（1）: 99-112.

2. ELNAGAR M H，ELSHOURBAGY E，GHOBASHY S，et al. Dentoalveolar and arch dimension changes in patients treated with miniplate-anchored maxillary protraction，Am J Orthod Dentofacial Orthop，2017，151（6）: 1092-1106.

3. YANG Y，WANG X，ZHAO Y M，et al. A novel 4q25 microdeletion encompassing PITX2 associated with Rieger syndrome. Oral Dis，2018，24（7）: 1247-1254.

4. CHILDERS N K，WRIGHT J T.Dental and craniofacial anomalies of Axenfeld-Rieger syndrome. J Oral Pathol，1986，15（10）: 534-539.

5. WALDRON J M，MCNAMARA C，HEWSON A R，et al.Axenfeld-Rieger syndrome（ARS）: a review and case report. Spec Care Dentist，2010，30（5）: 218-222.

6. O'DWYER E M，JONES D C.Dental anomalies in Axenfeld-Rieger syndrome. Int J Paediatr Dent，2005，15（6）: 459-463.

外胚叶发育不全综合征

病例提供者：朱俊霞

【基本信息】

患儿，8岁。全口多颗牙齿缺失就诊。患儿口腔内仅有两颗牙齿，其余牙齿未萌出，不出汗，怕热，皮肤干燥。患儿远房舅舅有相似症状。

【临床检查】

毛发稀疏，皮肤干燥，眼周可见色素沉着。面下 1/3 凹陷。牙槽嵴低平，呈刃状（图 41-1）。

23、33 萌出，牙齿尖锐。曲面体层片示：仅见 23、33，牙根未发育完成；其余牙胚未见。

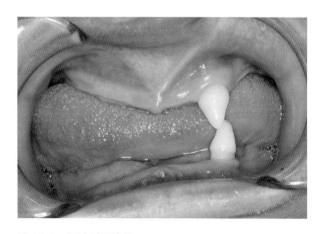

图 41-1 初诊时口内像

【诊断】

外胚叶发育不全综合征。

【临床决策分析】

（一）术式选择依据

1. 患儿多颗牙齿缺失，牙槽嵴低平，在患儿能配合的情况下应尽早行义齿修复，提高其生活质量，刺激牙槽嵴的发育。

2. 由于患儿黏膜薄，易发生溃疡，故而采用软殆垫做内衬进行义齿修复。

（二）术前评估

患儿上下颌各有一颗牙齿，虽可有效减轻义齿的侧向移位，但却会影响边缘封闭效果，义齿固位力可能较差，需按全口义齿修复的原则进行修复。

（三）治疗方案

义齿修复缺失牙。

（四）术后注意事项

维护口腔卫生，定期复查，酌情更换义齿。

【治疗过程】

1. 初诊治疗　因全口/多颗牙齿缺失时，临床制作过程复杂，耗时较长，所以需要和患儿建立很好的沟通，取得其信任，使其积极配合治疗。

（1）取印模：推荐使用硅橡胶取印模，一是舒适，取印模时材料不容易流到咽部刺激咽后壁；二是可以重衬，利于取得更为精密的印模；三是翻制模型时可以反复利用，翻制多副模型（图 41-2）。

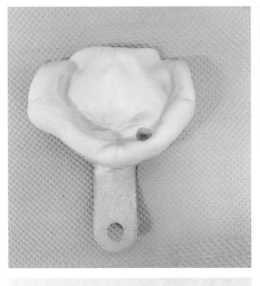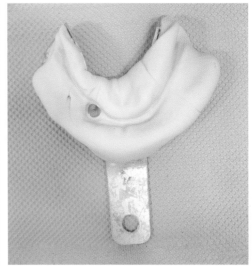
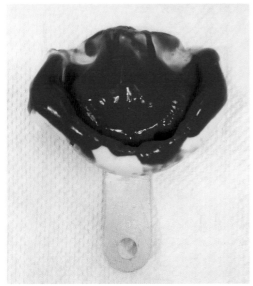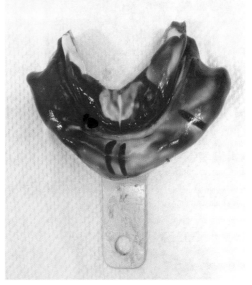

图 41-2　印模制取

A. 上颌初印模　B. 下颌初印模　C. 上颌终印模　D. 下颌终印模

A	B
C	D

1）托盘的选择：托盘的宽度要能为印模材留有 4~5mm 的空间；上颌托盘两侧覆盖翼上颌切迹，中部盖过腭小凹；下颌托盘后缘覆盖磨牙后垫的 1/2 以上，托盘的高度要短于移行皱襞 1~2mm。

2）使用硅橡胶取印模，所需边缘均清楚的情况下制作排溢道，进行重衬，制取更为精细的印模。①上颌印模要求：边缘清晰，后部需至少至颤动线处；②下颌印模要求：边缘清晰，后部要取至磨牙后垫，避开舌的干扰，牙槽嵴舌侧要取全。

（2）制作软𬌗垫内衬：翻制石膏模型后压制软𬌗垫作为内衬基托。

（3）取颌位关系记录

1）可在软𬌗垫上直接制作𬌗堤，记录中线、丰满度等信息。

2）𬌗平面前部应位于上唇下缘下方 1~2mm，并与瞳孔连线平行，𬌗平面后部与鼻翼耳屏线平行。用游标卡尺测量患儿面上、面中 1/3 的距离，由于患儿面中 1/3 发育不足，故而面下 1/3 也就是鼻底到颏底的距离应适当大于面中 1/3 的高度。或者采用下颌姿势位减去 2~3mm 作为患儿的咬合垂直距离。

3）把下颌𬌗堤后段（从尖牙区向后到磨牙后垫）𬌗面切去或烫掉约 2mm。上𬌗托放入口中就位，在下𬌗托蜡堤后部添加加热软化的蜡块，然后将其迅速戴入口内，采用诱导法或卷舌后舔法，使下颌后退咬合至上下𬌗托前部蜡堤轻轻接触为止，待咬合记录材料硬固后，将上下𬌗托从口内去除，检查上下𬌗托的对合情况，咬合蜡块应固定于下颌蜡堤上，与上颌蜡堤对合准确、稳固（图 41-3）。

（4）上𬌗架，排牙：上𬌗架，在软𬌗垫上制作蜡型，试排牙。

（5）试戴：由于儿童合作性欠佳，所取颌位记录可能不甚准确，故必须进行试戴，看义齿是否需要调整。若没有问题，交由技工室完成最终制作。

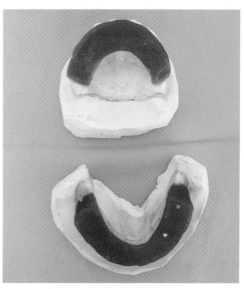
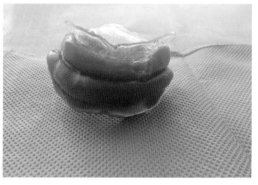

A | B

图 41-3 取颌位关系记录
A. 上下颌蜡𬌗堤　B. 上下𬌗托对合准确、稳固

（6）戴义齿（**图 41-4**）：调改义齿过长边缘和压痛点，教会患儿戴用方法。由于患儿牙槽骨条件差，初戴时不适应，固位力欠佳，可嘱患儿循序渐进，戴用时间逐渐加长，先咀嚼软食进行适应。晚上需取下义齿，刷净后用清水浸泡，不可 24 小时配戴。建议半年到 1 年复查义齿。

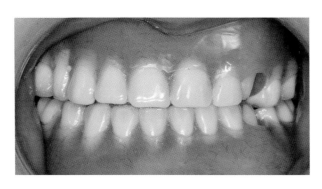

图 41-4　戴入义齿（8岁）

【术后复查与预后】

患儿每 1 年复查一次。首副义齿配戴 2 年后（10 岁），义齿损毁较严重，多颗人工牙脱落，重新制作了第二副（**图 41-5**）。第二副义齿配戴 3 年后（13 岁），患者自觉义齿戴入困难，义齿对牙龈有压缩感，故重新制作第三副义齿。

随着患儿颌面部及牙弓长度、宽度的生长发育，人工牙形态由乳牙形态更换为恒牙形态。

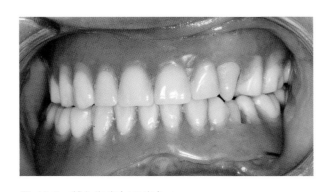

图 41-5　戴入义齿（10岁）

【经验与体会】

1. 尽早义齿修复的意义 据研究表明，外胚叶发育不全综合征患儿组在义齿修复后咀嚼效率约可达到健康对照儿童组的 67.2%，早期义齿修复可以很大程度提高患儿的生活质量。

义齿对牙槽骨的功能刺激可在一定程度上维持牙槽骨的高度。曾有患儿义齿的边缘缺损，缺损处牙槽骨吸收明显，较对侧牙槽嵴菲薄且软。

缺牙较多的患儿需大幅度前伸下颌，才能做到用后牙区牙槽嵴咀嚼食物，久而久之形成下颌前伸的不良习惯，加重Ⅲ类面型，并加重颞下颌关节负担。

2. 牙齿制作前的准备工作 由于牙槽嵴低平，患儿系带附着往往相对过低，会影响义齿固位，因此修复前要进行系带延长术。

患儿余留牙齿（尤其是前牙）多为锥形牙，树脂改形后美观效果往往会更好。

需检查患儿黏膜情况，尤其是对于更换义齿的患儿。很多患儿会 24 小时配戴义齿，久而久之，可引起义齿性口炎。更换义齿前，需先治疗义齿性口炎，否则新义齿的舒适度和密合性会大打折扣。若患儿有牙齿正在替换，可考虑调改旧义齿，待牙齿萌出到位后再制作新义齿。一般情况下，修复前建议拍摄曲面体层片，也是对患儿牙齿的萌出和替换有个初步判断，来选择最合适的修复时机。

3. 定期复查，酌情更换义齿 建议患儿约每1年复查一次，检查口内余留牙、口腔黏膜、义齿完整性及义齿咬合关系。

以下情况建议更换义齿：①义齿损毁严重，无法简单修理；②义齿磨耗重，垂直高度降低或偏侧咀嚼导致咬合不对称；③因牙槽骨发育，义齿相对"变小"，患儿感觉到晨起戴入义齿困难，戴入后牙龈有压迫感。一般情况下，青春发育期的患儿需相对频繁地更换义齿。

【小结】

1. 在患儿能配合的情况下应尽早行义齿修复，提高其生活质量，并刺激牙槽嵴的发育。

2. 患儿黏膜菲薄，为提高其舒适度，建议修复义齿时使用软性内衬材料。

3. 义齿修复后须定期复查。

【专家点评】

外胚叶发育不全是一类外胚叶组织发育缺陷的遗传性疾病，会导致严重的咀嚼功能障碍，发音异常，明显影响面容，如果不能及时纠正和正确疏导，还会影响患儿生理心理健康。对儿童患者来说，尽早义齿修复可帮助患儿建立咀嚼功能，部分恢复容貌，有助于患儿尽快融入社会环境（如幼儿园、学校等），对维护儿童心理健康，促进心智正常发育有重要意义。临床上患儿家长对尽早义齿修复需求迫切，大多数临床医师也认同尽早修复的意义。阻碍该项治疗在临床上广泛开展的关键是技术难度。

主要问题集中在以下方面：

1. 获得患儿配合　考虑到儿童心智发育与进入社会对义齿修复的需求，3~4 岁开始制作第一副义齿是比较理想的情况。由于儿童患者耐受力差，义齿制作中应尽量减少口内操作时间，比如确定𬌗平面时，像本病例这样在口外制作压膜基托，在压膜基托上制作蜡堤，再回到口内校准𬌗平面，这样可大大降低操作难度，比较容易获得患儿的配合。另外，义齿配戴后利用表面肌电图（surface electromyography，sEMG）分析儿童义齿修复后咬肌和颞肌前束肌力改善及用力方式，可帮助客观评价义齿的修复功能，对生长发育期儿童有一定的指导意义。

2. 确定面下 1/3 距离　由于患儿没有咬合关系，面下 1/3 距离需通过下颌姿势位确定。对乳牙列首副义齿，考虑患儿适应性，义齿恢复的咬合高度可适量减少。

3. 由于患儿先天无牙或大量缺牙，牙槽骨发育差，特别是下颌牙槽骨薄，义齿固位困难。为获得良好固位需尽量伸展基托，尽可能获得基托边缘封闭。但儿童黏膜柔嫩，不耐摩擦，故基托边缘处理需特别小心。这类儿童临床上常见唇、舌系带的附着位置异常，多附着在牙槽嵴顶处，或系带短粗，可能影响义齿基托边缘伸展。在制作义齿前，多需要外科手术修整唇、舌系带（图 41-6B）。

4. 个别畸形牙的处理　外胚叶发育不全的患者常常口内有一颗或数颗畸形牙，以锥形牙多见（图41-6A）。可通过对畸形牙改形或覆盖义齿，获得较好的美观效果（图41-6C，图41-6D）。

5. 更换义齿的时间　除本术者指出的三种情况外，儿童身高快速生长，意味着骨骼快速生长，临床上常提示医师应该考虑更换义齿。

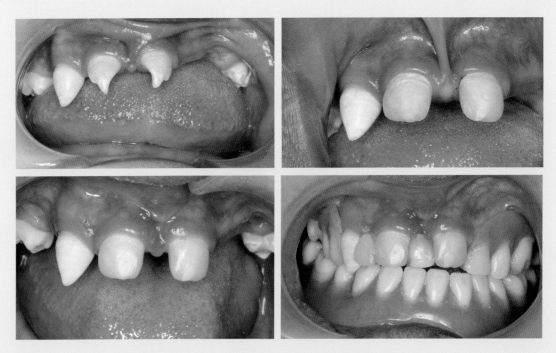

图 41-6　外胚叶发育不全的治疗
A. 中切牙部位为 2 颗锥形牙　B. 锥形牙用树脂改形后，唇系带附着在牙槽嵴顶处，影响义齿基托延展　C. 唇系带修整术后　D. 义齿修复后

A	B
C	D

（秦　满）

参考文献

1. SCHNABL D，GRUNERT I，SCHMUTH M，et al. Prosthetic rehabilitation of patients with hypohidrotic ectodermal dysplasia: a systematic review. J Oral Rehabil，2018，45（7）：555-570.

2. 丁美丽，朱俊霞，赵玉鸣，等 . 外胚层发育不良儿童义齿修复后咀嚼功能及生命质量评价 . 中华口腔医学杂志，2015，50（6）：369-372.

3. JEFFREY A D. 儿童青少年口腔医学 . 10 版 . 秦满，译 . 北京：北京大学医学出版社，2018.

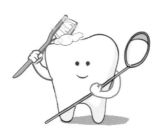